国医大师李今庸医学丛书

李今庸黄帝内经

选读

李今庸／编著

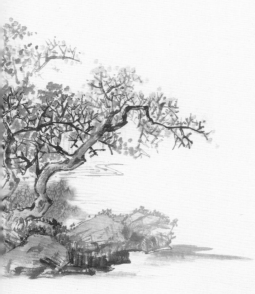

中国中医药出版社

·北京·

图书在版编目(CIP)数据

李今庸黄帝内经选读 / 李今庸编著. —北京：
中国中医药出版社,2015.1
(国医大师李今庸医学丛书)
ISBN 978 - 7 - 5132 - 2102 - 5

Ⅰ.①李⋯　Ⅱ.①李⋯　Ⅲ.①《内经》—研究
Ⅳ.①R221

中国版本图书馆 CIP 数据核字(2014)第 207621 号

中 国 中 医 药 出 版 社 出 版
北京市朝阳区北三环东路 28 号易亨大厦 16 层
邮政编码　100013
传真　010 64405750
廊坊市三友印务装订有限公司印刷
各地新华书店经销
*
开本 880×1230　1/32　印张 13.75　彩插 0.5　字数 303 千字
2015 年 1 月第 1 版　2015 年 1 月第 1 次印刷
书　号　ISBN 978 - 7 - 5132 - 2012 - 5
*
定价　38.00 元
网址　www.cptcm.com

内容提要

　　《黄帝内经》是中国医学科学之经典著作，它内容广泛，丰富多采，集中反映了我国古代的医学成就，开创了独特的中医科学理论体系，为中医学日后的发展奠定了坚实可靠的基础。

　　《李今庸黄帝内经选读》，原为当代著名中医学家、内经学科专家李今庸教授主持编写的《内经》教材，供湖北中医学院（湖北中医药大学前身）中医本科生、研究生学习之用。该教材采取原文节选、归类分章为主，选录了《黄帝内经》中理论性较强、指导意义较大的原文段落140条，分类为养生、阴阳五行、藏象、经络、病机、病证、诊法、论治等，对其分别进行了校注、释义，部分段落并列有按语，同时也结合相关内容按篇注解，并附有相关内容的研究学习资料。

　　该讲义简明扼要，通俗易懂，深受学生欢迎。现根据需要，适当加以整理修订，予以公开出版，以期作为全国中医药院校各层次学生、临床医生及广大中医爱好者学习、参考使用。

出版说明

　　《黄帝内经选读》一书，为20世纪70年代末湖北中医学院（现湖北中医药大学）中医专业本科、研究生两用教材，由当代著名内经学科专家李今庸教授主持编著，内经教研室编。此次公开出版，由李琳在原书基础上加以整理修订，更名为《李今庸〈黄帝内经〉选读》。可供全国中医药大学和中医院校各层次学生、研究人员、临床医生及广大中医爱好者学习、参考使用。

作者简介

李今庸（1925— ），湖北省枣阳市人，当代著名中医学家、国医大师，现任湖北中医药大学资深教授。临床医疗上通晓中医内、外、妇、儿及五官各科，尤以治疗内科、妇科疾病见长。1957 年春调至湖北省中医进修学校（湖北中医药大学前身）任教，先后长期讲授过《黄帝内经》《金匮要略》《难经》《中医基础学》等。擅长综合运用中医学、校勘学、训诂学、音韵学、古文字学、方言学、考古学、历史学以及避讳等方面的知识，对古代中医药文献及其理论知识、临床内容进行系统研究和整理。撰著有《读医心得》《读古医书随笔》《李今庸临床经验辑要》《金匮要略讲解》《古医书研究》《中国百年百名中医临床家丛书·李今庸》《舌耕余话》《李今庸医案医论精华》《李今庸讲中医经典》《古籍录语》等；主编有《新编黄帝内经纲目》《金匮要略讲义》《湖北医学史稿》《奇治外用方》《内经选读》《黄帝内经索引》《中医学辩证法简论》等；还发表了"中医药学应以东方文化的面貌走向现代化""试论我国'天人合一'思想的产生及中医药文化的思想特征"等上百篇论文。1991 年起享受首批国务院政府特殊津贴。是全国首批老中医药专家学术经验继承工作指导老师，2006 年获此项继承工作"突出贡献奖"。2013 年 1 月被确定为国家首批老中医药专家中医药传承博士后合作导师。

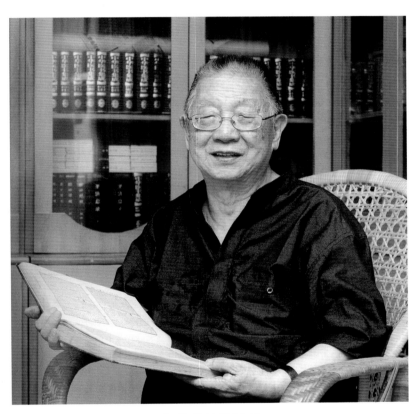

李今庸教授近照

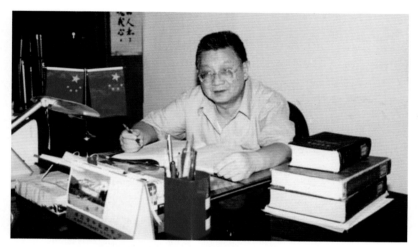

李今庸教授在湖北省中医药学会工作

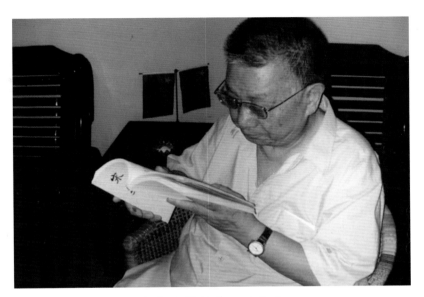

李今庸教授在研读史书

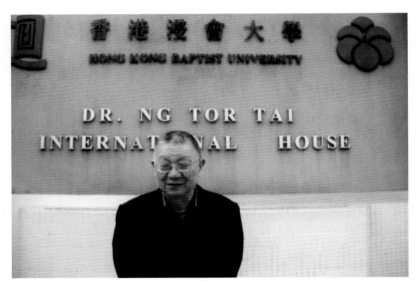

李今庸教授在香港浸会大学讲学期间留影

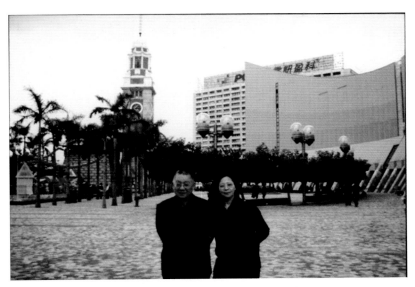

李今庸教授在香港讲学期间与女儿李琳合影

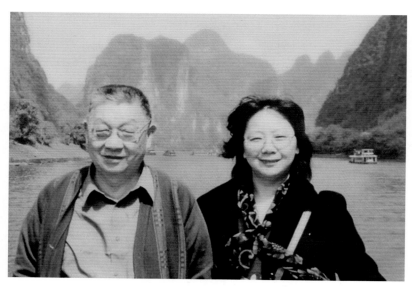

李今庸教授与女儿李琳在桂林合影

富于笔墨穷于命

老去聋眉壮志心

李今庸书
乙卯初冬

　　李今庸教授，男，1925 年生，湖北省枣阳市人。曾任《中国大百科全书》传统医学卷编辑委员会委员，《中华本草》编辑委员会委员，国家中医药管理局重大中医药科学技术成果评审委员会委员，中华中医药学会第一届理事、第二届常务理事、第三届顾问及终身理事，全国李时珍学术研究会名誉会长，湖北省政治协商会议第四届委员及第五、第六、第七届常务委员暨教科文卫体委员会副主任，湖北省科学技术协会第二届委员及第三、第四届常务委员，湖北省老科技工作者协会第二、第三届副理事长等职务。现任湖北中医药大学资深教授，并兼任中国中医科学院研究生部客座教授、荣誉首席研究员，长春中医药大学客座教授，《新中医》顾问，《中医药学刊》顾问，中华中医药学会终身理事，全国李时珍学术研究会名誉主委，全国类风湿关节炎医疗中心网络及协作委员会高级顾问，文化部、国家中医药管理局《中华医藏》专家委员会委员等职。1991 年获首批国务院政府特殊津贴，1999 年获中华中医学会颁发的全国十大"国医楷模"奖，2002 年获"中医药学术最高成就奖"，2006 年获中华中医药学会"中医药传承特别贡献奖"。先后参加了"全国科学大会"等最具影响力的会议四次，并都集体受到了中央首长的接见和合影留念。

　　李今庸教授先后在各地中医刊物和有关杂志上发表学术论文上百篇；出版和刊印的学术专著有《读医心得》《读古医书随笔》《金匮要略讲解》

《金匮要略讲稿》《内经选读》《黄帝内经索引》《新编黄帝内经纲目》《中医辩证法简论》《湖北医学史稿》《奇治外用方》《论中医药学发展方向》《李今庸临床经验辑要》《中国百年百名中医临床家丛书·李今庸》《古医书研究》《舌耕馀话》《李今庸医案医论精华》《中华自然疗法图解》《古籍录语》《文字教育中医药文化有关资料选编》《中医药文化有关资料选编》（第 1 ~ 5 编）等 20 多部。

其中，《中国百年百名中医临床家丛书·李今庸》《古医书研究》《舌耕馀话》《李今庸医案医论精华》系近年来新版的独撰专著，另有集数十年心血的学术专著《金匮要略研究》和《黄帝内经研究》两部即将出版，表明李今庸教授在 75 岁以后仍然勤奋不已，耕读不辍。这在我国老一辈中医药专家里，是极其少有的。

李今庸教授是我国现代中医经典理论学科教育的先行者之一。他注重中医经典著作的教学，强调经典对临床实践的重要指导作用。在中医学教育上，李今庸教授率先提出教育对象必须择人而教等中医药学教育思想，并以之形成了自己一整套适合中医药学特点的教育学方法。1962 年他辅导高级西医离职学习中医班集体写作的《从藏府学说看祖国医学的理论体系》一文，在《光明日报》《人民日报》《中医杂志》等先后刊登，在全国中医界及社会上引起了巨大反响。

1. 中医教育学思想和方法

李今庸教授在半个多世纪的中医学教育生涯中，形成了一整套适合中医药学特点的教育学思想和教育学方法。他认为，学习中医药学必须树立正确的思维方式，即辩证唯物主义和历史唯物主义的思维方式，否则就对中医药学中的很多具体问题难以正确理解，因而就难以学好中医药学。为此他除了要求青年教师和学生读好《矛盾论》《实践论》《自然辩证法》《反杜林论》等哲学著作外，还亲自主编有《中医学辩证法简论》刊行于世，以供学习。

对于教育对象，从有教无类到非其人勿教，经历了一个痛苦抉择过程。李今庸教授认为，中医药学是一门特殊学科，在教育对象上要有所选择，即"先应爬罗剔抉，而后再刮垢磨光，注意择人而教，因材施教"。决不培养中医药学的反对者。这就成为了他在后来招收研究生中"宁缺毋滥"的思想基础。从单纯地追求数量过渡到注重质量。在这种思想指导下，培养出众多的合格的中医药人才，成为中医药队伍的生力军。

在具体的教育学方法上，李今庸注重师承教育和师资队伍的培养，注重学科教材的建设，注重经典著作的教学，注重经典指导下的临床实践。

①注重师承教育。师承教育，是中医药传统教育形式之一，是对当今院校教育的有益补充。1962年湖北中医学院采取师带徒形式教学，李今庸被选为带徒指导老师，指导了一名本科生，毕业时，在他的建议下，该生被留校任教。1991年李今庸教授被卫生部、人事部、国家中医药管理局确定为全国首批老中医药专家学术经验继承工作指导老师，又带了两名徒弟。经过三年的严格带教和悉心传授，圆满完成了师带徒任务，师徒并获传承大奖。

②注重学科教材建设。在学科教材建设上，他亲自编写或参与编写中医药教材。20世纪50年代，在全国中医本科教育中，他率先开讲《金匮要略》课程的同时，独立编写了《金匮讲义》。1963年代理主编了全国高等中医药院校第二版试用统编教材《金匮要略讲义》，作为全国中医学院统一用教

材。此外，1974年协编全国统编教材《中医学基础》。1978年主编教材《内经选读》，编著高等中医药院校教学参考丛书《内经》。1994年编写光明函授大学教材《金匮要略讲解》。2008年该书更名为《金匮要略讲稿》，由人民卫生出版社再版发行。除亲自编写教材外，还多次以全国高等医药院校中医专业教材编审委员会委员、全国高等中医药教材顾问委员会委员身份进行教材审稿定稿工作，并为中医药教材建设出谋献策。数十年来，李今庸教授为中医药院校教材建设，可谓倾注了满腔心血。

③注重师资队伍培养。在师资队伍培养上，他提出了"知识非博不能返约，非深不能至精"的主张，要求教师养成"读书习惯和写作习惯"，为教师创造必要的学习、工作条件，建立图书资料库，选派教师赴外地参观考察，通过编辑书籍及教学参考资料提高教师的专业水平，对教师做到人尽其才，才尽其用，培养出一批较高素质的中医教师队伍。

④注重中医经典教学。中医经典著作，是指《黄帝内经》（包括《难经》）及《伤寒论》《金匮要略》《神农本草经》。这几部经典著作可以说是中医药学的看门书。它们既奠定了中医药学理论的基础，也决定着中医药学的发展方向，所以学习中医药学，务必首先要学好这几部书。故而从上世纪50年代起，李今庸教授就非常重视中医经典课的教学。他首先在湖北中医学院教学中，积极开展和推动中医经典课程的教学工作。他给各种层次的班级讲授《金匮要略》《黄帝内经》（包括"运气学说"）及《难经》。如为58级师资班、本科生班、西学中班讲授《金匮要略》课程；为59级本科生讲授《难经》；为60级本科生班讲授《黄帝内经》及《黄帝内经》"运气学说"课程。李今庸教授这几门中医经典课程的讲授，不仅极大地奠

定和提高了学生们的中医专业水平，而且还取得了极为可喜的成绩。

1978 年李今庸教授又领衔恢复和发展了《黄帝内经》课程的教学。并于全国率先连续招收三届内经硕士研究生。90年代初，他指导的内经专业及内经教研室建设成为了专业重点学科和全国 3 个内经博士学位授权点之一。使专业课讲授在层次上得以提高。

李今庸教授不仅在本学院开展和推动中医经典课程的教学工作，而且还不辞劳苦赴外省市区进行经典课程的讲授，作为《金匮要略》《黄帝内经》主讲教授，除每年定期到北京为中国中医研究院（中国中医科学院前身）研究生班、北京中医学院（北京中医药大学前身）研究生班讲授《金匮要略》《黄帝内经》专业经典课程外，从 20 世纪 70 年代起，他还先后应邀到上海、吉林、辽宁、山东、山西、陕西、河北、河南、安徽、湖南、广西、福建、香港等地中医药机构及院校讲授《金匮要略》《黄帝内经》《难经》等，深受好评。

⑤重视临床实践。学好经典的目的，是为了更好地指导临床实践。中医药学是一门实践性很强的学科，多年来，李今庸教授非常强调经典对临床的指导作用，非常强调理论对实践的依赖关系。他不仅要求重视中医经典课程的学习，重视中医药理论的提高，而且也要求重视中医经典指导下的临床实践。20世纪 50 年代至今，历经半个多世纪，他不断地讲经典谈临床，手把手地教经典，教导青年教师和学生如何在临床实践中用好经典，如何正确运用经典指导临床医疗活动。为此他还专门撰写《中医经典语言指导下的临床实践》等系列论文，著作有《李今庸临床经验辑要》《百年百名中医临床家丛书·李今庸》《李今庸医案精华》。

2. 辅导西学中班写作中医理论大篇

早在 20 世纪 50 年代末、60 年代初,李今庸教授在为第二届高级西医离职学习中医班讲授经典课程的同时,专门辅导其西学中班学生集体写作"从藏府学说看祖国医学的理论体系"一文。经过两年的努力,文章不断修改升华,使之成为了一篇高质量的中医理论学术大篇。文章从"藏府学说是祖国医学理论体系的核心""藏府学说在临床辨证施治上的重要意义"和"藏府学说给医学科学提供新的研究内容"等多方面,系统而全面地阐述了中医藏府学说在中医学中的重要地位和作用,对现代医学科学发展所具有的意义。全文共 4 万多字。这篇文章以湖北省中医学院第二届西医离职学习中医班名义,于 1962 年 5 月 29 日至 30 日在《光明日报》全文刊登,尔后《人民日报》摘要登载,《中医杂志》全文转载。文章发表后,当年在全国范围内即引起了巨大的轰动和反响,是新中国成立初期以来在中医药界从未有过的盛事。

52 年过去了,但至今仍具有深刻影响,也具有启发意义。这篇文章的发表并引起轰动,有以下几方面意义:①老师是高峰。李今庸教授《金匮要略》《黄帝内经》《难经》等几门中医经典课程的教学质量很高,这早已得到了肯定。1962 年 5 月 12 日,新中国中医事业的奠基人、时任卫生部中医司司长的吕炳奎同志写给国务院总理周恩来同志的信"恳请保留各省中医学院"中曾提到:湖北省中医学院的中医教学质量已相当于甚至超过了四个老中医学院(北京、上海、成都、广州四所中医学院)的水平。②李今庸教授所具有的深厚中医学术根底,辅导西学中班集体写作此文,是成功的重要因素。③写作此文不是一时心血来潮,临时所为,而是经过了较长时间的打磨,不断地修改又不断地升华，才使之成为了一篇高水准、高质量的中医理论学术大篇。④早期的湖北中医学院中医学术氛围浓厚，在培养西医学习中医方面取得了可喜的成绩。

《黄帝内经选读》一书，是对《黄帝内经》中理论性较强，指导意义较大的有关原文段落选取分类，进行了校注和释义。由于该书系 20 世纪 70 年代末作品，其中存在着某些问题，虽作了一定的修正，但为保持原有风貌，不作全面修订，故读者学习时当参阅《读古医书随笔》（人卫版）、《古医书研究·〈黄帝内经〉考义》（中医药版），以及新版《黄帝内经考义》（中医药版）等著作。

湖北中医药大学文献研究室　李琳
2014 年 12 月 30 日

从适应教学的实际需要、加强基本功训练及有利于改革教学方法等原则出发，这本教材采用原文节选、归类分章为主，适当结合篇选；课堂讲授内容为主，适当增添自学内容的编写体例，将全书分为上篇、下篇和附篇三大部分。上篇选录了《黄帝内经》中理论性较强、指导意义较大的原文140段，分别进行了校注、释义，部分段酌加了按语。下篇依据上编所选内容，选录了《素问》9篇、《灵枢》2篇，共计11篇全文。上、下篇均属教学内容。附篇为学生参考阅读的材料。现将编写中对有关具体问题的处理说明如下，以便使用。

一、本教材所辑原文，《素问》和《灵枢》均据人民卫生出版社1963年版本，个别字参照人民卫生出版社1956年版影印本作了更改。节选原文中不相连续之处一般以另起一行别之，少数则以省略号标明。

二、上篇每章之首，简要地介绍了该章论述的基本概念、主要内容及有关问题。章末写有"小结"，对全章节选原文及下篇中有关的篇选原文加以归纳总结。

三、"校注"包括对原文错讹及疑难字句的校勘和注解两方面，其中，注解侧重于诠释字句本身的含义。"释义"部分，首先提示本段原文内容的要点，接着按原文的大致顺序进行语译，同时对其医理亦作扼要的阐发。"按语"部分，或说明有关原文的相互联系，或提示该段原文的指导意义，或介绍关于原文训释的不同学术见解等。

四、对下篇的篇选原文均全文照录，并酌加"题解"和"校注"，而没有"释义"和"按语"，意在培养学生对《黄帝内经》和其他古典医籍的理解、翻译、分析及归纳能力。下篇和上编内容，可根据需要穿插进行教学。

五、附篇由三部分组成，即《黄帝内经》"运气七篇"、《黄帝内经》记载的"十三方"和从刊物书籍中选录的现代研究《黄帝内经》的部分资料，供学有余力的学生课外阅读选用。目的在于开阔视野，活跃思路，增强学生对本门课程的钻研兴趣。

六、编写本教材所使用的主要参考书目及其作者如下：

1.《脉经》　　晋·王叔和

2.《针灸甲乙经》（简称《甲乙经》）　晋·皇甫谧

3.《诸病源候论》（简称《巢源》）　　隋·巢元方

4.《黄帝内经太素》（简称《太素》）　隋·杨上善

5.《备急千金要方》（简称《千金方》）唐·孙思邈

6.《外台秘要》（简称《外台》）　　唐·王焘

7.《黄帝内经素问》释文　　唐·王冰

8.《黄帝内经素问》新校正（简称《新校正》）　宋·林亿等

9.《十四经发挥》（简称《发挥》）　元·滑寿

10.《黄帝内经素问注证发微》　明·马莳

11.《黄帝内经灵枢注证发微》　明·马莳

12.《素问吴注》　明·吴昆

13.《内经知要》　　　明·李中梓

14.《类经》　　　明·张介宾

15.《素问灵枢类纂约注》　　　清·汪昂

16.《黄帝内经素问集注》　　　清·张志聪

17.《黄帝内经灵枢集注》　　　清·张志聪

18.《素问直解》　　　清·高世栻

19.《素问释义》　　　清·张琦

20.《素问识》　　　日本·丹波元简

21.《灵枢识》　　　日本·丹波元简

22.《素问绍识》　　　日本·丹波元坚

23.《读古医书随笔》　　　李今庸

编者

1978 年 2 月

目录
/ CONTENTS

附　篇

绪　　论

　　《黄帝内经》（简称《内经》）是我国现存医学文献中较早的一部典籍。《内经》的多数文字写作于战国后期，在秦汉续有补充，汇编成册。它不是一时一人的作品，而是古代劳动人民长期同疾病作斗争的经验总结，是经过许多医学家多次修订的医学巨著。

　　《内经》包括《素问》和《灵枢经》两部分。它运用阴阳五行等古代朴素的唯物论和辩证法思想，系统地收集和总结了秦汉以前的医学理论和医疗实践经验，比较全面地阐述了中医学的学术思想、理论原则以及各种诊疗方法，形成了中医学的理论体系，为中医学的发展奠定了坚实的基础，为中华民族的繁衍昌盛作出了巨大的贡献。《内经》以后，中医学在医疗技术和医学方面已有不少新的成就和学派出现，但就其学术体系而言，基本上还是在《内经》理论的基础上丰富和发展起来的。因此，可以说《内经》是中医学理论的渊薮。

　　《内经》包含着十分丰富的医学内容。它以长期的生活和医疗实践为基础，以整体恒动观为指导，大量吸收当时哲学和自然科学的精华，创立了以五藏六府为中心，外与四时六气相应，内与五神、经络、五官、五体等相配，用以阐明人体的整体生理功能和病理变化的藏象学说；厘定了以十二经脉为主体，起着运行气血、联络全身表里上下作用的经络系统；它以六淫、情志、饮食、劳倦等外感内伤进行病因分类，以邪正相搏、阴阳不和、藏府失调作为基本病机；它从"有诸内，必形诸外"的观点出发，总结出望闻问切的多种诊断方法，并突出望神色、切脉及四诊合参的重要性；它提炼出一系列能指导实践的治则、治法、针灸法及制方用药法度等，为后世中医治疗学奠定了基础；它还对百余种常见病证的或病因、或病机、或证候、或治疗等作了比较简略而原则性的叙述。此外，《内经》中也记载了一些古代天文、历法、气象、地理、生物等方面的知识。

《内经》是中医学一部伟大的著作，它所具有完备的医学指导思想和理论本系，是东方医学科学的重要体现。至今及后，继续指导着医学临床实践，保障着中华民族及至东方各族人民的健康和进步。

一、《内经》的成书及沿革

《内经》之名，首见于《汉书·艺文志·方技略》书目中，其成书年代和地点，《读古医书随笔·〈黄帝内经〉的成书年代和成书地点考》认为：《内经》的成书年代在战国后期，成书地点在秦国。《内经》不是一个时期的产物，它是古代劳动人民长期同疾病作斗争的经验总结，是一部经过许多医家多次修订增补的医学巨著，为秦汉以前医学之集大成者（秦汉年间亦有补充）。《内经》成书后，历经东汉、魏晋、南北朝等朝代的变更，加之连年战争，原本早已散失不全。现在通行的《内经》之《素问》是由唐代太仆令王冰重新编次、补注，又经宋代林亿、高保衡等人重新校正过而流传下来的版本。《内经》之《灵枢经》则是由宋代的史崧将家藏旧本重新整理而保存下来的。

二、《内经》在中医学中的地位和作用

我国是世界文明古国之一，我们中华民族曾经为人类创造了极其光辉灿烂的科学文化，中医药学就是其中的一项。《内经》作为中医学现存的第一部巨著，在中医学中居于突出的重要地位。它对中医药学的发展和保障人民健康都起了巨大作用。

1. 总结了秦汉以前的医学知识和医疗经验，基本上形成了中医学理论体系

秦汉以前，我们的祖先在长期的生活、生产实践和与疾病作斗争的过程中，逐渐积累了丰富的医疗经验，也获得了一些医学知识。但限于历史条件，这些知识和方法大都是零乱的、肤浅的、感性的认识，而《内经》第一次比较全面地收集了这些医疗经验和医学知识，并以古代朴素的唯物论和辩证法思想，即阴阳五行学说为思想方法，对它加以总结和整理，比较系统地阐述了我国秦汉时期及其以前的医学理论、观点和多种医疗方法，基本形成了中医学独特的理论体系，为中医学的发展奠定了坚实的基础。因此，可以说《内经》的问世是中医学发展

史上的一个里程碑。

2. 指导了中医理论和实践的发展

《内经》成书以后的两千多年来，中医学无论在医学理论还是在医疗实践方面都大大地丰富和发展了，出现了许多著名的医学家和新的医学流派。但就其学术思想和继承性来说，基本上还是在《内经》理论的基础上发展起来的。如：

《难经》对藏府、经络、诊法，特别是脉诊理论的论述，就是对《内经》有关理论的继承和阐发。

《伤寒论》的六经辨证，是在《素问·热论篇》基础上对热病理论的继承和创新。

《中藏经》是对《内经》中关于藏府虚实寒热理论的进一步发挥。

《脉经》是对《内经》《难经》《伤寒杂病论》中脉学理论的汇集和发展。

《针灸甲乙经》是对《素问》《灵枢经》和《明堂孔穴针灸治要》三部书中关于藏府、经络、腧穴、针法等内容的汇编、阐释和发展。

其他如隋朝人巢元方的《诸病源候论》，金元时期的刘、张、李、朱四大家和明清的温病学派等等，无一不是受《内经》的启发而对其中部分理论原则的继承和发展。因此，《内经》是中医学理论的渊薮，而被推崇为"医家之始""医家之宗"。

3. 将为中医学的进一步发展和提高作出新的贡献

《内经》作为中医学理论的渊薮，曾经指导了中医学的发展。由于《内经》中尚有不少宝贵的科学内容有待继续发掘和深入研究，因此，随着对其有关理论和内容的发掘、研究，《内经》将为中医学的进一步发展和提高作出新的贡献。近年来，人们运用大系统理论、生物控制论、时间生物学、气象医学、环境医学等新兴学科的理论对《内经》开展了多方面的综合研究。事实证明：上述学科的许多理论和观点，都可以在《内经》中找出相同或相似的记载。这不仅显示了《内经》旺盛的生命力及其科学价值，而且还说明对《内经》的系统发掘和深入研究，必将对世界医学的发展作出重要贡献。

三、《内经》的基本内容及其学术特点和对医学的贡献

（一）《内经》的基本内容

《内经》包括《素问》和《灵枢经》两部各八十一篇共十五万余字。篇幅浩瀚，内容十分丰富。它不仅阐明了阴阳五行、养生、藏象、经络、病因病机等中医学的基础理论，而且论述了病证、诊法、治则、方药、针刺、导引、按跷等中医临床医学知识，此外，还记载了一些古代天文、地理、历法、气象、生物等与医学有关的知识。

阴阳五行，论述了阴阳五行的基本概念、基本内容及其临床实践运用；说明了阴阳五行作为思想方法，用以认识人体和人体与外在自然环境的相互关系。藏象，论述了人体五藏六府、奇恒之府的生理、病理及其相互关系；人体精、气、血、津液的化生、输布及其功能活动；人之神气与藏府气血的内在联系。经络，介绍和论述了人体经脉、络脉的基本概念和内容，以及十二经脉、奇经八脉和络脉的分布规律及其对人体的作用。病因病机，论述了人体的病因、发病和病理，包括了病邪的性质、分类和致病特点，疾病发生发展的基本条件，以及病理变化的

规律和表现。病证，论述了上百种病证以及病证的病因、病机、证候、分型、治法、针灸、方药及其预防。诊法，记载和论述了人体的察色视形，听声嗅气，病情询问，切脉按肤等，尤其重点论述了人体疾病诊察的望审与切肤之方法。论治，提出了论治的基本指导思想，论治的基本原则和具体治疗方法，包括药物治法的运用和针刺法的运用以及精神疗法和气功疗法等。摄生，阐述了人体顺应四时气候以调摄精神情志，食饮有节制，起居有常规，不妄作劳，使形体与神气保持协调一致而防早衰，并延年益寿的重要意义。五运六气，阐述了我国古代气象病理学说，讨论了气候反常导致人体发生的上百个病证，以及对这些病证的治疗原则。

总之，纵观《内经》全书，其内容丰富而全面，理论深奥而广博，这是中国古代人民的智慧结晶，是我们每一个爱好中医学之人的必读之书。

（二）《内经》的学术特点

1. 以阴阳五行学说为思想方法

《内经》的作者，把当时比较进步的哲学思想——阴阳五行学说运用于医学之中，借以阐明人体生理活动的规律，概括病因、病性、病位以及发病的机理，指导诊断、治疗和养生等临床实践，成为中医学不可分割的重要组成部分。

2. 以整体恒动观作为基本观点，强调了"天人相应"的整体观念

①人体是一个有机的统一体

这个统一体主要表现在以下三个方面。其一，五藏一体。五藏是人体生命活动的中心，它们在生理上密切联系，互相配

合；病理上则互相影响，互相传变。其二，人身一体。在人身这个整体中，一方面五藏通过经络与六府、五官、五体、九窍等构成一个整体；另一方面每一组织器官又与五藏六府发生密切联系。其三，天人一体。人生活在自然界中，人体藏府气血等无时无刻不受自然界的影响而发生着适应性的变化，以保持人与自然的统一协调。

②人体是一个恒动的生命体

《内经》认为，人体是一个恒动不息的生命体，升降出入是这个生命体运动的基本形式。在人体中，藏府有升降出入的运动，气血有流行环周的变化，只有运动才有生命的存在，一旦运动停止则生命亦随之结束，故《素问·六微旨大论篇第六十八》说："成败倚伏生乎动，动而不已，则变作矣。……不生不化，静之期也。"

3. 以藏象、经络学说为理论核心

《内经》中基本上形成了中医学理论体系，这个理论体系的核心是藏象、经络学说。

①藏府、经络是人体生理活动的基础

五藏化生并贮藏精、气、神，六府传化水谷、排泄糟粕，经络运行血气，沟通全身等，由此形成了人体的各种生理活动，故藏府、经络是人体生理活动的基础。

②藏府、经络是人体病理变化的根本

由于藏府、经络是人体生理活动的基础，全身的其他组织器官均受其支配和影响，因此，人体的各种疾病，都是藏府经络功能失调的反映，而藏府经络是人体病理变化的根本。

③藏象、经络学说是诊治疾病的理论依据

藏象、经络学说，揭示了藏府、经络的生理功能、病理变化，以及相互之间及其与外界环境之间的关系，为诊治疾病提供了理论依据。根据藏象、经络学说的理论，审察疾病的病机，并施以正确的治疗，则病邪可祛，正气可复，疗效显著。

（三）《内经》的医学贡献

1. 初步建立了中医诊断体系

《内经》讨论了疾病的诊断方法，通过人体色象、形体的观察和审视，二十余种脉象的描述和切按法等各种诊法内容，除了充分体现了我国古代的医疗实践经验外，更是表明了古代医学诊断体系已得到了初步建立，为后世中医诊断学的发展奠定了理论基础。

2. 确定了中医学重要治疗法则

《内经》对诸般疾病的证治，包括药物、针刺、灸焫、按摩、导引、熏熨、贴敷等各种治疗方法的运用，无不表明了它的一整套完备的治疗法则，谨守病机、早期治疗、因时因地因人之三因治疗、标本逆从、同病异治、异病同治、正治反治、寒者热之、热者寒之、扶正祛邪等等。它深刻体现了中医学理论体系中"辨证施治"之基本精神。

3. 明确提出了"治未病"的预防思想观念

《内经》论述了治疗疾病要在发生之前，"夫病已成而后药之"，晚矣！在具体论述针刺治疗疾病时，通过人体的面部色诊，病虽未发，但面色已赤，即当刺之以治疗，这"名曰治未病"；针刺当随人体气之逆顺，脉之盛衰，病情之变化，及时做到刺其病之未生，刺其未盛和刺其已衰，这即是"上工治未病，不治已病"。这种无病先防，早期诊断，早期治疗和既病防变的预防思想观念，可谓在当时历史条件下具有前瞻性、先进性和科学性，至今在中医学领域里仍具有重大的现实指导意义。

四、《内经》的学习方法

《读古医书随笔》论述:《内经》一书，包括现今流传的《素问》《灵枢经》两部分，共有一百六十二篇（现佚七十二、七十三两篇，存一百六十篇），为我国现存的一部古老的医学著作。据我近年来的考证，它成书于我国历史上战国时期的后期，在秦汉年间又有一些补充。

在《内经》一书里，有着非常丰富而又宝贵的医学内容，它论述了中医学有关人体解剖、生理、病理、发病、病因、诊断、治疗和预防等诸方面的基本理论，它记述了中医学的"伤寒""温病""疟疾""咳嗽""湿病""霍乱""肠澼""飧泄""胕肿""呕吐""癃闭""遗溺""癫疝""脾瘅""胆瘅""劳风"癫疾""怒狂""鼓胀""喉痹""鼻痹""溢饮""伏梁""眩冒""血枯""石瘕""肠覃""痹症""痿症""厥证""失精""脱营""失眠""衄衊""心痛""肉苛""食㑊""解㑊""疠风""偏枯""风痱""鼠瘘""痈疽""痔疾""尸厥""疝瘕""隐轸""浸淫疮""消渴""消瘅"等等各种疾病和有关治疗各种疾病的砭石、针法、灸焫、汤液、汤药、药酒、丸剂、必齐、膏法、浴法、熨法、熏蒸、薄贴、按摩、导引、行气以及手术切除等方法，它是我国古代劳动人民在长期的生活生产实践中，为了生存、为了维护健康，而与疾病作斗争逐渐积累起来的经验总结，它为后世的医学发展，奠定了可靠的理论基础，推动了中医学的前进。两千多年来，中医学在医疗技术和医学理论方面，出现了不少新的成就和学派，从理论体系上来讲，都是在《内经》的理论基础上丰富和发展起来的。因此，在继承发扬中医学的今天，为了更好掌握中医学基本理论，为了给学习中医学其他古书打好基础，为了挖掘《内经》中的医学宝藏，为了进一步发展中医学，《内经》就成了我们每个有志于发掘中医学宝库而修习中医学者的必读之书。然学习《内经》，必须要有明确的目的和正确的态度，必须要以辩证唯物主义和历史唯物主义的立场、观点和方法，必须实事求是，才有可能把《内经》学好。如果对《内经》抱有错误看法，缺乏学好《内经》的要求；或者在学习中自以为是，不懂装懂；或者在学习中囫囵吞枣，简单从事；或者在学习中不下工夫，见难而退，这都是无法学好《内经》的。这里我就谈谈对《内经》的几个具体学习方法。

（一）忠实《内经》原文

学习《内经》，首先要在唯物辩证法的思想指导下，正确地对待《内经》，忠实于《内经》原文，努力探求出它的本义，不能够也不应该用其他任何态度来代替这一点。学习《内经》的目的，是为了继承发扬这份宝贵文化，为了指导临床医疗实践，只有忠实于《内经》原文，揭示出它自己的本来面貌，才能够真正做到正确地认识它、掌握它和利用它。因此，在对《内经》学习的过程中，自当以《内经》原文为主，参以历代《内经》注家对《内经》之书的注释，并适当地运用一些校勘方法和训诂学知识。

1. 以《内经》原文为主

在学习《内经》原文过程中，要注意做到下面几点：

（1）在《内经》一书中，有些内容的文字相同，其实质却不相同，如《素问·气穴论篇》中"肉之大会曰谷，肉之小会曰溪，肉分之间，溪谷之会，以行荣卫，以会大气"的"大气"一词，是指人身的"正气"；而《素问·热论篇》中"……厥阴病衰，囊纵，少腹微下，大气皆去，病日已矣"的"大气"一词，则是指人身的"邪气"。还有《素问·五运行大论篇》中"大气举之也"的"大气"一词，则又是指的"空中大自然之气"。有些内容的文字不同，其实质却是一个，如《素问·诊要经终论篇》中"厥阴终者，中热嗌干，善溺，心烦，甚则舌卷卵上缩而终矣"的"卵"字，和《灵枢·刺节真邪》中"故饮食不节，喜怒不时，津液内溢，而下流于睾"的"睾"字，均是指人的"阴丸"，今谓之"睾丸"者是也。因此，学习《内经》原文，必须深入到医学的实际内容里面去。只有深入到了医学实际，才有可能把握住它的实质，从而对它加以正确利用。

（2）在《内经》的文章里，每句都有一定的含义，每段又有一个总的精神，而在每章之中仍然有一个总的精神。学习《内经》原文，既要一字一句地读懂，又不能把文章弄得支离破碎，而必须掌握其全体精神，否则，是掌握不好的。如《素问·玉机真藏论篇》所载"五藏受气于其所生，传之于其所胜，气舍于其所生，死于其所不胜……"一段，其"五藏受气于其所生……气舍于其所生，死于其所不胜"三句为正文，"传之于其所胜"一句是借宾定主之衬文，而主要精神则是说：五藏受病气于己所生之藏，照疾病的一般传变之次，当传之于其所胜之藏，其不传其所胜而舍于生己之藏，死于其所不胜之藏，则为"子之传母"的"逆行"，其病子传母，三传至其所不胜而死，故下面混入正文的一句古注语称其曰"逆死"。若撇开整段的主旨，而把它分裂成一句一句的去读，是不能读好的。

（3）《内经》一书，是一部古代医学著作，也是古代一部文学著作，故古代文学家多有研习《内经》者。《内经》文字流畅，文章结构严密，文句都有规律性。如《素问·阴阳应象大论篇》中"……天地者，万物之上下也；阴阳者，血气之男女也；左右者，阴阳之道路也；水火者，阴阳之征兆也；阴阳者，万物之能始也"一段，只要留心一下其中"上下""男女""道路""征兆"的文例，就可发现其"能始"二字被王冰释为"谓能为变化之生成之元始"而把其"能"字作为"能够"之"能"是不正确的。能，在古代可借作"台"字，《史记·天官书》说："魁下六星，两两相比者，名曰三能。"裴骃集解引苏林说："能，音台。"司马贞索隐："魁下六星，两两相比，曰三台。"可证。"台"读为"胎"，《尔雅·释诂》说："胎，始也。""胎""始"连用，叠词同义，今谓之"相同联合词"，与上文"道路""征兆"同例（上文"上下""男女"为"相反联合词"）。所谓"胎始"也者，犹谓之"万物之根本"者也。

（4）《内经》成书较早，限于当时的知识条件和思想水平与写作水平，其系统性不可能完全合乎现代学习的要求。在学习过程中，就要既按照原书的篇章段落进行学习研究，又要把原书中前后相关联的文字贯穿起来而把一个一个的基本理论系统化。否则，就会使人在读完《内经》后，对《内经》所载的各个基本理论仍然没有一个正确而又完整的概念。

（5）《内经》一书，篇幅浩大，内容繁多，且其中有些部分与医学实际无涉或与医疗关系不大或临床使用价值不高，甚者还有目前根本无法读懂者。在学习过程中，应当权衡其轻重主次，有选择有重点地进行学习，对其主要内容必须精读掌握，次要内容则当细读熟悉，一般内容只作粗读了解，至于历代《内经》学者至今尚未能读通的内容自可阙之以待将来，暂时不要去钻牛角尖。

2. 参阅历代学者对《内经》的注释

《内经》著作年代久远，文字古奥，旨义深邃，学习时自难避免遇到很多不易理解的东西，因而参阅历代医家对《内经》所作的注释，就有助于对《内经》原文的迅速理解，提高学习效率。历代医家对《内经》一书的注释，都是在于阐发《内经》蕴义，但由于其各自的历史背景、工作条件不同，和对《内经》的理解、掌握的程度有别，以及治学态度、治学方法不同，从而对《内经》的注释也就不可避免地有所差异而互见得失。在学习《内经》的时候，选择一定的《内经》注释作为参考，帮助对许多《内经》原文的理解是有不少益处的，但对初学《内经》者来说，因缺乏判别能力，不宜参阅过多的《内经》注释，否则，就易于陷入莫知所从的境地。初学《内经》者可选用下面几家《内经》注释，作为学习《内经》的资助：

（1）王冰《黄帝内经素问》释文

王冰生于唐代，去《内经》之时还未太远，文化特点和学术思想都比较相近，注语精练质朴，不尚华饰，亦得《内经》之本义为多，且在医学基本理论上具有不少新的发挥，足可补《内经》原文所未及。

（2）马莳《素问注证发微》《灵枢注证发微》

马莳，明代人，其所著《素问注证发微》无所发明，然《灵枢注证发微》实有助于后学。《灵枢》之书，从前无注，其文字古奥，名数繁多，学者多苦于难懂，废而不学，马莳始为之注释，著《灵枢注证发微》，以《灵枢》本文为照应，而《素问》有相同者，则援引之以为释，其疏经络穴道，颇为详明。

（3）张介宾《类经》

张介宾，明代人，深信《内经》之书，治病即以其为主，并犹恐其书资于自用而不能与天下共用，遂乃著而为《类经》，将《内经》之文予以拆开，打破《素问》《灵枢》之限，重新归类，使《内经》的原文分类相从，条理井然，门目分明，易于寻检查阅，颇有助于学者。其注亦殚精极微，鲜有遗漏。

（4）张志聪《黄帝内经素问集注》《黄帝内经灵枢集注》

张志聪，清代人，集诸同学共同讨论，为集体注释，其中多为就《经》解《经》，前后互证，反复论述，说理深透，且每引古典临床医学著作之文相印证，对学者有极大的启悟作用。

（5）高士宗《素问直解》

高士宗，清代人，以《素问》一书的各家注释，非苟简隙漏，即敷浅不经，至张志聪《集注》则意义艰深，失于晦隐，乃更作注释，先诠释篇名，次及篇中大旨逐为拈出，一篇之中，分为数节，使学者易于领会，自诩其注释直捷明白，可合正文诵读。并曾对《素问》的不少字句文义，进行细致考校，确参订正。

3. 运用训诂学知识

依据唯物辩证法的观点，世界上一切事物都不是静止的，而是在不断运动、不断发展、不断变化的。一定历史时期内的文化艺术（包括语言、文字），有一定历史时期的特点。《内经》成书于两千多年以前，距今已有一个相当长的历史时期，社会的发展促使科学技术和语言文字都有较大的变化，如用今天发展了的或者变化了的语言文字的含义，去恰如其分地正确理解《内经》一切文字的本义是有困难的，这必须借助于文字的考证，利用与《内经》同一时期或者在其前后相距不远时期的文献加以研究，依据训诂学求得解决。例如《素问·宝命全形论篇》中"土得木而达"句的"达"字，训其反义为"通达"之"达"是不妥当的，这里用的是其本训。《说文·辵部》载："达，行不相遇也。"行不相遇，即阻隔之意。隔，才与上下文中的"伐""灭""缺""绝"等义相协。又例如《素问·调经论篇》中"皮肤不收"句的"不"字，释其义为"弗"是不妥当的，这里是用为助词。杜预注《春秋·左成八年传》说："不，语助。"不，语助词，无义。是"皮肤不收"，即为"皮肤收"。皮肤收，始与上文"寒湿之中人也"的起因，下文"肌肉坚紧"的证候相应。这说明在学习研究《内经》一书的过程中，忽视训诂之学，抛弃古代语言文字学方面的知识，是不恰当的。

4. 利用校勘方法

任何古书，经过长期流传，都逃不脱错讹的命运。《内经》一书也不例外。《内经》在战国后期以迄现在两千多年的流传过程中，由于编绝简错、蛀毁刻落和辗转相抄的错写臆改，以致脱误错讹、亥豕鲁鱼者不少，如不加以校勘订正，是无法把它读好的。《内经》的错文，大致由下面几种情况所造成。

（1）形误

因为字形相近而致误，如《灵枢·官针》中"凡刺有九，日应九变"的"日"字，在这里于理难通，当有误，《甲乙经》卷五第二作"以"，是。以，古作"目"，因形近而误为"日"。

（2）声误

因为字音相近而致误，如《灵枢·肠胃》中"广肠传（傅）脊，以受回肠，左环叶脊上下辟"的"叶脊"二字，实难读通，其"脊"字当为"积"字因声近而误，观上文"回肠当脐左环，回周叶积而下"的"叶积"可证。

（3）笔误

因为书写潦草而致误，如《素问·五藏生成论篇》说："人有大谷十二分，小溪三百五十四名，少十二俞。"王冰注："小络所合，谓之小溪也。然以三百六十五小络言之者，除十二俞外，则当三百五十三名。《经》言'三百五十四'者，传写行书误以三为四也。"盖古字为三、四积画，古"四"字作"亖"，故传写行书而以"亖"误为"四"。

（4）坏文

或虫蛀简伤，或刻雕画落，以致字残文坏，如《素问·至真要大论篇》说："余欲令要道必行，桴鼓相应，犹拔刺雪汗……"这个"汗"字，乃"汙"字之坏文；汙，即"污"字。《灵枢·九针十二原》说："犹拔刺也，犹雪污也。"可证。又如《素问·刺要论篇》中"泝泝然寒慄"句的"泝泝"二字，考：水逆上曰"泝"。以"泝泝然"三字形容"寒慄"之证，是不大可通的。泝泝，当是"淅淅"脱去中间"木"字而成的坏文。

（5）简错

古代无纸，古书是把字写在帛上，或写在竹、木简上。写在竹、木简上的古书，通常是用皮绳把这些竹或木简顺次编串在一起的。如果日久编绝，皮绳断了，竹或木简就易于脱落而造成错简文字，如《灵枢·本输》中所载"少阳（阳，乃'阴'字之讹）属肾，肾（此字衍）上连肺，故将两藏"三句，夹杂于论"六府之所与合"的文字中间，与前后文例不合，也与前后文义不相协调，可能是他处文字错简于此的。

（6）衍文

所谓"衍文"者，乃"沿讹多余之文字"也。古代在长期辗转抄写的过程中，常因涉上下之文或其他原因而抄剩，以致出现讹误多余之文字而成为"衍文"。如上项所引《灵枢·本输》所载"肾上连肺"一句中的"肾"字，就是涉其上句"少阴属肾"的"肾"字而衍；又如《素问·平人气象论篇》所载"寸口脉沉而弱，曰寒热，及疝瘕少腹痛"一段，据林亿新校正的意见，就是涉下文"寸口脉沉而喘，曰寒热"，"脉急者，曰疝瘕少腹痛"而衍。

（7）妄改

《内经》一书，在长期流传过程中，有些内容一时难懂，就被某些研究《内经》者臆测而窜改，如《素问·六节藏象论篇》中"肝者，罢极之本"的"罢"字，很可能原文作"能"，有些学者不知"能"字当读"耐"而徒以"能极"为不词，且又见古有"罢极"之词，遂于"能"字上妄加"罒"头而成"罢"。这种轻率改动《内经》原文的不严肃治学态度，至今犹有人在，如张志聪集注本《灵枢·经筋》中所载"足阳明之筋……上循骭，结于缺"的"缺"字，本是旁注，作小字，以表明此处缺少一个字，而在1958年上海科学技术出版社重新排印这个张志聪集注本《灵枢经》的时候竟不详察其缺少之字为"膝"，遂想当然地于其"缺"字下妄加一"盆"字而使之成为"缺盆"，并改作同体字纳入正文，这就造成了更大的谬误！

（8）注语误入

古代有些学者在阅读《内经》的时候，常把自己的体会和看法，写在其有关原文的下面或旁边，对《内经》文字原意进行注释，日久时长，辗转相抄，注语遂被误抄而致混入了正文。如《素问·阴阳离合论篇》所载："天覆地载，万物方生，未出地者，命曰阴处，名曰阴中之阴。"其中"命曰""名曰"义同，则"名曰阴中之阴"一句肯定是古注语被误入正文的。又如《灵枢·寒热病》所载："五藏身有五部，伏兔一，腓二，腓者，腨也，背三，五藏之腧四，项五，此五部有痈疽者死。"其中"腓者，腨也"四字为古注语误入，这是甚为了然的。

上述几种情况表明，在阅读《内经》过程中，校勘方法，是一种非常重要的学习方法。古人说："书不校勘，不如不读。"（见《光明日报》1963 年 3 月 10 日"文学遗产版"）这话固然未免有些言之太过，但在阅读古书的某些情况下，是有一定实际意义的。阅读《内经》一书也如此。如读《素问·痿论篇》中"……有所亡失，所求不得，则发肺鸣，鸣则肺热叶焦，故曰五藏因肺热叶焦，发为痿躄，此之谓也"一段，只原文照读是不行的，必须加以校勘。试观其上下文皆五藏平列，未尝归重于肺，此处但言肺痿之由，不能说五藏之痿皆因肺热叶焦而成；如谓五藏痿皆因肺热叶焦所成，则与下文"治痿者，独取阳明"亦不相吻合。这只要据《甲乙经》卷十第四之文予以校勘，即知"故曰五藏因肺热叶焦"和"此之谓也"两句为衍文，删去后则文义大通。因此，对《内经》中的某些内容，通过对原文的精心咀嚼和对注释的深入钻研之后仍不能读通者，必须利用校勘方法，利用其他文献加以校勘。在校勘《内经》的工作中，除其前后文可以互校（还有各种版本《内经》的互校）外，通常以晋代皇甫谧《甲乙经》和隋代杨上善《黄帝内经太素》二书为主要。因为二者是皇甫谧、杨上善二人就古代《内经》原文各自重新编撰成篇的，且均早于王冰次注《黄帝内经素问》和史崧出藏《灵枢经》。

（二）理论联系实际

《内经》一书，是专论中医学基本理论的，发挥着指导医疗实践的作用，且亦述有不少对疾病的具体治疗。学习《内经》的目的，是为了"学以致用"，为了把古人的经验变为自己的知识，以指导自己的医疗实践活动，并通过医疗实践活动把它加以客观地检验，进而给以发扬光大，不是为读书而读书。在学习过程中，必须以老老实实的态度，认真钻研，刻苦学习，但不能读死书，死读书，成为古人的奴隶，而要把理论紧密地联系实际，联系日常生活的实际，联系日常工作的实际。如《灵枢·邪客》说："卫气者，出其悍气之慓疾，而先行于四末分肉皮肤之间而不休者也，昼日行于阳，夜行于阴……"人身的这个卫气，日充肌肤，外御贼邪，使人醒寤时在一定程度上不接受风寒的侵袭；夜熏肓膜，内温藏府，而致外无卫阳之用，故人卧寐不加衣被则易于感受风寒之邪而发病。这必须联系日常生活中寤寐的阴阳实际来理解。另如《素问·通评虚实论篇》说："乳子中风，热，喘鸣肩息者，脉何如？……喘鸣肩息者，脉实大也，缓则生，急则死。"这必须联系临床医疗实际的婴儿病只有望络诊而无切脉诊，就可知道张介宾把"乳子"一词解释为"婴儿也"是不正确的，应用训诂学知识来解决。《吕氏春秋·季夏纪·音初》说："主人方乳。"高诱注："乳，产（也）。"《史记·扁鹊仓公列传》说："菑川王美人怀子而不乳。"司马贞索隐："乳，生也。"说明古代妇人生产（分娩）叫"乳"，这里"乳子"即"产妇"。这样理论联系实际的学习，既可避免学习中的教条主义，又有助于对《内经》原文的理解，有助于对《内经》学习的巩固，有助于对《内经》理论的掌握和利用，使其牢靠地真正成为自己的活的知识。众所周知，中医学的特点，就在于辨证施治，对于具体的病人总是要作具体的分析，从来不容许千篇一律地对待各个具体病人。要做好这一点，缺乏高度的中医学理论修养是不行的。所谓高度的中医学理论修养，就是要具有丰富的中医学理论知识，且在运用这些知识的过程中，又具有非常高度的原则性与灵活性。因而，在学习《内经》过程中，不联系实际，不掌握其主要精神，不把它变成自己的东西，只抽象地学习，空空洞洞地学习，学会念得其中几个句子是无济于事的，而且是不牢靠的，不巩固的。必须在利用其他各种学习方法的同时，还运用理论紧密联系实际的学习方法，才有可能学好《内经》。

（三）取其精华，弃其糟粕

《内经》一书，是我国古代的一部医学专著，是一部自然科学书籍，有极为宝贵的医学内容，有较大的继承价值，然它编撰于两千多年前的战国时期，又在漫长的封建社会里，于秦汉年间对其内容作了较多的增补扩充，于唐代王冰对其内容作了较大的增减修改，因而，难免有一些不纯洁的内容或者说是不实际的东西，如《素问·六微旨大论篇》所载有关儒家"君君、臣臣、父父、子子"的封建伦理思想的"君位臣则顺，臣位君则逆"就是一例。《素问·上古天真论篇》《素问·移精变气论篇》《素问·汤液醪醴论篇》等记述了我国古代的一些具体历史事实，这或许是对的，但宣扬今不如昔，则是一种唯心史观的表现。因此，在学习研究《内经》的过程中，必须以辩证唯物主义、历史唯物主义的立场、观点和方法有分析有批判地进行，弃其不合理的部分，把有用的部分接受下来，继承下来，用以奠定自己的中医学理论基础，并以待今后的发扬。但是，应该注意避免简单粗暴的方法，避免发生任意否定的情况。

上

篇

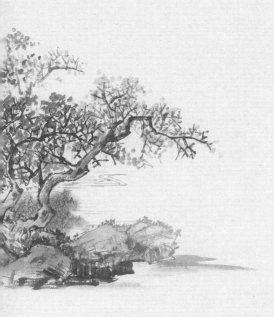

第一章　养　生

"养生"一词，见于《灵枢·本神》，与《素问·上古天真论篇》所说的"道生"、《太素》所说的"摄生"同义，都是保养生命、防病抗衰、延年益寿的意思。养生学，就是研究保持人体健康和延长寿命的一门科学。

《内经》对养生的论述散见于各篇之中，其主要精神包括顺应四时气候、调摄精神情志、调节饮食起居、注意劳逸结合、提倡体育锻炼等多个方面。它主张养生应以维持人体阴阳的动态平衡为基本要求，既强调"天人相应"的内外整体联系，又重视积精全神、强壮正气的决定性作用。这种防病抗衰的积极思想，为我国古代预防医学奠定了理论基础。

一、《灵枢·本神第八》：智者[1]之养生也，必顺四时而适寒暑，和喜怒而安居处[2]，节阴阳[3]而调刚柔[4]。如是，则僻邪[5]不至，长生久视[6]。

【校注】

1.智者：明智、聪明的人。此处指善于养生的人。

2. 安居处：即使居处安定，有规律地生活作息。

3. 节阴阳：阴阳，代表男女，此处指房事而言。节阴阳，意为节制房事。

4. 调刚柔：调，调和也。刚代表阳，柔代表阴。调刚柔，即调和阴阳。

5. 僻邪：僻，不正也。僻邪，即致病的邪气。

6. 久视：《吕氏春秋·重己》高诱注："视，活也。"久视和长生，都是寿命长久、不易衰老的意思。

【释义】

本段简要地指出了养生的基本要求和目的。善于养生的人，必定要顺应四时寒暑等气候变化，调和喜怒等精神情志活动，适应周围环境，有规律地生活作息，适当节制房事，以协调人身阴阳，维持其相对平衡。像这样，病邪就无从侵入，便能保持健康，达到长寿的理想境界。

二、《素问·上古天真论篇第一》：上古[1]之人，其知道[2]者，法于阴阳[3]，和于术数[4]，食饮有节，起居有常，不妄作劳[5]，故能形与神俱[6]，而尽终其天年[7]，度百岁乃去[8]。今时[9]之人不然也，以酒为浆[10]，以妄为常，醉以入房，以欲竭其精，以耗[11]散其真，不知持满[12]，不时御神[13]，务快其心，逆于生乐[14]，起居无节，故半百而衰也。

【校注】

1. 上古：指远古而言，即人类生活的早期时代。

2. 知道：道，法则、规律。知道，即懂得养生法则。

3. 法于阴阳：法，取法。法于阴阳，就是遵循自然界寒暑往来的阴阳变化规律。

4. 术数：在这里主要是指古人调摄精神、锻炼身体的一些养生方法，如导引、按跷、吐纳等。

5. 不妄作劳：妄，乱也。劳，包括劳力、劳心两个方面。不妄作劳，就是不要违背常规地劳作。

6. 形与神俱：俱，偕也，在一起的意思。形与神俱，指形体与神气协调，即"形神合一"的意思。

7. 天年：天赋的年龄，即自然寿命。

8. 度百岁乃去：度，通"渡"。此句是说渡过了百余岁的自然寿命才死去。

9. 今时：指《内经》作者所处的时代。

10. 以酒为浆：浆，泛指饮料。以酒为浆，即用酒代替饮料，是形容嗜酒无度。

11. 耗：《新校正》："按《甲乙经》'耗'作'好'"今从之。好，喜好的意思。

12. 持满：保持精气充满。

13. 不时御神：时，善也。御，用也。不时御神，即不善于使用神气。

14. 逆于生乐：疑为"逆乐于生"之误。生，通"性"。"逆乐于生"即"逆乐于性"，义同上句"务快其心"。

【释义】

本段以善于养生和违背养生作对比，说明长寿与早衰的基本原因。掌握了养生之道的人，能够顺应自然界阴阳的变化，适当采用多种方法锻炼身体，饮食有必要的节制，起居作息有一定的规律，体力和脑力劳动都不超过正常的限度，因此，形体和神气能够保持协调状态，从而达到防止早衰和延长寿命的目的。不懂养生之道的人，往往违背养生的要求，以混乱的生活方式作为正常的生活方式，暴饮暴食，嗜酒纵欲，生活起居缺乏规律，不知道保持精充神旺的重要性，只是贪图一时的欢心，而经常过度地使用神气和过度地耗用精气，因此，必然导致形神皆亏，过早地衰老。

【按语】

本段原文记载上古有人"法于阴阳，和于术数"，而《内经》作者所处时代有人违背养生法则，"以酒为浆，以妄为常"，这是符合历史事实的。但本篇关于"上古之人，春秋皆度百岁"，"今时之人，年半百而动作皆衰"的提法，则是非唯物史观的。

三、《素问·上古天真论篇第一》：夫上古圣人[1]之教下也皆谓之[2]，虚邪贼风[3]，避之有时，恬惔虚无[4]，真气从之，精神内守，病安从来。是以志闲而少欲，心安而不惧，劳形而不倦，气从以顺，各从其欲，皆得所愿。故美其食，任其服，乐其俗，高下不相慕，其民故曰朴[5]。

【校注】

1. 圣人：此处指上古对养生之道有高度修养的人。

2. 上古圣人之教下也皆谓之：《新校正》："按全元起注本云：'上古圣人之教也，下皆为之'。"今从之。

3. 虚邪贼风：高世栻说："凡四时不正之气，皆谓之虚邪贼风。"

4. 恬惔虚无：恬惔，安静的意思。虚无，即无杂念。恬惔虚无，即思想安闲清静，没有杂念。

5. 朴：质朴、朴素的意思。

【释义】

本段强调了外避邪气、内调精神在养生防病中的重要作用。古代精通养生之道的人，教导人们做到：对于外界不正常的气候和其他致病因素要及时避开，同时，思想上要保持安闲清静，没有杂念，从而使全身真气调顺，精神充实于体内，就不会发生疾病。因此，他们的情志活动有一定限度而很少欲望，心境安定而无恐惧，形体虽劳动而不过分疲倦，各人的愿望都能得到满足，体内的真气就通畅调顺。所以，这样的人随便吃什么都觉得味道甘美，无论穿什么衣服都感到舒适，以民间的生活习俗为快乐，无论地位高低，都不互相倾慕，这种人才算得上质朴。

四、《素问·生气通天论篇第三》：苍天[1]之气，清净则志意治[2]，顺之则阳气固，虽有贼邪，弗能害也，此因时之序[3]。故圣人传精神[4]，服天气[5]，而通神明[6]。失之则内闭九窍，外壅肌肉，卫气散解[7]，此谓自伤，气之削[8]也。

【校注】

1. 苍天：即青天，此处代表自然环境。

2. 清净则志意治：净，通"静"。治，正常之意。此句言外界天气若无异常变化，则人的神气就能保持正常状态。

3. 因时之序：顺应时序变化的意思。

4. 传精神：尤怡《医学读书记》："按'传'当作'专'，言精神专一。"

5. 服天气：服，顺也。此句言顺从天气的阴阳变化。

6. 通神明：神明，指阴阳的变化。通神明，意为使人体与天气的阴阳变化协调统一起来。

7. 卫气散解：卫气耗散而丧失卫外的功能。

8. 气之削：即阳气被削弱。

【释义】

本段阐述了顺应天气和调摄精神在防病保健中的重要性。人生活在自然界中，与天地之气息息相应，天地阴阳的变化必然对人体产生各种影响。天气清静而无异常变化，则人的神气平顺调和，顺从时序天气的阴阳变化，人体的阳气就能固护于外，虽有致病邪气的侵扰，也难以伤害人体。所以，善于养生的人，总是精神专一而不乱，顺应天气而不违，从而使人体与天气的阴阳变化统一起来。如果违背了这些要求，人体阴阳就会发生紊乱，内则藏气不通而九窍闭塞，外则卫气不固而邪壅肌腠。这种后果是由于自己不善于养生，削弱了阳气所造成的。

五、《素问·四气调神大论篇第二》：夫四时阴阳¹者，万物之根本也。所以圣人春夏养阳，秋冬养阴²，以从其根，故与万物沉浮于生长之门³。逆其根，则伐其本，坏其真矣。故阴阳四时者，万物之终始也，死生之本也，逆之则灾害生，从之则苛疾⁴不起，是谓得道⁵。道者，圣人行之，愚者佩⁶之。

【校注】

1. 四时阴阳：四时，即四季。春夏气候温热属阳，秋冬气候寒凉属阴。

2. 春夏养阳，秋冬养阴：本篇在此段之前有"逆春气则少阳不生""逆夏气则太阳不长""逆秋气则太阴（据《灵枢·九针十二原》当作少阴）不收" "逆冬气则少阴（据《灵枢·九针十二原》当作太阴）不藏"等语，可见春夏养阳即养生养长，秋冬养阴即养收养藏。

3. 与万物沉浮于生长之门：沉浮，犹言降升，意为运动。门，门径、道路之谓。全句意思是：同自然界生物一起，在生命的道路上运动不息。

4. 苛疾：苛，通"痾"，病也。苛疾，即疾病。

5. 得道：得，在此作"合"字解。道，道理、规律。得道，即符合养生的规律。

6. 佩：古与"倍"同声通用。《说文》："倍，反也。"即违背之意。

【释义】

本段强调了顺应四时阴阳变化而养生的重要性。春夏秋冬四时的阴阳变化，决定着自然界万物生长化收藏的发展变化过程。人生活在自然界中，亦受四时阴阳变化的影响，进行着生长壮老已的生命活动。因此，在养生方面，就应顺从四时阴阳变化以调养之。如春夏阳气主事，要注意调养阳气，以助生长之能，秋冬阴气主事，要注意顾护阴气，以益收藏之本。像这样，就能和自然界万物一起，在生命的道路上运动不息。如果违背了这一养生法则，就会伤伐生命的根本，败坏人体的真气。所以，阴阳四时的变化，是生物赖以生长壮老已（生长化收藏）的基本条件。人们顺应四时阴阳的变化，就不会发生疾病，即是符合养生之道。善于养生的人，总是严格奉行养生之道，因而很少生病，不知养生的人，则往往违背养生之道，因此常常患病。

六、《素问·阴阳应象大论篇第二》：帝曰：调此二者[1]奈何？岐伯曰：能知七损八益[2]，则二者可调，不知用此，则早衰。之节也[3]。年四十，而阴气自半[4]也，起居衰矣。年五十，体重，耳目不聪明矣。年六十，阴痿[5]，气大衰，九窍不利，下虚上实，涕泣俱出矣。故曰：知之则强，不知则老，故同出而名异[6]耳。智者察同，愚者察异，愚者不足，智者有余，有余则耳目聪明，身体轻强，老者复壮，壮者益治[7]。

【校注】

1.二者：指阴阳两个方面。

2.七损八益：历代注家认识不一。长沙马王堆汉墓出土的古医籍竹简《养生方·天下至道谈》中载有"七损八益"的内容，据认为主要是就房中术而言。

3.之节也：《太素》卷三首篇作"衰之节"，今从之。

4.阴气自半：阴气，指肾藏的精气。张介宾说："阴，真阴也。四十之后，精气日衰，阴减其半矣。"

5.阴痿：生殖器痿弱不用。

6.同出而名异：出，生也。此句意为同禀阴阳之气而生活在世上，但有体质强壮与衰弱的两种不同情况。

7.益治：益，更加之意。治，健康之意。

【释义】

本段强调指出运用"七损八益"的方法调摄阴阳，是延寿抗衰的关键之一。掌握了七损八益的养生方法，就懂得怎样调摄阴阳，从而保持身体健康。如果不知道七损八益的养生方法，亦不能据之以调摄阴阳，那就免不了要发生早衰。衰老过程大致是：到了四十岁左右，阴气已经自然消减其半，起居动作也开始衰疲。年到五十岁左右，身体笨重而不灵活，耳目也不够聪明。年到六十岁左右，生殖器痿弱不用，肾藏精气大衰，形成下虚上实的状况，九窍功能逐渐减退，经常流着眼泪和鼻涕。所以说，掌握了七损八益的养生方法，身体就强健，反之就容易衰老。因此，虽然同禀阴阳之气而生活在世上，但体质却有强健与衰弱等各种不同情况。

明智的人，能察知阴阳变化的共同规律，其调养方法都合于阴阳之道，所以他们精神饱满，耳目聪明，身体轻捷强健，即使年老，身体仍然不衰，而年壮之人，身体就更加强壮了；愚蠢的人，不了解阴阳变化的基本规律，其生活方式不符合阴阳之道，所以容易导致精气虚弱，从而发生早衰。

七、《素问·生气通天论篇第三》：阴[1]之所生，本在五味[2]，阴之五宫[3]，伤在五味。……是故谨和五味，骨正筋柔，气血以流，凑理[4]以密，如是则骨气以精[5]。谨道如法[6]，长有天命[7]。

【校注】

1. 阴：指阴精。

2. 五味：酸、苦、甘、辛、咸称为五味，此处泛指各种饮食物。

3. 五宫：即五藏。

4. 凑理：凑，同"腠"。腠理，指皮肤肌肉的纹理及汗孔。

5. 骨气以精：骨气，此处是上文骨、筋、气、血、腠理等五者的省文。精，作强盛解。全句意思是：骨、筋、气、血、腠理等得到五味精华的滋养而强盛。

6. 谨道如法："谨道"和"如法"意义相同，即严格遵照上述法则以养生。

7. 天命：天赋的寿命。

【释义】

本段指出了调和饮食五味在养生中的意义。五藏主藏精，并依赖于阴精的充养而发挥其正常的生理功能。阴精的产生，来源于饮食五味，但是，储藏阴精的五藏却又常因五味的偏嗜而受伤。因此，谨慎地调和饮食五味，则五藏精气充足，骨骼正直，筋脉柔和，气血流畅，腠理致密。像这样，全身都能得到五味精气的滋养而强盛不衰。所以，严格遵循调和饮食五味等养生法则的人，就能享有人类应有的寿命。

八、《素问遗篇·刺法论篇第七十二》：黄帝曰：余闻五疫之至，皆相染易[1]，无问大小，病状相似，不施救疗，如何可得不相移易[2]者？岐伯曰：不相染者，正气存内，邪不可干。避其毒气[3]。天牝从来，复得其往[4]，气出于脑[5]，即不邪干。

【校注】

1. 染易：就是传染。

2. 不相移易：即不受传染。

3. 毒气：指有传染性的疫疠之气。

4. 天牝从来，复得其往：张介宾说："天牝，鼻也。鼻受天之气，故曰天牝。"全句意思是：疫毒之气从鼻而入，通过运用内功又可使之由鼻而出。

5. 气出于脑：谓通过练功运气，使人身真气随意运行于脑部。

【释义】

本段阐述了正气存内、运气出脑，可以预防疫毒传染的道理。具有强烈传染性的多种疫病大流行时，不论男女老幼都受其传染，一旦发病，其症状表现都很相似。对于这样的疫病，一般可通过针刺、用药物等预防方法，而免受其传染。但是，也有未采取上述预防措施而不受传染的，这主要是由于其真气充盛于体内，同时，避免接触毒邪，或通过练功运气，使真气上出于头脑，从而使邪气不能危害人体的缘故。

九、《素问·上古天真论篇第一》：余闻上古有真人¹者，提挈天地²，把握阴阳，呼吸精气³，独立守神，肌肉若一⁴，故能寿敝天地⁵，无有终时，此其道生。中古之时，有至人者，淳德全道⁶，和于阴阳，调于四时，去世离俗⁷，积精全神，游行天地之间，视听八达之外⁸，此盖益其寿命而强者也，亦归于真人。其次有圣人者，处天地之和，从八风⁹之理，适嗜欲于世俗之间，无恚嗔¹⁰之心，行不欲离于世，被服章¹¹，举不欲观于俗¹²，外不劳形于事，内无思想之患，以恬愉¹³为务，以自得为功，形体不敝¹⁴，精神不散，亦可以百数。其次有贤人者，法则天地¹⁵，象似日月¹⁶，辩列星辰¹⁷，逆从阴阳¹⁸，分别四时，将从上古合同于道，亦可使益寿而有极时。

【校注】

1. 真人：指能够掌握天地阴阳运动规律，善于保全精神和真气的养生水平最高的一种人。其次是"至人"，再次是"圣人""贤人"。这是古人对不同养生水平的人的大致区分。

2. 提挈天地：李中梓说："提挈，把握也。"提挈天地，即把握自然界的运动规律。

3. 呼吸精气：此处指气功中的"吐纳"之类。

4. 独立守神，肌肉若一：独立，即自主之意；守神，即精神内守。全句意思是能主动地保养体内的精神，使之与形体结合如一。此与前第二段"形与神俱"同义。

5. 寿敝天地：王冰说："敝，尽也。"寿敝天地，形容寿命最长。

6. 淳德全道：张介宾说："淳，厚也。至极之人，其德厚，其道全也。"是言至人道德高深而全面。

7. 去世离俗：是言至人的思想境界高于一般的人。

8. 视听八达之外：八达，宋刻本及《黄帝内经素问注证发微》均作"八远"，今从之。此句是言至人耳聪目明，能远及八方。

9. 八风：来自东、南、西、北、东南、西南、东北、西北等八个方位的风。

10. 恚嗔：即恼怒、怨恨。

11. 被服章：《新校正》："详'被服章'三字疑衍，此三字上下文不属。"今从之。

12. 行不欲离于世，举不欲观于俗：王冰说："圣人举事行止虽在时俗之间，然其见为则与时俗有异尔。"

13. 恬愉：即安静乐观。

14. 敝：高士宗说："坏也。"即衰老之意。

15. 法则天地：即效法天地阴阳之道。

16. 象似日月：即仿效日月运行的规律。

17. 辩列星辰：辩，通"辨"。列，位次。辩列星辰，即辨别星辰位置的变化。

18. 逆从阴阳：逆从，偏义复词，取"从"字义。逆从阴阳，即顺从阴阳。

【释义】

本段举真人、至人、圣人、贤人四种养生家为例，说明养生的方法、程度不同，所取得的成就亦异。上古时期，有一种"真人"，他们能把握天地阴阳的运动变化规律，吐纳精气，主动地使精神守持于内，并与形体相合如一，所以，他们寿命最长。这是他们精通养生之道的结果。

中古时期，有一种"至人"，他们道德淳厚，全面掌握了养生之道，能调理阴阳，适应四时的变化，思想境界也高于一般的世俗之人。他们很注意保全精神而不使耗散，坚持在大自然里自由地锻炼运动，因而形体不衰，耳目也异常灵敏。这种使体质强健，并能延长其自然寿命的人，是同"真人"差不多的。

其次有一种"圣人"，能顺应自然界各种气候变化，其嗜好适应于世俗习惯，在精神情志上戒绝恼怒与怨恨，行为虽不完全脱离世俗，但也不仿效世俗。他们外不因忙碌于事务而劳伤形体，内不使思想为杂念所困扰，始终安静乐观，怡然自得。所以，他们的形体不易衰老，精神也不易耗散，寿命就可以达到百余岁。

再次有一种"贤人"，能根据天地、日月、星辰的运动规律进行养生，顺应阴阳四时的变化来调养身体，遵从上古的养生之道，所以他们也可以获得较长的寿命。

【按语】

本段列举的真人、至人、圣人、贤人四种养生家，是《内经》作者理想中的典型，并非当时具体的人。我们学习这段文字，主要应掌握所用有关养生的方法和程度不同，所取得的成就亦异的精神，不必拘泥于某些字句。

小 结

本章九段原文及下编的《素问·四气调神大论篇》，指出了长寿与早衰取决于能否养生。如果掌握并遵循养生法则，就能"度百岁乃去"；如果不懂或违背养生法则，就会"半百而衰"。主要内容有以下几个方面：

1. 精神保养

要达到长寿的理想境界，必须保持思想活动正常和精神恬恢愉快，故《内经》强调指出，要做到"恬恢虚无""志闲而少欲""心安而不惧""内无思想之患"，才能达到"真气从之，精神内守，病安从来"的目的。同时，认为精神活动一定要适应外在的环境，特别是四时气候的变化，所以说"苍天之气，清静则志意治"，"圣人传精神、服天气，而通神明"。还具体指出春三月要"生而勿杀，予而勿夺，尝而勿罚"，夏三月要"使志无怒"，秋三月要"使志安宁"，冬三月要"使志若伏若匿，若有私意，若已有得"等等。

2. 体育锻炼

体格的锻炼，在防病保健中占有很重要的地位。故《内经》指出要"和于术数"，"呼吸精气"，"游行天地之间"，经常参加体育锻炼。并认为，通过气功锻炼，可以使人身真气随意运行于脑，拒邪于外。

3. 饮食调节

在饮食方面，不可偏嗜或过食，更勿"以酒为浆"，否则，就会伤害五藏。因此，《内经》指出要"谨和五味"，"食饮有节"，才能保持"骨正筋柔，气血以流，腠理以密"的生理状态，达到"长有天命"的目的。

4.起居有常

在作息时间上，要"起居有常"，保持一定的规律，如春夏"夜卧早起"，秋季"早卧早起"，冬季"早卧晚起"。在劳动方面，既要经常参加有益的劳动，又要遵循"不妄作劳"的原则，做到"形劳而不倦"。《内经》特别重视节制房事，指出"节阴阳而调刚柔"和掌握"七损八益"的重要性，切勿"醉以入房"，"以欲竭其精，以耗散其真"。

5.适应周围环境和避免外邪侵袭

人类生活在自然界，自然界存在人类赖以生存的必要条件，故《内经》指出要"安居处"，"顺四时而适寒暑"，"处天地之和，从八风之理"。《素问·四气调神大论篇》比较详细地说明了适应四时气候和周围环境变化的具体方法，提出了"春夏养阳，秋冬养阴"的基本原则。由于周围环境的异常变化，往往是形成病邪的条件，所以又提出"避其毒气"，"虚邪贼风，避之有时"，以防止外邪侵袭，减少患病的可能性。

总之，《内经》中的养生内容非常丰富，而在上述诸养生法中，始终贯穿着"正气存内，邪不可干"和"法于阴阳""和于阴阳"的基本观点。

第二章　阴阳五行

　　阴阳，是代表事物相对的两个方面。阴阳学说，是阐述自然界事物之间或事物内部的对立、互根、消长、转化等运动规律的理论。阴阳学说认为，一切事物都存在着既相互依存，又相互对立的两个方面，并通过双方的消长转化，推动着事物的发展变化。

　　五行，即木、火、土、金、水五种物质。五行学说，是古代对这五种物质的属性加以抽象的推演后，用来阐释各种事物之间相互联系的一种理论。五行学说认为，这五种物质属性存在着相互资生、相互制约的辩证关系，从而使事物处于相对稳定的状态之中。

　　阴阳学说和五行学说合称为阴阳五行学说，它是我国古代朴素的辩证法思想。《内经》以此作为思想方法，用以认识人体生理、病理，指导对疾病的诊断、治疗，以及说明人体与外在环境的相互关系。几千年来，阴阳五行学说一直指导着中医学的临床实践，促进着医学理论的发展，并成为中医理论体系中不可分割的组成部分。

一〇、《素问·阴阳应象大论篇第五》：阴阳者，天地之道也，万象之纲纪[1]，变化之父母[2]，生杀之本始[3]，神明[4]之府[5]也。治病必求于本。

【校注】

1. 纲纪：犹言纲领。
2. 父母：此处做"来源"或"根本"解。
3. 生杀之本始：生，产生。杀，消亡。本始，起因，由来。
4. 神明：此处指事物内部的变化及外在的征象。
5. 府：场所。

【释义】

本段说明阴阳的对立统一是宇宙间的普遍规律及其对治病的指导意义。宇宙间任何事物和现象，都具有阴阳既对立又统一的两个方面，这是存在于自然界的一个普遍规律。阴阳可以作为一切事物归纳分类的纲领，也是万物变化发展的根本和产生、消亡的原因。事物内部的变化及其外在的征象，都是由阴阳运动引起的。总之，宇宙间一切事物的发生、发展、变化及毁灭，都离不开阴阳两个方面的相互作用。因此，对于疾病的诊断，也必须抓住阴阳这个纲，才能从根本上解决这个问题。

十一、《素问·阴阳离合论篇第六》：阴阳者，数[1]之可十，推[2]之可百，数之可千，推之可万，万之大不可胜数[3]，然其要一也[4]。

【校注】

1. 数（shǔ 暑）：计算也。

2. 推：推演的意思。

3. 不可胜数：胜，尽也。全句意为不能数尽。

4. 其要一也：吴昆说："其要则本于一阴一阳也。"

【释义】

本段说明阴阳法则在运用上的广泛性和原则性。对于自然界一切相对的事物和现象，如用阴阳"一分为二"的道理来推演，是可以由十到百，由百到千，由千到万，以至于无穷无尽。但是，不管自然界的事物和现象多么复杂多变，却都可以用阴阳这一基本法则加以概括和说明。

一二、《素问·阴阳应象大论篇第五》：天地者，万物之上下也；阴阳者，血气之男女[1]也；左右者，阴阳之道路[2]也；水火者，阴阳之征兆[3]也；阴阳者，万物之能始[4]也。故曰：阴在内，阳之守[5]也；阳在外，阴之使[6]也。

【校注】

1. 男女：此处是指借以说明阴阳的相对属性。

2. 道路：指阳升阴降的途径。

3. 征兆：即外在的征象。张介宾说："阴阳不可见，水火即其征而可见者也。"

4. 能始：能，古代可借作"台"。台，通"胎"，始也。"胎""始"连用，叠词同义，即本始、由来之意。

5. 守：王冰说："阴静，故为阳之镇守。"守持于内的意思。

6. 使：王冰说："阳动，故为阴之役使。"运使于外的意思。

【释义】

本段阐释了阴阳的有关概念及阴阳相互为用的密切关系。以天地分阴阳，则天在万物之上，属阳；地在万物之下，属阴。以人类分阴阳，则男属阳，女属阴。以人体气血分阴阳，则气属阳，血属阴。以左右分阴阳，则左居东主升属阳，右居西主降属阴，所以说左右为阴阳升降的道路。以水火分阴阳，火性炎上、光亮、气热、质轻，是阳的象征；水性润下、晦暗、气寒、质重，是阴的象征。可见，阴阳是一个相对的概念，阴阳的对立统一，是万物发生发展的根源。从阴阳的相互关系来说，阴与阳又是互相依赖互相为用的。阴在内，为阳的镇守、根基，例如人体的阳气必须以阴精作为依附，并不断得到阴精的充养，才能发挥其温煦全身、抗御外邪的作用；阳在外，为阴的役使、外卫，例如人体的阴精必须依赖阳气的气化和护卫作用，才能输布周身，发挥其营养作用。因此，二者是相辅相成的。

一三、《素问·阴阳应象大论篇第五》：清阳为天，浊阴为地；地气上为云，天气下为雨；雨出地气，云出天气。故清阳出上窍[1]，浊阴出下窍[2]；清阳发腠理，浊阴走五藏；清阳实四肢，浊阴归六府。

【校注】

1. 上窍：指眼、耳、鼻、口等七窍。

2. 下窍：指前后二阴。

【释义】

本段以阴阳清浊升降的理论，说明人体某些生理现象。大自然的清浊之气上升为天，浊阴之气下降为地；地阴之气受阳热的蒸发升腾于天以成云，天阳之气被阴寒凝聚下降于地以成雨；雨是地气上升之云转变而成的。云是天气下降之雨蒸发而成的。同样，在人体，阳主上主外，故清阳之气常行于人体之上部、外部，如上窍、腠理、四肢等；阴主下主内，故浊阴之气常行于人体下部、内部，如下窍、五藏、六府等。

一四、《素问·六微旨大论篇第六十八》：帝曰：其升降何如？岐伯曰：气之升降，天地之更用[1]也。帝曰：愿闻其用何如？岐伯曰：升已而降，降者谓天；降已而升，升者谓地。天气下降，气流于地；地气上升，气腾于天。故高下相召[2]，升降相因[3]，而变作矣。

成败倚伏[4]生乎动，动而不已，则变作矣。帝曰：有期乎？岐伯曰：不生不化，静之期也。帝曰：不生化乎？岐伯曰：出入废，则神机[5]化灭；升降息则气立[5]孤危。故非出入，则无以生、长、壮、老、已；非升降，则无以生、长、化、收、藏。是以升降出入，无器[6]不有。故器者生化之宇[7]，器散则分之，生化息矣。故无不出入，无不升降，化有小大，期有近远，四者之有，而贵常守，反常则灾害至矣。

【校注】

1. 更用：即轮流更替为用。

2. 相召：召，招也。相招，即相互吸引感应的意思。

3. 相因：互为因果的意思。

4. 倚伏：相因叫"倚"，隐藏叫"伏"。倚伏，就是隐藏着互为因果的关系。

5. 神机、气立：神机，指生物本身内在的生命活动。气立，本指生物的生命活动必赖自然界六气方能成立，此指生物内外环境的密切关系。《素问·五常政大论篇》："根于中者，命曰神机，神去则机息；根于外者，命曰气立，气止则化绝。"

6. 器：此处泛指有生命的外形。

7. 宇：处所。

【释义】

本段说明升降出入是生物体阴阳运动的基本形式。自然界六气的升降运动，是天地阴阳之气更替为用所造成的。气由升而降，降是天的作用；气由降而升，升是地的作用。天气下降，流行于地，地气上升，蒸腾于天。天地之气上下相互吸引感应，上升与下降的运动互为因果，就产生了自然界气候的各种变化。

事物内部的阴阳运动，决定着事物的成长与衰败，正是由于事物内部阴阳的不断运动才导致事物发生千变万化。生物内部的阴阳运动是没有静止之时的。这种阴阳升降出入的生化活动一旦停止，生物的生命活动就要终结。更不会有生长壮老已（生长化收藏）的生命全过程。总之，一切生命的生物体，都有升降出入的运动，都是进行生化活动的场所，都处在"无不出入，无不升降"的新陈代谢过程之中。如果生物的形体分化瓦解，则说明升降出入已经分离，生命活动也就停止了。所以，没有阴阳升降出入的运动，就没有生命的存在。当然，升降出入运动有规模大小、时间长短的不同，但这四种运动必须保持相对的平衡协调，否则就会发生病害。

一五、《素问·阴阳应象大论篇第五》：积阳为天，积阴为地。阴静阳燥。阳生阴长，阳杀阴藏[1]。阳化气，阴成形。寒极生热，热极生寒。寒气生浊，热气生清。清气在下，则生飧泄[2]；浊气在上，则生䐜胀[3]。此阴阳反作[4]，病之逆从[5]也。

【校注】

1.阳生阴长，阳杀阴藏：阳生阳杀与阴长阴藏是互文。意思是：由于阴阳运动导致了生长杀藏，即生长杀藏的整个过程是阴阳双方共同作用的结果。

2.飧泄：完谷不化的泄泻。

3.䐜胀：䐜，胀起也。䐜胀，此处指胸脘胀满痞塞。

4.阴阳反作：即阴阳失调。

5.逆从：偏义复词，此处取"从"义。从，顺也，可理解为一般规律。

【释义】

本段用阴阳学说阐释了某些自然现象，概括说明了人体生理病理的一般规律。在自然界，阳气轻清，故汇合于上而为天；阴气重浊，故积聚于下而为地。阴性柔而主安静有常，阳性刚而主躁动不息。生长杀藏是自然界四季的生化规律。生长属阳，但必须阳和阴濡；杀藏属阴，但必须阳收阴敛。因此,生长杀藏的各个阶段都是阴阳两方面共同作用的结果，阴阳运动是万物生长杀藏的根源。阳主热主动而散，故能熏蒸而化气；阴主寒主静而收，故能凝聚而成形。一切事物发展到极限的时候，其阴阳两方面便各自向着相反的方向或地位转化。如隆冬寒到了极点，就逐渐转化为春夏之热；夏暑热到了极点，则逐渐转化为秋冬之寒。这种"物极必反"的现象，反映了阴阳相互转化的规律。寒气凝滞，故成浊阴；热气流散，故生清阳。人身清阳之气向上而升，浊阴之气向下而降。若清阳之气下陷而不升，就可能发生完谷不化的泄泻；浊阴之气上逆而不降，就可能发生胸脘胀满等证候。这就是阴阳反常而发生疾病的一般规律。

一六、《素问·阴阳应象大论篇第五》：阴味出下窍，阳气出上窍。味厚者为阴，薄为阴之阳；气厚者为阳，薄为阳之阴。味厚则泄，薄则通；气薄则发泄，厚则发热。壮火[1]之气衰，少火[2]之气壮。壮火食[3]气，气食少火[4]；壮火散气，少火生气。

【校注】

1. 壮火：即亢盛的阳气。

2. 少火：即正常温和的阳气。

3. 食：消耗的意思。

4. 气食少火：食，做"饲养"解。此句是倒装文，即"少火气食"。

【释义】

本段运用阴阳学说阐释了饮食、药物的性能，以及火与气的辩证关系。以饮食、药物的气味厚薄来分阴阳，味重浊属阴，故多下行而走下窍；气清轻属阳，故多上行而达上窍。气味阴阳之中又可分阴阳，如味为阴，味厚者则为纯阴，味薄者则为阴中之阳；气为阳，气厚者则为纯阳，气薄者则为阳中之阴。阴主沉降，故味厚者为纯阴，而有泄泻的作用，味薄者为阴中之阳，则有流通的作用；阳主升散，气薄者为阳中之阴，故能宣泄于肌表，气厚者为纯阳，则能助阳发热。

"火"，代表着自然界及人身的阳气，它有少壮之分。"壮火"是太过或亢盛的阳气，它能耗散或损伤正气。如在酷暑骄阳下，农作物会干枯萎黄；或人体中暑时，出现高热汗出、少气乏力等，便是"壮火食气""壮火散气"的例证。反之，"少火"是正常而温和的阳气，自然界温和的阳气能生长万物；人体正常的阳气能化生精微、温煦全身、抗御病邪，这便是"少火生气""气食少火"的意思。

一七、《灵枢·论疾诊尺第七十四》：四时之变[1]，寒暑之胜[2]，重阴必阳，重[3]阳必阴，故阴主寒，阳主热。故寒甚则热，热甚则寒，故曰：寒生热，热生寒，此阴阳之变也。

【校注】

1. 四时之变：就是四季的更替变迁。

2. 胜：此处是更递主事的意思。

3. 重：重复、盛极的意思。

【释义】

本段以四时寒热的变化来说明阴阳的消长及转化。四季的变迁，即由风和日暖的春季逐渐演变到炎热酷暑的夏季；夏至之后，开始转凉变阴；再由收敛肃杀的秋季而逐渐演变为寒气凛冽的冬季；到了冬至之后，气候又开始转暖，这种寒热的更递变化，体现了阴阳消长和转化的规律。阴气主要表现为寒，阳气主要表现为热。"寒甚则热，热甚则寒"与"重阴必阳，重阳必阴"，都是指寒（阴）、热（阳）发展到一定阶段就会相互转化，即变换其位置或性质，这就是阴阳变化的规律。

一八、《素问·阴阳应象大论篇第五》：阴胜[1]则阳病，阳胜则阴病。阳胜则热，阴胜则寒。重寒则热，重热则寒。

帝曰：法阴阳[2]奈何？岐伯曰：阳盛则身热，腠理闭，喘粗为之俯仰[3]，汗不出而热，齿干以[4]烦冤[5]腹满死，能[6]冬不能[6]夏。阴胜则身寒，汗出身长清[7]，数栗[8]而寒，寒则厥[9]，厥则腹满死，能[6]夏不能[6]冬。此阴阳更胜[10]之变，病之形能[11]也。

【校注】

1. 胜：偏胜的意思。

2. 法阴阳：即以阴阳为法则。

3. 俯仰：是形容因呼吸困难而致身体前俯后仰的状态。

4. 以：连词，与"而"字义同。

5. 冤：乃"悗"之异体字，音义同"闷"。

6. 能：音义同"耐"，耐受、适应的意思。

7. 清：寒冷也。

8. 数栗：数，屡次、常常。栗，通"慄"，战慄也。

9. 厥：气机逆滞的意思。

10. 更胜：张介宾说："更胜，迭为胜负也。"

11. 形能：能，通"态"。形态，此处指证候。

【释义】

本段说明人体阴阳偏盛的病理、证候及其预后。人体的阴阳必须保持相对平衡的生理状态。如果阴气偏盛，必然导致阳气受损而病；反之，如果阳气偏盛，必然引起阴气耗伤而病。阳盛阴伤，则表现为热证；阴盛阳耗，则表现为寒证。这是阴阳之气的消长而产生寒热病证的一般规律。寒热阴阳证发展到极点的时候，可以相互转化。

阴阳的偏盛偏衰是基本病机之一。阳主热，所以阳气偏盛则出现身热，如果阳邪壅盛于体内，导致气机不能宣通，腠理闭塞，就会发生无汗、气粗喘促、呼吸困难等证；阳热太盛，耗伤阴津，就会出现齿干烦闷等证；如果阴津耗竭，脾土受损，胃气败绝，而见腹满等证者，就有死亡的危险。由于这是阳热重证，所以病人比较能耐受冬天寒冷的气候，而不能耐受夏天炎热的气候。阴主寒，所以阴气偏胜则出现身寒，如果阴寒之邪损伤了阳气，导致卫阳不固，就会出现汗出、肢体不温等证，重则恶寒战慄，手足冰冷；若寒邪导致藏气逆滞，出现腹满，则为中阳竭绝，运化止息，亦有死亡的危险。由于这是阴寒重证，所以病人比较能耐受夏天的气候，而不能耐受冬天的气候。以上是分别叙述阴阳偏盛的病理变化所表现出来的病态。

一九、《素问·生气通天论篇第三》：阴者，藏精而起亟[1]也，阳者，卫外而为固也。阴不胜其阳，则脉流薄疾[2]，并乃狂[3]。阳不胜其阴，则五藏气争[4]，九窍不通。是以圣人陈[5]阴阳，筋脉和同，骨髓坚固，气血皆从。如是则内外调和，邪不能害，耳目聪明，气立如故。

【校注】

1. 起亟：亟，屡次、不断。起亟，意思是说阴精不断地起而与阳气相应。

2. 薄疾：薄，迫也。薄疾，急迫快速的意思。

3. 并乃狂：并，合并、结聚的意思。张介宾说："并者，阳邪入于阳分，谓重阳也。"并乃狂，意思为阳邪入于阳分，阳气盛极而致狂乱。

4.五藏气争：高世栻说："争，彼此不和也。"五藏之气，指五藏气机不和。

5.陈：排列、协调的意思。

【释义】

本段简要介绍了阴精与阳气的互根互用关系及阴阳偏盛的病证举例。阴精藏于内，具有与阳气相应的作用；阳气行于外，具有护卫体表、固密阴精的作用。阴阳二气互相依存，又互相制约，共同维持着人体的生命活动。如果阴气衰弱，不能一直亢盛的阳气，就会出现脉流急迫快速的现象，若阳气盛极，扰乱心神，就会发生狂证；如果阳气衰弱，不能抑制偏盛的阴气，就会导致五藏气机不和，九窍功能障碍。所以，精通养生之道的人，善于调和阴阳，确保筋脉和顺、骨骼坚固、气血畅行；像这样，由于内外阴阳之气和调，正气内存，则外邪不能侵犯，藏气强健，则耳目聪明，从而始终保持着旺盛的生命力。

二〇、《素问·生气通天论篇第三》：凡阴阳之要[1]，阳密[2]乃固。两者不和[3]，若春无秋，若冬无夏，因而和之，是谓圣度[4]。故阳强[5]不能密，阴气乃绝；阴平[6]阳秘[7]，精神乃治；阴阳离决[8]，精气乃绝。

【校注】

1.要：此处作"关键"解。

2.密：致密、充足的意思。

3.和：和谐、协调。

4.圣度：最好的法度。

5. 强：此处做"亢盛"解。

6. 平：平和、安定。

7. 秘：通"密"。

8. 离决：即离开、分别。

【释义】

本段说明人体阴阳协调的重要性及失调的危害性，并强调了阳气的主导作用。大凡阴阳平和的关键，在于阳气充足而护卫于外，阴气才能固守于内。如果阴阳偏盛偏衰而不协调，就像自然四时气候发生紊乱一样，或者只有春天的生发而没有秋天的收成，或者只有冬天的潜藏而没有夏天的盛长。当此之时，必须针对阴阳的偏盛偏衰，用泻有余、补不足的方法调治，使其达到新的相对平衡和协调，这是养生保健的最好法则。所以，若阳气亢盛，不能护卫于外，就会导致阴气耗泄，以致衰竭；只有阴阳处于相对平衡、协调状态，人体才健康无病；如果人体阴阳不仅失去平衡，而且相互分离，则孤阴不生，独阳不长，必然精气竭绝而生命危殆。

二一、《素问·藏气法时论篇第二十二》：五行者，金木水火土也，更贵更贱[1]，以知生死，以决成败，而定五藏之气，间甚[2]之时，生死之期也。

【校注】

1. 更贵更贱：张介宾说："五行之道，当其王（按即'旺'）则为贵，当其衰则为贱。"这里是指五行盛衰的更替变化。

2. 间甚：病情减轻为间，病情加重为甚。

【释义】

本段概要说明五行的概念及其生克理论的应用。所谓五行，就是指木、火、土、金、水五种运动着的物质，根据这五者盛衰的更替变化规律，可以确定五藏之气的虚实，推测疾病轻重的时间，判断诊疗效果的好坏，以及预测疾病的发展趋势和吉凶等。

二二、《素问·宝命全形论篇第二十五》：木得金而伐[1]，火得水而灭，土得木而达[2]，金得火而缺[3]，水得土而绝[4]。万物尽然，不可胜竭[5]。

【校注】

1. 伐：伤伐的意思。
2. 达：《说文》："达，行不相遇也。"即阻隔之义。
3. 缺：作"失"字解。这里是失去原形的意思。
4. 绝：截断的意思。
5. 胜竭：即穷尽的意思。

【释义】

本段说明五行相克的规律。因为金克木，所以木气遇到金气就被伤伐；因为水克火，所以火气遇到水气就会熄灭；因为木克土，所以土气遇到木气就会阻隔；因为火克金，所以金气遇到火气就会缺失；因为土克水，所以土气遇到水气就会被截断。由于自然界事物之间都存在着这种克制的关系，所以用这一理论可以解释事物内部，以及事物与事物之间错综复杂的联系和变化。在中医学里，主要用它来说明五藏之间的生理、病理关系，并据此指导诊断和治疗。

二三、《素问·六微旨大论篇第六十八》：亢¹则害，承²乃³制⁴。制则生化，外列盛衰；害则败乱，生化大病。

【校注】

1.亢：亢盛、太过的意思。

2.承：承继的意思。

3.乃：作"才"字解。

4.制：制约的意思。

【释义】

本段阐明五行之间正常制约的重要性和失去制约的危害性。原文包括两个方面的内容：一是亢则害，害则败乱，生化大病；一是承乃制，制则生化，外列盛衰。前者指某一行之气太过造成损害，害则正常的生化活动紊乱而形体衰败，从而导致严重病变，这是亢而无制的异常情况；后者指某一行之气亢盛时，相应的另一行之气能承继着予以制约，有了制约则亢者不能为害，从而保持正常的生化活动，使各种生物生活于大自然中，随着生、长、化、收、藏的规律，当盛者盛，当衰者衰。

【按语】

以上两段说明生克制化是五行学说的基本规律。只有懂得这个道理，才能掌握五行学说的精神实质。张介宾说得好："盖造化之几，不可无生，亦不可无制，无生则发育无由，无制则亢而为害。生克循环，运行不息，而天地之道，斯无穷已。"

二四、《素问·五运行大论篇第六十七》：气有余，则制己所胜¹而侮²所不胜³；其不及，则己所不胜侮而乘⁴之，己所胜轻而侮之。

【校注】

1. 己所胜：受我克制者为己所胜。

2. 侮：欺侮，有恃强凌弱的意思。

3. 所不胜：克制我者为己所不胜。

4. 乘：乘虚侵袭的意思。

【释义】

本段说明五行之气太过与不及所产生的乘侮关系。生克制化是保持五行之间动态平衡的前提，如果某一行之气太过，一方面会过度克制自己所胜之"行"（如木克土），另一方面还会反侮自己本来所不胜之"行"（如木侮金）；如果某一行之气不及，一方面自己所不胜之"行"（如木的所不胜之行是"金"）便会恃强凌弱地来乘袭自己，另一方便自己本来所胜之"行"（如木的所胜之行是"土"）也会借机来反侮自己。

二五、《素问·玉机真藏论篇第十九》：五藏受气于其所生[1]，传之于其所胜，气舍[2]于其所生[3]，死于其所不胜。病之且死，必先传行至其所不胜，病乃死。此言气之逆行也，故死。

【校注】

1. 所生：指我所生的藏（即其子）。

2. 舍：留止的意思。"五藏受气于其所生……气舍于其所生，死于其所不胜"三句为主文，而"传之于其所胜"一句，为借宾定主之衬文。

3. 所生：指生我的藏（即其母）。

【释义】

本段根据五行的生克规律，说明五藏病的传变和预后。五藏接受病气于己所生的藏，如肝受气于心等，这叫子病犯母；按照一般的疾病传变次序，当是传之于其所胜的藏，如肝病当传之于脾等；若不传与所胜的藏，而是将病气留舍于生己的藏，如肝病不传于脾，而是舍于肾等，像这样子病传母三次，便传到了克我的藏，本藏受克，就可能致死，如肝病传肾，肾再传肺，肺金则乘克肝木。由于这种子病传母的传变方式同一般相胜传变的顺传是不一样的，所以称为"气之逆行也"。

【按语】

本段原文是用五行生克规律，推测五藏受病后可能出现的几种传变途径，但并非每一藏发病后的传变规律。因此，我们在临床诊察疾病时，千万不能生搬硬套、按图索骥。文中所言之"死"，是说其病情危重，有可能导致死亡，非谓其必死也。善读书者，切勿以辞害义。

二六、《素问·藏气法时论篇第二十二》：夫邪气之客于身也。以胜相加[1]，至其所生而愈[2]，至其所不胜而甚[3]，至于所生而持[4]，自得其位而起[5]。必先定五藏之脉[6]，乃可言间甚之时，死生之期也。

【校注】

1. 以胜相加：按相胜的规律客于藏而发病，如风胜则脾病（木克土）等。

2. 至其所生而愈：至我所生之时而病情痊愈，如肝病愈于夏。

3. 至其所不胜而甚：至克我之时而病情加重，如肝病甚于秋。

4. 至于所生而持：至生我之时而病情呈现相持的状态，如肝病持于冬。

5. 自得其位而起：至自旺之时而病情趋于好转，如肝病起于春。

6. 五藏之脉：即五藏所主的脉象，如肝脉弦、心脉钩（洪）、脾脉缓、肺脉毛（浮）、肾脉石（沉）。

【释义】

本段主要运用五行理论，论述五藏病情变化与时令的关系。大凡邪气侵袭人体，往往以胜相加，导致所克之藏发病，如燥邪胜则肝发病（金克木）。五藏既病之后，一般来说，是至其所生之时而痊愈，如肝病愈于夏（木生火）；至其所不胜之时而病情加重，如肝病甚于秋（金克木）；至其生己之时，疾病呈现相持状态而无明显变化，如肝病持于冬（水生木）；至其本藏当令之时而好转，如肝病起于春。但是，还必须诊察五藏之脉候，全面掌握临床资料，才可能准确判断病情的轻重及其转归的时间。

【按语】

本段介绍了运用五行生克理论从时间上判断疾病预后的方法，这在临床上有一定的指导意义。但是，疾病的转归，并不都是按五行生克规律发展变化，而主要取决于正邪斗争的情况及诊断治疗是否正确。因此，"必先定五藏之脉"一句，便提示了判断疾病轻重吉凶，应以证候表现为主要依据。

小　结

本章选编了《内经》有关阴阳五行的原文十七段，结合下编的《素问·金匮真言论篇》，我们应着重掌握阴阳和五行的基本概念及其在医学中的应用。

阴阳学说认为，宇宙间的任何事物和现象，都具有既对立又统一的阴和阳两个方面。阴阳存在于一切事物之中，由于二者的相互作用和运动变化，推动着事物的发生、发展、衰退和消亡，所以说，"阴阳者，天地之道也，万物之纲纪，变化之父母，生杀之本始，神明之府也"。阴阳又是可分的，即阴阳之中复有阴阳，如："背为阳，阳中之阳心也；背为阳，阳中之阴肺也。腹为阴，阴中之阴肾也；腹为阴，阴中之阳肝也……"阴阳运动的基本形式是升降出入，故《内经》指出："气之升降，天地之更用也。""是以升降出入，无器不有。""四者之有，而贵常守，反常则灾害至矣。"

阴阳学说是用阴阳的对立、互根、消长和转化的规律来认识自然和人体的。如"积阳为天，积阴为地，阴静阳躁"、"阳化气，阴成形"、"阴主寒，阳主热"等论述了阴阳双方的对立。"阴在内，阳之守也；阳在外，阴之使也"、"阴者，藏精而起亟也；阳者，卫外而为固也"、"阳生阴长，阳杀阴藏"等则说明了阴阳双方是互根互用的。"四时之变，寒暑之胜"、"阴胜则阳病，阳盛则阴病"等则说明了阴阳双方处于不断的消长状态之中。"重阴必阳，重阳必阴"、"寒极生热，热极生寒"等则说明了阴阳在"重""极"的条件下，发生互相转化。阴阳双方的相对平衡和协调是维持人体健康的基本条件，所以说"阴平阳密，精神乃治"。如果阴阳双方的相对平衡被破坏，发生偏盛偏衰，则是人体患病的基本病机之一，所以说"阳胜则热，阴盛则寒"、"阴阳离决，精气乃绝"。但是，在阴阳这对矛盾中，《内经》更加强调阳在人体中的主导作用，故指出"凡阴阳之要，阳密乃固"、"阳强不能密，阴气乃绝"。就阳气而言，亢盛的阳气称为"壮火"，壮火可以消耗正气；温和的阳气称为"少火"，少火可以化为正气，这反映了火与气的辩证关系。

五行学说采用取象比类的方法来归纳自然界的气候、五色、五味等方面的属性，以及人体的藏府、形体、五官等方面的属性，形成对事物属性的五行归类。如："东方青色，入通于肝，开窍于目……其音角，其数八，是以知病之在筋也，其臭臊。"这种五行归类，在于说明人体藏府组织之间，以及人与外在环境之间存在密切联系。

五行学说还认为，木、火、土、金、水五行之间存在着相互资生、相互制约的关系，从而概括出五行生克制化规律。"亢则害，承乃制"、"木得金而伐，火得水而灭"等就说明了五行的制约关系。"气有余，则制己所胜而侮所不胜；其不及，则己所不胜侮而乘之，己所胜轻而侮之"等则说明了五行克制的"乘""侮"关系。此外，运用五行生克规律，还可对疾病的传变及预后作出判断。

阴阳五行学说自运用于医学领域以来，对中医学理论的形成和发展起了促进作用，已经成为中医学理论体系的一个重要组成部分。但是，由于历史条件的限制，它的理论是不完备的。我们必须以辩证唯物主义和历史唯物主义作指导，正确认识阴阳五行学说，掌握其在中医学中的运用。

第三章　藏　象

　　"藏象"一词，首见于《素问·六节藏象论篇》，意即藏府气血藏居于内，其生理功能、病理变化都有征象表现于外。藏象学说，是阐述人体藏府和精气神的生理功能、病理变化，包括它们相互之间及其与外界环境之间关系的理论。它是中医学理论体系的核心内容，贯穿于中医学的各个方面。

　　《内经》中关于"藏象"的内容非常丰富，不仅讨论了五藏、六府、奇恒之府的生理、病理、它们相互之间及其与其他组织器官之间的关系，而且论述了精、气、血、津液的化生、输布、功能、相互关系和病变，阐明了神的概念、分类、作用及其与藏府气血的联系等。同时，还从"天人相应"的角度，论述了藏府气血随着外在环境的变化而相应变化的规律。《内经》为藏象学说奠定了理论基础。

　　《内经》的藏象理论，是古人以当时朴素的唯物论和辩证法思想为指导，在长期的生活观察、大量的医疗实践和粗浅的解剖知识的基础上总结出来的。它以五藏为中心，以心为主导，分别联系六府、奇恒之府、经络、五官、五体、精气神及四时阴阳等，把人体整体机能概括为肝、心、脾、肺、肾五大系统，形成了独特的生理病理观，有效地指导着中医的临床实践。

二七、《素问·六节藏象论篇第九》：帝曰：藏象何如？岐伯曰：心者，生之本，神之变[1]也；其华在面，其充在血脉；为阳中之太阳，通于夏气。肺者，气之本，魄[2]之处也；其华在毛，其充在皮；为阳中之太阴[3]，通于秋气。肾者，主蛰[4]，封藏之本，精之处也；其华在发，其充在骨；为阴中之少阴[5]，通于冬气。肝者，罢极之本[6]，魂[7]之居也；其华在爪，其充在筋，以生血气[8]；其味酸，其色苍[9]；此为阳中之少阳[10]，通于春气。脾、胃、大肠、小肠、三焦、膀胱者，仓廪[11]之本，营[12]之居也；名曰器[13]，能化糟粕、转味[14]而入出者也；其华在唇四白，其充在肌；其味甘，其色黄[15]；此至阴之类，通于土气[16]。凡十一藏，取决于胆也[17]。

【校注】

1. 神之变：《新校正》："详'神之变'，全元起本并《太素》作'神之处'。"今从之。

2. 魄：人体五神之一。表现为本能的感觉和动作等。

3. 阳中之太阴：《新校正》："'按太阴'，《甲乙经》并《太素》作'少阴'，当作'少阴'。肺在十二经虽为太阴，然在阳分之中当为少阴也。"又《灵枢·九针十二原》和《灵枢·阴阳系日月》两篇中，"太"均作"少"。当从之。

4. 主蛰：虫类伏藏为蛰。"主蛰"与"封藏"义重，且同前后文例不符，疑为衍文。

5. 阴中之少阴：当据《新校正》及《灵枢·九针十二原》《灵枢·阴阳系日月》作"阴中之太阴"。

6. 罢极："罢"疑为"能"字妄改所致。能，在此音义皆同"耐"。极，劳也，作"疲困"解。能极，即耐受疲劳。

7. 魂：人体五神之一。表现为谋虑及梦幻等。

8. 以生血气：丹波元简说："以生血气，最为可疑，宜依上文例，删此四字。"可从。

9. 其味酸，其色苍：据《新校正》，此六字当删去。

10. 阳中之少阳：当据《新校正》及《灵枢·九针十二原》《灵枢·阴阳系日月》作"阴中之少阳"。

11. 仓廪：即贮藏粮食的仓库。

12. 营：此处指水谷精微。

13. 器：盛物之具也。此处指受纳、传导水谷的传化之府。

14. 转味：即输送水谷之意。

15. 其味甘，其色黄：据《新校正》，此六字当删去。

16. 脾、胃、大肠、小肠、三焦、膀胱者……通于土气：此段文义欠明，可依丹波元坚引滑寿语，改为"脾者，仓廪之本，营之居也；其华在唇四白，其充在肌；此至阴之类，通乎（于）土气。胃、大肠、小肠、三焦、膀胱，名曰器，能化糟粕、转味而入出者也。"

17. 凡十一藏，取决于胆也：就是十一藏都从胆取得"决断"。这是因为胆藏精汁，参与调节精神情志，对人体勇气的形成有重要作用。《素问·经脉别论篇》："勇者气行则已，怯者则着而为病也。"说明胆府主决断，具有助正祛邪的功能，故称五藏六府"取决于胆"。

【释义】

本段以五藏功能为中心，阐述了五藏与形体组织、阴阳时令的密切联系及六府的总体功能。心藏神，主血脉，能协调藏府的功能活动，故为人体生命活动的主宰；人的精神活动，分则属五藏所主，总则统率于心，故心为"神之处"；心主持全身血脉的运行，气血循经络上荣于面，所以心气的盛衰可以从面部的色泽反映出来；心属火，居膈上（阳位），与夏季暑热之气相应，故属"阳中之太阳"。肺主一身之气而司呼吸，藏魄；肺司宣发而输精于皮毛，所以皮毛的荣枯，是肺气盛衰的反映；肺属金，居膈上，与秋凉之气相应，故为"阳中之少阴"。肾受先后天之精而藏之，主发育和生殖，宜固藏而不能妄泄；肾精生髓，骨由髓充，发赖精血濡养，因此，肾气的盛衰可以从骨骼、头发反映出来；肾属水，居膈下（阴位），与冬寒之气相应，故为"阴中之太阴"。肝藏血、舍魂、养筋，肢体运动的强弱久暂，取决于筋力，故肝为"能极之本、魂之居"；肝养筋膜，而爪为筋之余，因此，肝气的盛衰可从筋膜、爪甲反映出来；肝属木，居膈下，外应春暖之气，故为"阴中之少阳"。脾主转输水谷精微，化生营气等营养物质，因此称为"仓廪之本，营之居"；脾开窍于口，唇为口之门户，而全身肌肉亦赖水谷精气充养，所以，口唇周围的色泽、肌肉的壮满与瘦削，可以反映脾气的盛衰；脾属土，居膈下，外应长夏泥土之气，故称"至阴"。胃、大肠、小肠、三焦、膀胱五府，具有受纳水谷、运行津液、传导糟粕的功能，所以统称为"器"。胆藏精汁，能协助心藏调节精神情志活动，胆壮则气强，邪不可干，故在藏府中居于特殊地位，而有"凡十一藏，取决于胆"之说。

二八、《素问·五藏别论篇第十一》：所谓五藏者，藏精气[1]而不泻[2]也，故满而不能实[3]；六府者，传化物[4]而不藏，故实而不能满也。所以然者，水谷入口，则胃实而肠虚；食下，则肠实而胃虚。故曰实而不满，满而不实也。

【校注】

1. 精气：泛指孕育人体和维持生命活动的精微物质，包括精、气、血等。

2. 泻：与"藏"相对而言。藏，即蓄藏；泻，即输泻。

3. 满而不能实：此处"满"和"实"是分别形容精气和水谷在藏府内存在的状态，正如王冰所说："精气为满，水谷为实。"

4. 化物：指水谷及其变化的糟粕。

【释义】

本段主要指出五藏与六府在生理功能方面的基本特点。五藏的基本功能是储藏精、气、血等精微物质，而这些都是维持人体生命的重要物质，因此，五藏的功能特点是宜固藏而不宜外泄，只能被精微物质充满而不能受留水谷。六府是传化水谷的藏器，所以其功能特点是受纳、传输、排泄而不宜蓄藏，各府更递地为水谷所停留但不能同时皆被充满。例如：饮食物从口入胃，则水谷先停留于胃而肠中暂时是空的，当饮食物由胃下行至肠中后，则水谷停留于肠内而胃中又空了。综上所述，六府传化水谷的特点是虚实更递，五藏储藏精气的特点是保持盈满。

二九、《素问·五藏别论篇第十一》：余闻方士[1]，或以脑髓为藏，或以肠胃为藏，或以为府，敢问更相反[2]，皆自谓是，不知其道，愿闻其说。岐伯对曰：脑、髓、骨、脉、胆、女子胞[3]，此六者地气之所生也，皆藏于阴而象于地[4]，故藏而不泻，名曰奇恒之府。夫胃、大肠、小肠、三焦、膀胱，此五者天气之所生也，其气象天，故泻而不藏，此受五藏浊气[5]，名曰传化之府，此不能久留，输泻者也。魄门[6]亦为五藏使[7]，水谷不得久藏。

【校注】

1. 方士：本指精通方术的人，这里泛指医生。

2. 敢问更相反：敢问，自谦词，即冒昧地问；更相反，指上述说法互相矛盾。

3. 女子胞：张介宾说："子宫是也。"

4. 藏于阴而象于地：两"于"字皆音节助词，无义。藏阴而象地，就是藏蓄阴精，像大地藏载万物一样。

5. 受五藏浊气：受，通"授"，给予、输出的意思。浊气，此处指水谷精气。

6. 魄门：魄，通"粕"，糟粕之意。魄门，即肛门。

7. 为五藏使：使，用也。为五藏使，言肛门为五藏所用。

【释义】

本段阐述了奇恒之府与传化之府的概念和功能特点。当时一些医生对藏和府的认识各不相同，如有的把脑髓称为藏，有的把肠胃称为藏，而有的又把它们都看作是府，他们的观点互相矛盾，但又都自以为是，这应当怎样来认识呢？其实，脑、髓、骨、脉、胆、女子胞这六者与一般所说的传化之府是不同的，因为脑为髓之海，骨为髓之府，脉为血之府，胆为中精之府，女子胞纳蓄精血和孕育胎儿，它们都能藏蓄阴精而不妄泻，就像大地藏载万物一样，因不同于一般的府，所以命名为"奇恒之府"。至于胃、大肠、小肠、三焦、膀胱，这五者像天体运行不息那样，具有主输泻而不蓄藏的特点，它们将水谷的精气输给五藏，糟粕排出于体外，二者都不能在五府长期停留，所以称之为"传化之府"。肛门在大肠末端，具排泄之能，使水谷糟粕不能久留于体内，所以也为五藏所用。

【按语】

本段于五藏、六府之外，又提出了奇恒之府与传化之府的概念和功能特点，这是它篇中未曾论及的，正如马莳所说："此乃五藏之另是一论。"这对于帮助我们正确理解诸府的个别功能和以五藏为中心的藏府整体活动，无疑是十分重要的。

三〇、《灵枢·邪客第七十一》：心者，五藏六府之大主也，精神之所舍也。其藏坚固，邪弗能容[1]也，容之则心伤，心伤则神去，神去则死矣。故诸邪之在于心者，皆在于心之包络[2]。

【校注】

1. 容：应据《脉经》卷六第三、《太素》卷九《脉行同异》改为"客"。下句"容"字同。

2. 心之包络：指包裹心藏的脉络组织。

【释义】

本段强调指出心在五藏六府中的主导地位及心包络代心受邪的道理。心为"生之本，神之处"，主血脉，因此在五藏六府中居于主导地位。由于其功能极端重要，因此心藏本身应坚

李今庸黄帝内经选读

66

强充盛，而不宜受外邪侵犯。一旦病邪深入而真正伤害了心藏，就会引起神气不藏而外越，严重的则导致死亡。所以，通常所说的病邪入心，实际上都是病邪侵犯心包络。

【按语】

本段关于心包络代心受邪的论述，是后世温病学派温邪"逆传心包"理论的学术渊源之一。

三一、《素问·太阴阳明论篇第二十九》：帝曰：脾病而四支不用，何也？岐伯曰：四支皆禀气[1]于胃，而不得至经[2]，必因于脾，乃得禀也。今脾病不能为胃行其津液[3]，四支不得禀水谷气，气日以衰，脉道不利，筋骨肌肉，皆无气以生，故不用焉。

帝曰：脾与胃以膜相连耳，而能为之[4]行其津液，何也？岐伯曰：足太阴者，三阴也[5]，其脉贯胃属脾络嗌[6]，故太阴为之[4]行气于三阴[7]；阳明者，表也，五藏六府之海也，亦为之[4]行气于三阳。藏府各因其经[8]而受气于阳明，故为胃行其津液。

【校注】

1. 禀气：承受水谷精气。

2. 至经：《新校正》："按《太素》'至经'作'径至'。"意为直接到达。可从。

3. 津液：此处泛指水谷精气（包括营、卫、宗气、津液等）。《素问·奇病论篇》："夫五味入口，藏于胃，脾为之行其精气。"可证。

4. 之：指胃。

5. 足太阴者，三阴也：三阴，即太阴。厥阴为一阴，少阴为二阴，太阳为三阴。

6. 嗌：即咽，此处指食管上口。

7. 三阴：此处指厥阴、少阴、太阴三阴经脉。

8. 其经：即足太阴脾。

【释义】

本段说明了脾为胃行其津液和脾病四肢不用的道理。胃主受纳、腐熟水谷，但其化生的精微物质不能直接到达五藏六府以营养四肢百骸、五官九窍、皮肉筋骨，必须在脾的转输下，才能布达全身，使肢体维持正常的功能活动。如果脾藏发生病变，不能把胃中水谷精气输送出去，则经脉中的气血日益衰减而运行不畅，筋骨肌肉失去营养，故四肢痿废而不能正常运动。

在组织结构方面，脾与胃有膜相连接，且足太阴脾经贯通于胃，连属于脾，上膈，环绕咽嗌，因而脾胃是藏府相连、经脉相通的。一方面，脾把胃中一部分水谷精气通过足太阴脾经输送到手足三阴经；另一方面，足阳明胃与足太阴脾为表里，而且胃中水谷是藏府气血的源泉，因此由于脾和胃的密切联系，另一部分水谷精气通过足阳明胃经输送到了手足三阳经。这样，五藏六府都由于脾的转输作用而得到来自胃中的水谷精气，所以说脾"为胃行其津液"。

【按语】

本段关于脾为胃行津液至全身的论述是后世将脾胃称为"后天之本"的理论依据之一，且为治疗痿证及其他虚损疾病提示了方向。观《太阴阳明论》全篇文字，重在强调"土""治中央"，"常以四时长四藏"，"生万物而法天地"，当是《内经》藏象理论中脾土学派的代表作。

三二、《素问·上古天真论篇第一》：女子七岁[1]，肾气盛，齿更发长。二七而天癸[2]至，任脉通，太冲脉[3]盛，月事[4]以时下，故有子。三七肾气平均[5]，故真牙[6]生而长极。四七筋骨坚，发长极[7]，身体盛壮。五七阳明脉衰，面始焦[8]，发始堕。六七三阳脉[9]衰于上，面皆焦，发始白。七七任脉虚，太冲脉衰少，天癸竭，地道不通[10]，故形坏[11]而无子也。

丈夫八岁[1]，肾气实，发长齿更。二八肾气盛，天癸至，精气溢泻[12]，阴阳和[13]，故能有子。三八肾气平均，筋骨劲强，故真牙生而长极。四八筋骨隆盛，肌肉满壮。五八肾气衰，发堕齿槁。六八阳气衰竭[14]于上，面焦，发鬓颁白[15]。七八肝气衰，筋不能动。天癸竭，精少，肾藏衰，形体皆极[16]。八八则齿发去。

肾者主水[17]，受五藏六府之精而藏之，故五藏盛乃能泻。今五藏皆衰，筋骨解堕[18]，天癸尽矣，故发鬓白，身体重，行步不正，而无子耳。

【校注】

1. 七岁、八岁：是古人根据男女两性发育过程的差异所总结出来的大约数字。"二七"即十四岁，"二八"即十六岁，余可类推。

2. 天癸：为肾精的一部分，具有促进和维持生殖机能的作用。

3. 太冲脉：即奇经八脉中的冲脉，因其脉大血盛而得名。

4. 月事：指月经。

5. 平均：此处作"充满"解。

6. 真牙：即"智齿"。

7. 长极：生长发育最旺盛。

8. 焦：通"憔"，憔悴之意。

9. 三阳脉：即手足太阳、阳明、少阳六条阳经。因三阳之脉都循行于头面，故三阳脉衰则面部憔悴、发鬓斑白。

10. 地道不通：此处喻女子月经绝止。

11. 形坏：指形体衰败。

12. 精气溢泻：溢，即满溢。泻，即泄出。精气溢泻，即肾中生殖之精盈满而外泄。

13. 阴阳和：就是男女交合。

14. 衰竭：《甲乙经》卷六第十二无"竭"字，较妥。

15. 发鬓颁白：鬓，两颊旁的头发。颁，通"斑"。发鬓颁白，指头发黑白相杂。

16. 天癸竭……形体皆极：形体皆极，指全身各部分都衰败疲乏。据丹波元坚之说，此十二字，当移至"八八"之后、"则齿发去"之前，方与女子七七"天癸竭"相对。此说可从。

17. 水：此处作"精"解。

18. 解堕：通"懈惰"。形容困重乏力。

【释义】

本段通过对男女生、长、壮、老等生理过程的描述，强调了肾藏精、主生殖发育的重要作用。女子长到七岁的时候，肾气逐渐充实，因肾主骨生髓，齿为骨之余，发为肾之华，故开始更换乳齿，头发迅速生长。冲任二脉均起于胞宫，且与肾经相通，到了十四岁左右，由于天癸的作用，任脉通畅，冲脉旺盛，胞宫能藏蓄精血，月经按时来潮，从而具备了生育的能力。到了二十一岁，肾气更加充盛，长出了智齿，全身的生长也到了最旺盛的阶段。到了二十八岁，肾气达到极盛时期，因肾主骨，肝主筋，肝肾精血充盈，故筋骨坚强，毛发生机最旺，身体壮实有力。到了三十五岁，阳明脉开始衰减，因手足阳明之脉行于面、循发际，头面失荣，故面容开始憔悴、头发开始脱落，出现初衰现象。到了四十二岁，三阳经的气血都衰减，头面为诸阳之会，故面容憔悴更明显，头发逐渐变白。到了四十九岁，由于肾藏精气大衰，天癸枯竭，任脉、冲脉的气血都大减，因而月经绝止，整个形体都呈现衰老而丧失了生育能力。

男子长到八岁的时候，肾气开始充实，所以头发长得迅速，乳齿更换。十六岁时，肾气充盛，天癸发挥作用，所以生殖之精盈满而能排泄，此时若两性交合，就能生育子女。到了二十四岁，肾气更加旺盛，因此筋骨坚强，长出智齿，全身的发育也达到旺盛的阶段。到了三十二岁，是肾气的极盛时期，因而筋骨强劲有力，肌肉丰满结实。到了四十岁，肾气开始衰减，出现头发脱落，牙齿枯槁等初衰现象。到了四十八岁，三阳经的气血衰减而不能上荣，故面容憔悴、头发花白。到了五十六岁，肝藏精血虚少，筋膜失养，故肢体乏力、行动不便。到了六十四岁时，肾藏精气更加衰少，天癸枯竭，整个形体都呈现出衰老疲惫状态，牙齿和头发也大量脱落。

肾在五行中属水，水即精。肾所藏之精，除禀受于先天外，还要靠五藏六府之精的不断滋育。所以，五藏精气充盛，肾藏的精气才能盈满而泄下，保持旺盛的生殖能力。女子到了四十九岁，男子到了六十四岁以后，五藏精气皆衰，肾藏精气亦随之亏虚，必然导致筋骨乏力，身体沉重，行走不稳，头发变白等一系列衰老征象；同时，因天癸竭尽，也丧失了生殖的能力。

【按语】

本段原文既强调了肾在人体生长发育过程和生殖方面的主导作用，又阐述了肾与五藏六府，即先天之精与后天之精相互促进、相互补充的辩证关系，体现了人体内部的整体观。另外，在女子生理方面，本段原文提出了肾气、天癸、冲任脉与月经、胎孕的内在联系，成为后世中医妇产科学的基本理论之一。

三三、《灵枢·本神第八》：肝藏[1]血，血舍魂；肝气虚则恐，实则怒。脾藏营，营舍意[2]；脾气虚则四肢不用，五藏不安，实则腹胀，经溲不利[3]。心藏脉，脉舍神；心气虚则悲，实则笑不休。肺藏气，气舍魄；肺气虚则鼻塞不利[4]，少气，实则喘喝[5]，胸盈仰息[6]。肾藏精，精舍志[7]；肾气虚则厥[8]，实则胀。五藏不安，必审五藏之病形，以知其气之虚实，谨而调之也。

【校注】

1. 藏：本段"藏"字有贮藏、化生、主宰等多种含义，当随前后文义灵活理解。

2. 意：人体五神之一。意，念也，即意愿、回想等。

3. 经溲不利：经，据《甲乙经》卷一第一、《脉经》卷六第五等当作"泾"。泾溲不利，即小便短少。

4. 鼻塞不利：当据《脉经》卷六第七、《素问·调经论篇》王注引此文改作"鼻息利"。

5. 喘喝：气促息粗，喝喝有声。

6. 胸盈仰息：胸中胀满，仰面喘息。

7. 志：人体五神之一。志，记也，包括记忆、志向等。

8. 厥：此处作病证名，指肾气（阳气或阴气）不足而产生的寒厥或热厥。

【释义】

本段叙述了五藏所藏之精、所舍之神和五藏虚实的证候举例及其诊治原则。肝有贮藏血液和调节血量的功能，魂为肝之神而寄附于血，所以说"肝藏血，血舍魂"；肝喜条达而主疏泄，具有调节情志的功能，肝失疏泄则易生恚怒，故曰肝气实则怒，肝血虚少，魂失依附，则会恐惧不安。脾主转输水谷精微而化生营气，意为脾之神而寄附于营气，所以说"脾藏营，营舍意"；脾气虚则运化不及，肌肉四肢得不到充足的营养而无力运动，五藏缺乏水谷精气的充养而发生病变，实邪犯脾则运化受阻，水谷留滞，故腹部胀满、小便不利。心主血脉而出神明，故曰"心藏脉，脉舍神"；喜为心之志，心气有余则喜太过而笑不休，心气不足则喜不及而悲伤。肺居胸中，为诸气会合之处，魄为肺之神而寄附于气，所以说"肺藏气，气舍魄"；肺气不足则少气不足以息，因无实邪阻滞故息道通利，若实邪壅肺，气道不利则胸满气促，仰面喘息。肾接受先、后天之精而藏之，志为肾之神而寄附于精，故曰"肾藏精，精舍志"；肾气不足可导致阴阳失调而发生寒厥或热厥，如果肾藏受邪，水液停聚，可发生水肿胀满等证。总之，五藏发生了病变，必须审察出现的证候，辨别藏气的虚实，谨慎妥善地加以调治。

【按语】

《内经》中的"神"，其概念有广义、狭义之分。所谓广义的"神"，对于自然界而言，泛指一切事物的变化，如《素问·天元纪大论篇》"阴阳不测谓之神"；对于生物和人而言，泛指生命活动，如本篇"两精相搏谓之神"。所谓狭义的"神"，则指人的精神意识思维活动，包括五神、五志等。各种精神活动，分而言之，则属五藏所主，是五藏功能活动的重要表现；总而言之，皆由心所统率，是人体生命活动的高级部分，对全身的各种生命活动具有主导、协调、控制等作用。

三四、《灵枢·营卫生会第十八》：黄帝曰：愿闻营卫之所行，皆何道从来[1]？岐伯答曰：营出于中焦，卫出于下[2]焦。黄帝曰：愿闻三焦之所出[3]。岐伯答曰：上焦出于胃上口[4]，并咽[5]以上，贯膈而布胸中。走府，循太阴之分[6]而行，还至阳明，上至舌，下足阳明。常与营俱行于阳二十五度，行于阴亦二十五度，一周也[7]，故五十度而复大会[8]于手太阴矣。

【校注】

1. 何道从来：即从什么地方发出的。

2. 下：应据《太素》卷十二首篇、《千金方》卷二十第四及《外台》卷六《三焦脉病论》引《删繁》改为"上"。

3. 三焦之所出：指上、中、下三焦所输出之气的情况。

4. 胃上口：即胃上脘贲门部。

5. 咽：此处指食道。

6. 循太阴之分：循，沿着的意思。分，指部分。太阴之分，指手太阴肺经的循行部位。

7. 一周也：刘衡如校谓："详文义，疑是后人沾注。"此三字当删。

8.大会：此指营卫昼夜循行五十周而复会于手太阴肺。

【释义】

本段指出了营卫发出的部位和上焦所出卫气运行的概况。营、卫二气的运行，各有一定的道路，营气输出于中焦，而卫气宣发于上焦。上焦宣发的卫气从胃上口发出，与食道并行，穿过横膈膜，布散于胸中。然后从胸中横行于府下，沿手太阴肺经的循行部位布散到手指，交接于手阳明大肠经，沿手阳明大肠经的循行部位上行至舌，然后交足阳明胃经下行。卫行脉外，营行脉中，二者都是昼行二十五周次，夜行二十五周次，一日一夜在人身环行五十周次后，再会合于手太阴肺。

三五、《灵枢·营卫生会第十八》：黄帝曰：愿闻中焦之所出。岐伯答曰：中焦亦并胃中[1]，出上焦之后[2]，此所受气者[3]，泌糟粕[4]，蒸津液[5]，化其精微，上注于肺脉，乃化而为血，以奉[6]生身，莫贵于此，故独得行于经隧[7]，命曰营气。黄帝曰：夫血之与气，异名同类，何谓也？岐伯答曰：营卫者精气也[8]，血者神气也[9]，故血之与气，异名同类焉。故夺[10]血者无汗，夺汗者无血，故人生有两死而无两生[11]。

【校注】

1.胃中：据《甲乙经》卷一第十一、《太素》卷十一首篇作"胃口"，可从。

2.出上焦之后：后，作"下"字解。此举谓中焦所出，在上焦所出的下方。

3.此所受气者：此，指中焦。气，此处指水谷。

4.泌糟粕：泌，作"过滤"解。本句谓滤除水谷中的糟粕。

5. 蒸津液：即蒸化水谷中的精微物质。

6. 奉：通"俸"，供养之意。

7. 经隧：经脉伏行于肌肤之内，像隧道一样，故称为"经隧"。

8. 营卫者经气也：是说营气和卫气都是水谷化生的精气。

9. 血者神气也：血是经过心火化赤的水谷精气，因心主神，故曰"血者神气也"。

10. 夺：失也，即大量耗损之义。

11. 有两死而无两生："有两死"与"无两生"义同，有重复强调之意。意思是说夺汗和夺血都可导致亡阴、亡阳而死亡。

【释义】

本段论述了中焦的功能及气血同类、汗血同源的道理。中焦所出的营气，也是从胃口输出的，在上焦所出的下方。胃中受纳的水谷，经过滤除糟粕、蒸化津液等复杂的消化过程，在脾的作用下，把其中最精微的部分上注于肺脉，再经心火化赤而成为血液，这种运行于经脉之中以供养人体，维持生命的最宝贵物质就命名为"营气"。营气和卫气是水谷化生的精气，血液则是经过心火化赤的水谷精气，营卫二气和血液虽然名称不同，但同是水谷所化生的精微物质，所以说"血之与气，异名同类"。汗为心液，乃阳气蒸化阴液、泄于腠理而成，所以大量失血的病人不宜再发其汗，而排汗过多的病人也不可再耗其血。因为严重地夺汗与夺血，皆可以导致阳脱、阴竭而死亡的不良后果，所以决不能掉以轻心。

【按语】

本段提出的"血之与气，异名同类"的理论，为后世"补气以生血，益气以摄血"等治法的确立提供了依据。而关于"夺血者无汗，夺汗者无血"的论述，更是处理危重病证时所必须遵循的原则。

三六、《灵枢·营卫生会第十八》：黄帝曰：愿闻下焦之所出。岐伯答曰：下焦者，别回肠[1]，注于膀胱而渗入焉。故水谷者，常并居于胃中，成糟粕而俱下于大肠，而成下焦，渗而俱下，济[2]泌别汁[3]，循下焦而渗入膀胱焉。

【校注】

1.别回肠：别，别出、分别之意。回肠，此指大小肠相连接的阑门处。

2.而成下焦，渗而俱下，济：刘衡如校谓："此九字，《素问·咳论篇》王注无，疑是后人沾注，应加括号，则文义俱畅。"当从之。

3.泌别汁：汁，此处指津液。泌别汁，即通过过滤而使津液从回肠别出。

【释义】

本段说明了下焦的功能。下焦所出的津液，从小肠与大肠之间的阑门别出，向下渗流而注入于膀胱。所以饮食入口后，都是受纳于胃中，经过胃的腐熟、脾的传输及小肠的分清别浊，其糟粕下传大肠而形成粪便，其精液则从阑门别出，沿下焦而渗入于膀胱。

【按语】

本段关于津液"别回肠""循下焦而渗入膀胱"的论述，是后世医家提出"利小便以实大便""决水旁流"等治疗法则的理论依据。

三七、《素问·五藏生成篇第十》：诸脉者皆属[1]于目，诸髓者皆属于脑，诸筋者皆属于节，诸血者皆属于心，诸气者皆属于肺，此四支八溪[2]之朝夕[3]也。

故人卧血归于肝。肝受血而能视，足受血而能步，指受血而能握。卧出而风吹之，血凝于肤者为痹[4]，凝于脉者为泣[5]，凝于足者为厥[6]，此三者，血行而不得反其空[7]，故为痹厥。

【校注】

1.属：连属、统属的意思。

2.八溪：即《灵枢·邪客》的"八虚"，指两肘、两腋、两胭、两髀。

3.朝夕：同"潮汐"。

4.痹：此处指皮肤麻木不仁的血痹。

5.泣：此处同"涩"字，指血脉凝涩。

6.厥：此处指下肢逆冷的病证。

7.反其空：反，通"返"，归也。空，通"孔"，这里指气血循行灌注之处。

【释义】

本段概述了脉、髓、筋、气、血与某些藏府器官的连属关系，并举例说明了血对维持各组织器官功能活动的重要性。十二经脉及众多络脉皆上走头面而联系于目，正如《灵枢·口问》所谓"目者，宗脉之所聚也"。脊髓上通于脑，脑为髓之海，故曰"诸髓者皆属于脑"。筋聚会于骨关节处以发挥其束骨、利关节而司运动的功能，故曰"诸筋者皆属于节"。心为血脉运行的中心，故曰"诸血者皆属于心"。肺司呼吸，为宗气、营卫诸气汇积之处，故曰"诸气者皆属于肺"。脉、髓、筋、血、气等赖四肢八溪潮汐以养。

王冰说："肝藏血，心行之。人动则血运于诸经，人静则血归于肝藏。"人体各藏府组织器官只有得到足量气血的濡养，才能发挥其正常的功能活动。肝开窍于目，眼睛得到肝血的滋养，才具有正常的视觉功能；足得到血液的滋养，才能健步行走；手掌得到血液的滋养，才能有力地握持器物；手指得到血液的滋养，才能灵巧地摄取物品。人睡眠时，阳气潜藏于内，故卫表空虚；起床外出，腠理尚疏松，遇风邪乘虚侵入人体，就会导致血液运行阻滞的病变。若血凝于皮肤则表现为麻木不仁，血凝于经脉则出现涩脉，血凝于足部则表现为下肢逆冷。以上三种证候都是由于经络运行受阻、局部气血凝滞而不能充分周流灌注所引起的。

三八、《灵枢·大惑论第八十》：五藏六府之精气，皆上注于目而为之精[1]。精之窠[2]为眼，骨[3]之精为瞳子，筋之精为黑眼，血之精为络，其窠[4]气之精为白眼，肌肉之精为约束[5]。裹撷[6]筋骨血气之精[7]而与脉并为系[8]，上属于脑，后出于项中。

【校注】

1. 精：明也，可理解为正常的视觉功能。

2. 窠：窝穴的意思。

3. 骨：与下文的筋、血、气、肌肉，分别是肾、肝、心、肺、脾五藏的代词。

4. 其窠：《甲乙经》卷十二第四无此二字，疑为衍文。

5. 约束：指眼睑，又名"眼胞"。

6. 裹撷：裹，包缠之意。撷，用衣襟兜东西。裹撷，即包罗、汇集之意。

7. 筋骨血气之精：指注于眼睛各部分的五藏精气。

8. 并为系：合并而形成目系。

【释义】

本段论述了眼睛的结构及其与藏府的内在联系。五藏六府的精气通过经络的输送而上注于目，从而使眼睛具有正常的视觉功能。因此，整个眼睛都是藏府精气汇聚之所，肾藏的精气主要滋养瞳子，肝藏的精气主要滋养黑眼，心藏的精气主要滋养眼角血络，肺藏的精气主要滋养白眼，脾藏的精气主要滋养上下眼睑。把眼睛各部的精气汇集起来，与通达眼睛的络脉合并为一束而形成目系，先向后上方入通于脑，再向后下方延伸到项中。

三九、《灵枢·忧患无言第六十九》：咽喉[1]者，水谷之道也。喉咙者，气之所以上下者也。会厌[2]者，音声之户也。口唇者，音声之扇也。舌者，音声之机也[3]。悬雍垂[4]者，音声之关也。颃颡者，分气之所泄也[5]。横骨[6]者，神气所使，主发舌者也。故人之鼻洞[7]涕出不收者，颃颡不开，分气失也。是故厌小而疾薄[8]，则发气疾[9]，其开阖利，其出气易；其厌大而厚，则开阖难，其气出迟[10]，故重言[11]也。人卒然无音者，寒气客于厌，则厌不能发，发不能下至，其开阖不致[12]，故无音。

【校注】

1. 咽喉：咽位于口腔后部、食道上端。本段"咽喉"，当是单指咽而不包括喉。

2. 会厌：指覆盖于喉咙上口、如树叶状的结构。当人呼吸或说话时则向上开启，吞咽时则向下闭合。

3. 舌者，音声之机也：机，机关的意思。由于舌的灵活运动，有助于语言的形成，故称舌为"音声之机"。

4. 悬雍垂：位于软腭后方，悬而下垂。俗称"小舌"。

5. 颃颡者，分气之所泄也：颃颡，指口腔后上方之软腭近后鼻道处。口鼻之气及涕唾之液经颃颡互通，呼出之气亦由此分泄于口鼻二腔，故曰"分气之所泄"。

6. 横骨：此处指舌骨，即连于舌根的软骨。

7. 鼻洞：即鼻渊病。

8. 厌小而疾薄：应据《甲乙经》卷十二第二改作"厌小而薄"，方与后文"厌大而厚"为对举。

9. 发气疾：即出气快。

10. 其气出迟：应据《甲乙经》卷十二第二改作"其出气迟"。

11. 重言：言语迟滞不畅，俗称"口吃"。

12. 开阖不致：应据《甲乙经》卷十二第二改作"开阖不利"。

【释义】

本段介绍了与发音有关的一些器官的功能及鼻洞、重言和寒证失音等病证的机理。咽部上连口腔，下接食道，是水谷入胃的必经之处。喉咙在咽喉的前下方，上通口鼻二腔，下接气管，是呼吸之气上下出入的必经之路，又是发声的主要器官。会厌能开能合，声音由此而传出，故称为"音声之户"。口唇的开闭可以辅助发音。唇启则声扬，故喻为"音声之扇"。舌居口腔正中，由于舌的运动，能协调音声形成语言，故称作"音声之机"。悬雍垂位居口、咽、鼻三腔交会之处，当气道之冲要，故为"音声之关"。颃颡位于腭上鼻后，气由此分泄于口鼻两腔。横骨连于舌根，与手少阴心经相通，心主神明，故横骨受心神支配而主持舌的运动。所以，患鼻洞病而鼻中流涕不止者，是因颃颡闭而不开、分气功能失职的缘故。一般来说，会厌小而薄则出气快，开合灵敏，传声迅速。会厌大而厚则开合不便，传声迟缓，因而出现"口吃"的现象。突然失音的人，多因寒邪侵犯会厌，致使会厌活动障碍，开启和关闭均不能正常进行，所以声音传不出来。

四〇、《灵枢·本藏第四十七》：人之血气精神者，所以奉生而周于性命[1]者也。经脉者，所以行血气而营阴阳[2]、濡筋骨、利[3]关节者也。卫气者，所以温分肉[4]、充皮肤、肥腠理[5]、司关[6]合者也。志意[7]者，所以御[8]精神、收[9]魂魄、适寒温[10]、和喜怒[11]者也。是故血和则经脉流行，营覆[12]阴阳，筋骨劲强，关节清利矣。卫气和则分肉解利[13]，皮肤调柔，腠理致密矣。志意和则精神专直[14]，魂魄不散，悔怒不起，五藏不受邪矣。寒温和则六府化谷，风痹[15]不作，经脉通利，肢节得安矣。此人之常平[16]也。

【校注】

1. 周于性命：周，全也。周于性命，就是生命周全、长久。

2. 营阴阳：张介宾说："营，运也。"阴阳，此处指阴经阳经分布的部位，即肢体的内侧和外侧。

3. 利：滑利也。

4. 分肉：指肌肉。张介宾说："肉有分理，故云分肉。"

5.肥腠理：肥，丰厚、强壮的意思。肥腠理，使动用法，即使腠理充实、致密。

6.关：据王冰注《素问·生气通天论篇》《素问·阴阳应象大论篇》引用本段文字作"开"，今从之。

7.志意：指人体自身的控制、调节能力，属于"神"的范畴。

8.御：统帅、主持的意思。

9.收：收聚、安定之意。

10.适寒温：指调节机体以适应自然界气候的变化。

11.和喜怒：和，调和。喜怒，泛指情志变化。

12.营覆：覆，周而复始的意思。营覆，即循环往复地运行。

13.解利：舒缓滑利的意思。

14.精神专直：指精神集中、思维敏捷。

15.风痹：风，此处泛指外感邪气。痹，闭也，即血气闭阻不通。风痹，泛指外邪所致气血留滞而产生的病证。

16.常平：常、平同义，指人体的健康状态。

【释义】

本段主要论述血气精神在人体的重要作用。血气（包括精、血、津液、营、卫、宗气等）是各藏府组织器官功能活动的物质基础，也是产生精神的物质基础；而精神（包括神、魂、魄、意、志等一切精神意识思维活动）既是人体生命活动的集中表现，又具有统率和协调藏府组织功能活动作用。血气和精神相互为用，对于维持生命活动、保证健康长寿具有非常重要的意义。经脉的作用是通行气血，营运全身，以濡润筋骨，滑利关节，使各藏府组织器官都能得到滋养，从而保持正常的功能。卫气的作用是温养肌肉，充实皮肤，使腠理致密，并管理汗孔的开合，从而保护肌表，抗御外邪的侵袭。志意的作用是统帅精神活动，安定魂魄，使人体外能适应自然界气候的变化，内能调和喜怒等情志活动。所以，人体营血调和就能在经脉内畅行无阻地营运周身，从而使筋骨强劲有力、关节活动自如。卫气平和则肌肉舒缓滑利，皮肤光泽柔润，腠理细致固密。志意正常能使精神专注、思维不乱，魂魄内守而不散乱，悔怒等异常情感不致发生，五藏功能健全，也就不容易遭受病邪的侵袭了。如果人体能很好地调节内外环境的寒温变化，内则六府不断地传化水谷，外则能避免邪气的侵袭，不致发生风痹等病证，从而经常保持经脉通畅，肢体关节运动正常。以上就是人体健康的要点。

四一、《灵枢·决气第三十》：黄帝曰；余闻人有精、气、津、液、血、脉，余意以为一气耳，今乃辨为六名，余不知其所以然[1]。岐伯曰：两神相搏[2]，合而成形，常先身生，是谓精。何谓气？岐伯曰：上焦开发[3]，宣五谷味，熏肤、充身、泽毛，若雾露之溉，是谓气。何谓津？岐伯曰：腠理发泄，汗出溱溱[4]，是谓津。何谓液？岐伯曰：谷入气满[5]，淖泽[6]注于骨，骨属[7]屈伸泄泽[8]，补益脑髓，皮肤润泽，是谓液。何谓血？岐伯曰：中焦受气取汁，变化而赤，是谓血。何谓脉？岐伯曰：壅遏[9]营气，令无所避[10]，是谓脉。

黄帝曰：六气者，有余不足，气之多少，脑髓之虚实，血脉之清浊[11]，何以知之？岐伯曰：精脱者，耳聋；气脱者，目不明；津脱者，腠理开，汗大泄；液脱者，骨属屈伸不利，色夭[12]，脑髓消，胫酸，耳数鸣；血脱者，色白，夭然不泽，其

脉 [13] 空虚。此其候也。

【校注】

1. 然：此字后应据《太素》卷二《六气》补"愿闻何谓精"一句。

2. 两神相搏：这里的"两神"，指男女两性；搏，指交合、结聚。两神相搏，即男女性交，其精气结合。

3. 开发：宣发、布散的意思。

4. 溱溱：众盛貌。此处是形容微汗连续流出的样子。

5. 谷入气满：谷入，指水谷入胃。气满，指水谷之精气充满。

6. 淖泽：淖，浊也。泽，液也。淖泽，指津液中质厚黏稠的部分。

7. 骨属：骨与骨相连接处，即关节。

8. 泄泽：泄出津液的意思。

9. 壅遏：汪昂说："壅遏，约束也。"

10. 避：避开、离去之意，此处引申为流失。

11. 血脉之清浊：指血液的正常和异常。

12. 色夭：颜色枯槁无华。

13. 其脉：此二字前应据《甲乙经》卷一第十二补"脉脱者"三字，方与六脱之数相合。

【释义】

本段分别从不同角度介绍了精、气、津、液、血、脉"六气"的概念及其亏虚的病证举例。精、气、津、液、血、脉六者，皆属人体的精微物质，由于其来源、分布和功能不同，而有不同的名称。男女交合后，逐渐孕育成新的生命个体，在新形体尚未形成之前的原始物质，叫做"精"。气，血、津、液主要是由水谷化生的。其中从上焦宣发于周身，以温养皮肤、充实形体、润泽毛发，像雾露灌溉草木一样的精微物质叫做"气"。水谷精微的液体部分中，质较清稀，随卫气敷布于体表，并可从腠理发泄于外而成为汗的就叫做"津"；质较黏稠，灌注于骨骼，使关节滑利，并随关节屈伸而泄出以补益脑髓、外润皮肤的就叫做"液"。中焦接受谷气，吸取其精微，上注于肺脉，经心火变化成赤色的液体，就是"血"。约束营气，使其沿着一定的路径运行而不外溢的，就叫做"脉"。

以上所说的"六气"，都可以出现虚证。例如：精藏于肾而肾开窍于耳，故精亏者可见耳聋；五藏六府的精气皆上注于目而使眼睛具有正常的视力，故气虚者可出现视物不清，腠理开而不合，汗出不止则为津脱；液亏则不足以充骨养脑、滑利关节、润泽皮肤，故见关节活动不便、腿胫痠软无力、脑空眩晕耳鸣、皮肤干涩枯槁等证；血虚者络脉不充，故面色苍白、枯槁无华；脉气不足者，按其脉空虚，即指下无脉搏动。以上就是六气不足的部分病证。

【按语】

本段关于精、气、津、液、血、脉的概念，是从不同角度概括的，须结合全章内容综合分析，才能全面领悟。如精有先天、后天之分，气有营气、卫气、宗气之别等等。同时，"六气"之间，不仅在生理方面具有相互促进和转化的关系，在病理方面也是互相影响和传变的，切不可孤立地理解。

四二、《灵枢·经脉第十》：人始生，先成精，精成而脑髓生，骨为干，脉为营，筋为刚[1]，肉为墙[2]，皮肤坚而毛发长。谷入于胃，脉道以通，血气乃行。

【校注】

1. 筋为刚：指筋能约束骨骼，使肢体刚劲有力。

2. 肉为墙：张志聪说："肉生于土，犹城墙之外卫也。"

【释义】

本段简述了生殖之精在母体内孕育成形的概况和进食水谷的重要性。一个新生命的诞生，起源于男女之精的结合，结合之精先生出脑髓，接着以骨骼作为支撑形体的支架，以经脉作为营运气血的通路，以筋膜约束骨骼而使肢体刚劲有力，以肌肉卫护内在的藏府器官和筋骨血脉，然后生长坚韧的皮肤和柔细的毛发，这样，人的形体就基本完备了。当胎儿脱离母体后，则依赖后天水谷精气的充养，才能继续保持脉道畅通无阻，气血健运不息，从而保证婴儿后天的生长发育。正如张介宾所说："前言成形始于精，此言养形在于谷。"

四三、《素问·经脉别论篇第二十一》：食气[1]入胃，散精[2]于肝，淫[3]气于筋；食气入胃，浊气[4]归心，淫精于脉；脉气流经[5]，经气归于肺，肺朝百脉[6]，输精于皮毛。毛脉合精[7]，行气于府[8]，府精神明[9]，留于四藏[10]，气归于权衡[11]；权衡以平[12]，气口成寸[13]，以决死生。

饮[14]入于胃，游溢[15]精气，上输于脾，脾气散精，上归于肺，通调水道[16]，下输膀胱。

水精[17]四布，五经[18]并行，合[19]于四时五藏阴阳揆度[20]，以为常也。

【校注】

1. 食气；指食物。

2. 散精：散，输布、传送之意。精，指水谷精微。

3. 淫：浸溢、滋养的意思。

4. 浊气：指水谷精微中质较浓厚的部分。

5. 脉气流经：脉气，指经脉中的水谷精气；流经，在经脉中周流不息。

6. 肺朝百脉：朝，有上奉、会合之意。马莳说："肺为五藏之华盖，所谓藏真高于肺，以行营卫阴阳，故受百脉之朝会。"

7. 毛脉合精：肺合皮毛而主气，心合脉而主血，毛脉合精，寓气血会合、相互促进之意。

8. 府：《素问·脉要精微论篇》："夫脉者，血之府也。"此处"府"即指经脉。

9. 府精神明：府精，指脉中的精气旺盛；神明，指心神的功能正常。

10. 留于四藏：留，作"流"解。四藏，指肝、脾、肺、肾。

11. 气归于权衡：权衡，平衡、协调之意。全句意谓精气在五藏之间得到均衡的分布。

12. 权衡以平：指藏气协调，则十二经脉的脉气亦渐趋于平衡。

13. 气口成寸：即气口方可成为切脉的部位。张介宾说："气口之义，其名有三：手太阴，肺经脉也，肺主诸气，气之盛衰见于此，故曰气口。肺朝百脉，脉之大会聚于此，故曰脉口；脉出太渊，其长一寸九分，故曰寸口。是名虽三而实则一耳。"

14. 饮：指以水为主要成分的饮料，有别于上文之"食"。

15. 游溢：即游行 渗溢，是形容津液从胃中溢出的状态。

16. 通调水道：指由于肺气的肃降，津液畅通游行。

17. 水精：泛指水谷精微（包括气血津液）。

18. 五经：五藏的经脉，这里泛指十二经脉。

19. 合：此处作"应"解。

20. 阴阳揆度：《新校正》："按一本云'阴阳动静'。"今从之。

【释义】

本段阐述了饮食在人体内输布的生理过程及切寸口脉以诊病的道理。食物入胃，经过脾胃的消化，所化生的精气通过藏府经脉而布散于全身。由于皮、肉、筋、骨、脉与五藏相合，故本段举例说"散精于肝，淫气于筋"，"浊气归心，淫精于脉"，"经气归于肺"，"输精于皮毛"，脾肾当以此类推。在饮食精气输布于全身的过程中，心肺两藏起着特别重要的作用。水谷精气中的精专部分由中焦注于脉、归于心，而一身血脉由心所主，故在心气的推动下，精气沿经脉流行周身。肺位最高，全身经脉的气血皆上奉于肺。由于肺主气、心主血，二藏气血会合后，又运行于经脉之中。脉中精气充沛，则心藏的神气健旺，发挥其主导作用，使气血周流于肝、脾、肺、肾四藏，从而精气在五藏都得到均衡的分布；由于藏府之气协调，十二经脉之气也趋于平衡，就能在手太阴肺经的寸口部位反映出来，这就是切寸口脉可以诊察全身疾病顺逆轻重的道理。

水饮入胃，其精微游行渗溢，通过脾气的转输，上达于肺。在肺气的宣发、肃降作用下，津液经三焦布散到全身，并有一部分下流而蓄藏于膀胱。

总之，水谷精微之气在人体的输布和全身经脉气血的运行，都是与四时寒暑变迁、五藏阴阳的运动相应的，这是水谷精气在人体输布的一般规律。

【按语】

本段经文是藏象学说的重要内容。它从整体联系的角度论述了藏府在饮食物的运化、输布过程中的相互配合作用，指出了人体生理活动同内外环境的变化相应的客观规律。

四四、《灵枢·痈疽第八十一》：黄帝曰：余闻肠胃受谷，上焦出气[1]，以温分肉而养骨节，通腠理。中焦出气如露[2]，上注溪谷[3]而渗孙脉，津液和调，变化而赤为血。血和则孙脉先满溢，乃注于络脉，皆盈，乃注于经脉。阴阳已张[4]，因息乃行[5]，行有经纪[6]，周有道理[7]，与天合同[8]，不得休止。

【校注】

1. 上焦出气：指上焦宣发卫气。

2. 中焦出气如露：形容中焦输出的津液像雨露灌溉草木一样敷布全身。

3. 溪谷：指肌肉筋膜会聚处所形成的空隙或凹陷。《素问·气穴论篇》："肉之大会为谷，肉之小会为溪。"

4. 阴阳已张：阴阳，此处指气血。张，伸展、扩张，引申为充盛。

5. 因息乃行：即脉气随着呼吸有节律地运行。

6. 经纪：一定的秩序。

7. 周有道理：周，周流、环周；道理，即规律。

8. 合同：相同、一致的意思。

【释义】

本段主要论述卫气、营血的输布、运行和津液化血的道理。水谷入胃，经过脾胃的腐熟、运化，其中的精微物质分别从上、中二焦输出。上焦宣发卫气以温煦肌肉、濡养骨节、通利腠理，使形体温暖、活动自如、卫外固密。中焦输出的津液，像雨露一样布散于全身，灌注于溪谷，并渗入于孙脉。如果津液与脉中的血气协调和合，就在心火作用下，变为红色的血液。血液调和，则首先盈满于孙脉，然后流注于络脉，络脉皆盈满，再流注于经脉。这样，经脉中的气血充盛，便能随着呼吸运行周身。人体气血的运行有一定的秩序和规律，它同天体的运行一样是永不休止的。

【按语】

人体肌腠中的津液可渗透到络脉中化赤而为血，而络脉中的血液也可渗出脉外以成为津液。不仅津血之间如此，气与血、气与津、精与血、精与气、津液与精之间也同样具有互相渗透、相互转化等复杂的内在联系，共同维持着人体各种生理活动的动态平衡。

四五、《灵枢·邪客第七十一》：五谷入于胃也，其糟粕、津液、宗气分为三隧。故宗气积于胸中，出于喉咙，以贯心脉[1]，而行呼吸焉。营气者，泌其津液，注之于脉，化以为血，以荣四末，内注五藏六府，以应刻数[2]焉。卫气者，出其悍气之慓疾[3]，而先行于四末分肉皮肤之间而不休者也。昼日行于地阳，夜行于阴，常从足少阴之分间[4]，行于五藏六府。

【校注】

1. 以贯心脉：《甲乙经》卷十二第三作"以贯心肺"。今从之。

2. 以应刻数：是谓营气循环运行全身五十周次的时间，与漏水下百刻之数相应，详见《灵枢·五十营》篇。

3. 悍气之慓疾：悍气，因卫气强悍故得名，慓，迅捷也。慓疾，形容卫气运行迅猛。

4. 分间：即肉分之间。

【释义】

本段概要说明宗气、营气和卫气的化生、分布及功能。饮食入胃以后，经过脾、胃、肠、三焦等藏府的共同作用，其中，糟粕下泄于二阴，津液（营卫）布散于全身，宗气上出于息道，此即所谓"三隧"之分。所以，宗气、营气和卫气虽同属于水谷精气，但又有所不同。宗气是水谷精微汇聚于胸中的部分，出于喉咙，贯通于心肺，行使呼吸之能。营气是从水谷精微中泌别的精专部分，由中焦注入脉内，化赤为血，从而外养四肢百骸，内注五藏六府，一昼夜循行人身五十周，与漏水下百刻的时间相应。卫气是水谷精微的强悍部分，其输布迅猛而滑利，故不能入于经脉之中，而是先散行于四肢、肌肉、皮肤之间，并且是不休止的。卫气白天行于体表，夜晚行于藏府，每当其内入于阴分时，总是沿着足少阴肾经的循行部位，按五行相克之序，传注于五藏六府。

【按语】

《灵枢·五味》："谷始入于胃……其大气之抟而不行者，积于胸中，命曰气海，出于肺，循喉咽，故呼则出，吸而入。"

可与本段互参。宗气和营卫之气一样，都来源于水谷。宗者，聚也。宗气，即胸中之气，它上走息道以司呼吸，与言语、声音、呼吸的强弱有关；又贯通心肺以行血气，可下注气街，同血脉的运行、脉搏的跳动等亦有关。故《灵枢·刺节真邪》有"宗气留于海，其下者，注于气街；其上者，走于息道"的记载。

四六、《灵枢·卫气行第七十六》：阳主昼，阴主夜。故卫气之行，一日一夜五十周于身，昼日行于阳二十五周，夜行于阴二十五周，周于五藏。是故平旦阴[1]尽，阳气出目，目张则气上行于头，循项下足太阳，循背下至小指之端。其散者[2]，别于目锐眦，下手太阳，下至手小指之间[3]外侧。其散者，别于目锐眦，下足少阳，注小指次指之间。以上循手少阳之分，侧[4]下至小指[5]之间。别者以上至耳前，合于颔脉[6]，注足阳明，以下[7]行至跗上，入五指[8]之间。其散者，从耳下下手阳明，入大指[9]之间，入掌中。其至于足也，入足心，出内踝下，行阴分，复合于目，故为一周。

其始入于阴，常从足少阴注于肾，肾注于心，心注于肺，肺注于肝，肝注于脾，脾复注于肾为[10]周。

【校注】

1. 阴：此字后应据《甲乙经》卷一第九及《太素》卷十二《卫五十周》补"气"字。

2. 其散者：指卫气散行的部分。

3. 间：应据《太素》卷十二《卫五十周》改为"端"字，为妥。

4. 侧：《太素》卷十二《卫五十周》无此字，当删去。

5. 小指：此后应据《太素》卷十二《卫五十周》补"次指"

二字。

6. 颃脉：颃，指颏下、结喉上的空软处。颃脉，即循行于颃部的经脉。

7. 以下：即向下之意。

8. 五指：马莳说："五指当为'次指'，入次指之间厉兑穴。"可从。

9. 大指：张介宾说："大指下当有'次指'二字，谓商阳穴也。"可从。

10. 为：此后应据《甲乙经》卷一第九及《太素》卷十二《卫五十周》补"一"字。

【释义】

本段主要介绍卫气的运行规律和路线。白天属阳，夜晚属阴，卫气的运行与此是相适应的。卫气一日一夜循行人身五十周次，白天气行体表头面四肢二十五周次，夜晚内行五藏二十五周次，遍行于五藏。其具体运行路线是：天亮时，自然界阴气消散，阳气主事，人的阳气亦相应外出活动，故眼睛睁开，卫气即从目开始运行，上行于头顶，沿项后足太阳膀胱经的循行路线，经背部下行至足小趾之端的至阴穴。其另一散行的部分，从眼外角瞳子髎处别出，向下沿手太阳小肠经的循行路线，行至手小指外侧端的少泽穴。又一散行的部分，从眼外角别出后，一部分沿足少阳胆经的循行路线，下注于足小趾次趾之间的窍阴穴；另一部分沿手少阳三焦经的循行路线，下行至手小指次指之间的关冲穴。其从少阳别出的部分，上行至耳前，会合于颃脉，注入足阳明胃经，便循胃经循行路线下行，抵达足背，入于足第二趾厉兑穴处。还有一个散行的部分，又从耳下方循手阳明大肠经的循行路线，入于手大指次指之间的商阳穴，再进入手掌心。其循足阳明经抵达足部的卫气，则进入足心，再经过内踝下，行走阴分（指经过阴跷脉），然后向上再会合于两目。这就是卫气行于阳分一周的情况。

卫气夜晚行于阴分的顺序，通常是从足心上内踝，沿着足少阴肾经的循行路线传注于肾藏，再从肾传注于心，从心传注于肺，从肺传注于肝，从肝传注于脾，由脾再传注于肾。这就是卫气行于阴分一周的情况。

四七、《素问·六节藏象论篇第九》：天食[1]人以五气[2]，地食[1]人以五味[3]。五气入鼻，藏于心肺，上使五色修明[4]，音声能彰[5]；五味入口，藏于肠胃，味有所藏，以养五气[6]。气和而生，津液相成，神乃自生。

【校注】

1. 食：此处音义同"饲"，供养，给予之意。

2. 五气：吴昆说："盖谓风气入肝，暑气入心，湿气入脾，燥气入肺，寒气入肾，当其不亢不害，则能养人。人在气交之中，以鼻受之而养五藏，是天食人以五气也。"

3. 五味：原指酸、苦、甘、辛、咸，这里指饮食物。

4. 修明：鲜明、润泽的意思。

5. 彰：明显的意思。这里指声音洪亮、清晰。

6. 五气：指五藏精气。

【释义】

本段说明不断吸收天地精气是维持人体生命活动的必要条件。人与自然界是息息相关、不可分离的。天在上属阳，供给人以五气；地在下属阴，奉养人以饮食。天气入鼻经喉而于肺心，与气血汇合而营运于全身。心血充则面色红润光泽，肺气足则声音洪亮、清晰。水谷入口经咽而受纳于胃肠，其他生的精气输送于五藏。五藏的精气充足、功能正常，就能不断地化生气血津液，整个生命活动自然也就健旺了。

【按语】

本段不仅阐述了呼吸和进食对人体的重要性，而且也喻示望面色、听声音、问饮食等是判断神气盛衰和疾病吉凶的重要依据。

四八、《灵枢·本神第八》：天之在我者德[1]也，地之在我者气[2]也，德流气薄[3]而生者也。故生之来谓之精，两精相搏谓之神[4]，随神[5]往来者谓之魂，并[6]精而出入者谓之魄。所以任物[7]者谓之心，心有所忆谓之意[8]，意之所存谓之志，因志而存变谓之思，因思而慕谓之虑，因虑而处物谓之智。

【校注】

1. 德：此处作"生机"解。《易·系辞》："天地之大德曰生。"

2. 气：指精气。

3. 德流气薄：流，下行。薄，上迫。德流气薄，即生机与精气相结合的意思。

4. 两精相搏谓之神：两精，即男女生殖之精。搏，搏结、交合。神，指生命活动。

5. 神：此处指人的精神活动。另据《素问·宣明五气篇》五冰注文引《灵枢》文，"神"后有"而"字，与下句成对文，为妥。

6. 并：此处作“依附”解。

7. 任物：任，担负、接受的意思。任物，指接受和处理一切事物。

8. 意：与后文的“志”“思”“虑”“智”等是指思维过程的不同阶段，不同于“五神”之“意”和“志”。

【释义】

本段介绍了神的产生、内容及其相互关系。自然界赋予人类以生长之机和精微之气，正是这种生机与精气的相互结合产生了生命。所以，孕育新生命的原始物质称为“精”，男女之精相结合所产生的生命活动就叫“神”，伴随精神一起活动的，如谋虑、梦幻等叫做“魂”，依附于精形而具有的本能感觉、动作等叫做“魄”。心是接受外来事物并进行分析、作出反应的藏器，它对于当前事物或现象所产生的印象或回想就叫做“意”；而对这种印象或回想的保持和继续就叫做“志”；在志的基础上，对事物反复进行比较、分析，就叫做“思”；在思考的基础上，进一步酝酿未来的行动就叫做“虑”；在深思远虑的基础上，作出正确的决定就叫做“智”。

四九、《素问·四时刺逆从论篇第六十四》：是故春气在经脉，夏气在孙络，长夏气在肌肉，秋气在皮肤，冬气在骨髓中。帝曰：余愿闻其故。岐伯曰：春者，天气始开，地气始泄[1]，冻解冰释，水行经通，故人气[2]在脉。夏者，经满气溢，入孙络受血，皮肤充实。长夏者，经络皆盛，内溢肌中。秋者，天气始收，腠理闭塞，皮肤引急[3]。冬者盖藏，血气在中，内著骨髓，通于五藏。是故邪气者，常随四时之气血而入客也，至其变化不可为度，然必从其经气辟除[4]其邪，除其邪则乱气不生。

【校注】

1. 天气始开，地气始泄：天气、地气，指自然界的阴阳之气。此句意为自然界的阳气开始生发，阴气逐渐消减。

2. 人气：此处指气血。

3. 皮肤引急：引，收引。急，紧缩。皮肤引急，就是皮肤收缩。

4. 辟除：祛除之意。

【释义】

本段主要以天人相应的观点阐释人体气血在不同季节的分布特点。随着自然界四时气候温热凉寒的变更，人体气血的循行和分布也相应产生浮于表、行于中、藏于里的趋向，春天气血盛于经脉，夏天气血盛于孙络，长夏气血盛于肌肉，秋天气血盛于皮肤，冬天气血盛于骨髓。这是因为：春天，自然界的阳气开始生发，阴气逐渐消减，气候由寒转温，冰消冻解，水流行而河道通，所以在人体则气血汇聚于经脉。夏天，阳气盛大于外，在人体则经脉中的气血盛满而散溢于孙络，以至皮肤润泽充实。长夏湿热交蒸，万物繁茂，在人体则经脉和络脉中的血气都很旺盛，因此能充分地灌注润泽于肌肉之中。秋天，阳气开始收敛，阴气渐盛，在人体则腠理随之闭塞不通，皮肤紧缩，气血不外泄而蓄存于肤腠之间。冬天，阴气盛极，万物蛰藏，人体的气血也随之趋向于里，沉着于骨髓而内通于五藏。因此，外感的邪气常常是随着四时人体气血分布的不同情况而侵袭人体的不同部位，虽然因其错综复杂的情况导致的病情变化是不可预测的，但在针刺治疗的方面，必须随四时气血所在调整其经气，才能祛除邪气，邪去则气血就不致发生逆乱了。

五〇、《素问·八正神明论篇第二十六》：是故天温日明，则人血淖液[1]，而卫气浮，故血易泻[2]，气易行；天寒日阴，则人血凝泣而卫气沉。月始生，则血气始精[3]，卫气始行；月郭[4]满，则血气实，肌肉坚；月郭空[5]，则肌肉减，经络虚，卫气去，形独居。是以因天时而调血气也。

【校注】

1. 淖液："淖"字乃"淖"字形近而误，"淖"即"潮"字。液，为"汐"之借字，故"淖液"当为"潮汐"，乃按时高涨、充盛之意。

2. 泻：流行之意。

3. 精：此处作"旺盛"解。

4. 月郭：郭，通"廓"。月郭，即肉眼可见的月亮的轮廓。

5. 月郭空：指由月缺不圆到月晦无光的隐没过程。

【释义】

本段论述了人体气血虚实与天时日月变化的相应关系。人体气血的运行及盛衰，不仅随四时气候的更递而变化，而且同日照之强弱、月廓之盈亏相应。所以，天气温暖，日光明亮，则人体血液随之充盛，卫气也浮行于表，因而气血运行流畅；若天气寒冷，日光阴暗，则人体血液随之凝涩不利，卫气也沉伏于里。当月亮由初生而渐趋圆满的时期，则人体血气逐渐旺盛，卫气运行也比较流利；月亮正圆之时，则人体血气充盛，肌肉坚实；当由月缺渐至月晦的时期，则人体血气相对衰减，肌肉显得软弱，经络空虚，而形体亦失去卫气的温养。所以治疗疾病，必须顺应天时日月的变化，采取恰当的补泻手法，以调理人身的气血。

【按语】

以上两段是论述自然环境的多种因素对人体气血的影响。在诊断、治疗疾病时，适当考虑并利用这些因素的作用，对提高诊疗效果是有实际意义的。

五一、《灵枢·天年第五十四》：黄帝问于岐伯曰：愿闻人之始生，何气筑为基？何立而为楯¹？何失而死？何得而生？岐伯曰：以母为基，以父为楯²。失神者死，得神者生也。黄帝曰：何者为神？岐伯曰：血气以和，营卫以通，五藏已成，神气舍心，魂魄毕具，乃成为人。

黄帝曰：人之寿夭各不同，或夭寿³，或卒死，或病久，愿闻其道。岐伯曰：五藏坚固，血脉和调，肌肉解利，皮肤致密，营卫之行，不失其常，呼吸微徐，气以度行⁴，六府化谷，津液布扬⁵，各如其常，故能长久。

【校注】

1. 楯：栏杆，此处引申为护卫。

2. 以母为基，以父为楯：此处母父代表阴阳。此句指出了阴阳在人体生命活动中内守外使的相辅相成关系。

3. 寿：此前当据《太素》卷二《寿限》补"或"字。

4. 气以度行：气，指脉气。度，度数。《灵枢·五十营》："故人一呼，脉再动，气行三寸，一吸，脉亦再动，气行三寸，呼吸定息，气行六寸。"

5. 布扬：敷布、宣发之意。

【释义】

本段概括地论述了人体生命活动的基本内容。人体生命的产生是以阴精为基础、以阳气为护卫的。人的生命活动及其表现就是神。精充气足则神旺，精亏气虚则神衰，神存则人生，神去则人死。当气血相互和谐，营卫运行通利，五藏功能完善，神明内守于心，魂魄等精神活动都已具备时，就是"得神"。这些就是人体生命活动的基本内容。

人体是否健康，能否长寿，是由多种因素决定的。如果五藏精气充沛而功能健全，血脉和顺协调，肌肉滑润通利，肤腠细致固密，营卫运行正常，呼吸匀调和缓，脉气按一定的度数流注，六府不断地传化水谷，其精微物质宣发、布散以营养全身，像这样，各种生命活动都得以正常进行，那么寿命就能长久。

小　结

本章选编了《内经》中关于藏象的原文共二十五段，结合下编的《素问·灵兰秘典论篇》和《灵枢·营气》两篇，可以反映出《内经》藏象理论的基本内容和观点。

在藏府方面，首先指出了藏、府、奇恒之府的基本概念和功能特点。五藏"藏精气而不泻"，"满而不实"；六府"传化物而不藏"，"实而不满"；奇恒之府"皆藏于阴而象于地，故藏而不泻"。接着，分别论述了五藏所主（所本）、所藏（精、气、营、血、脉）、所舍（五神）、所充（五体）、所华（外荣）、所通（四时气候）等重要内容，突出了以五藏为中心的学术思想。同时又指出"心者，生之本"，为"五藏六府之大主，精神之所舍也";脾"为胃行其津液",是"仓廪之本,营之居也";肾为"封藏之本","受五藏六府之精而藏之","肾气盛,天癸至,精气溢泻,阴阳和,故能有子",说明此三藏在"十二官"中居于突出重要地位。关于三焦,原文指出:"上焦出于胃上口","上焦出气以温分肉而养骨节,通腠理";"中焦亦并胃中(口)'出上焦之后","中焦受气取汁,变化而赤,是谓血";"下焦者,别回肠","泌别汁,循下焦而渗入膀胱焉"。所谓"凡此十二官者,不得相失也",强调了藏府之间分工协作的重要性。另外对眼睛的构造及其与藏府的关系、发音的器官及其机理等也作了简要的介绍。

在精气神方面,首先指出"人之血气精神者,所以奉生而周于性命者也"。对气、血、营、卫、津、液、精、神的来源(化生)、输布(运行)、功能及病变等,分别作了介绍。例如"上焦开发,宣五谷味,熏肤、充身、泽毛,若雾露之溉,是谓气。""中焦受气取汁,变化而赤,是谓血。""宗气积于胸中,出于喉咙,以贯心脉(肺)而行呼吸焉。""营气者,泌其津液,注之于脉,化以为血,以营四末,内注五藏六府。""卫气者,出其悍气之慓疾。""所以温分肉,充皮肤,肥腠理,司关阖者也。""饮入于胃,游溢精气,上输于脾,脾气散精,上归于肺,通调水道,下输膀胱。"广义的精(有时称"津液")包括精、气、血、津、液;而狭义的精即"两神相搏,合而成形,常先身生,是谓精"的"精。"广义的"神"是在广义精的基础上产生的,是人体生命活动及其外在表现,所谓"两精相搏谓之神","五味入口,藏于肠胃,味有所藏,以养五气,气和而生,津液相成,神乃自生"。狭义的"神"则是指人的精神活动，如思维、意识、情感等。至于神、魂、魄、意、志、思、虑、智、怒、喜、悲、忧、恐等都是"神"的组成部分，虽分别为五藏所生，但又总统于心。原文特别强调"失神者死，得神者生"，就是因为"神"反映了人体生命活动的盛衰。

　　根据天人相应的观点，《内经》很重视人体藏府功能、气血运行与天之四时、日之寒温、月之盈亏等的相互关系。如水谷精微的输布"合于四时五藏阴阳动静，以为常也"，"春气在经脉，夏气在孙络，长夏气在肌肉，秋气在皮肤，冬气在骨髓"，卫气"昼日行于阳，夜行于阴"，"天温日明，则人血淖液而卫气浮"，"天寒日阴，则人血凝泣而卫气沉"，"月始生，则血气始精，卫气始行"，"月郭空，则肌肉减，经络虚，卫气去，形独居"等。

第四章 经 络

经络学说同藏象学说密切结合，是中医学理论体系的重要组成部分，贯穿于中医生理、病理、诊断、治疗等各个方面。它不仅是针灸学的理论基础，而且广泛运用于中医临床各科的实践。故《灵枢·经脉》指出："经脉者，所以能决死生，处百病，调虚实，不可不通。"

人是一个有机的整体，五藏六府、四肢关节、五官九窍、皮肉筋骨等的互相联系，主要是通过经络来实现的。所以，经络是运行气血以沟通人体表里上下、联络藏府组织的一个管道系统，它在体内纵横交错，维系阴阳，使人体成为一个不可分割的统一体。

经，即经脉，含有路径的意思，它是经络系统的纵行干线，多循行于人体的深部。

络，即络脉，含有网络的意思，它是经脉的分支，在人体纵横交错，网络全身，其分布部位较浅。

经脉分为正经和奇经两大类：正经有十二条，即手足三阴经和手足三阳经；奇经有八条，即冲脉、任脉、督脉、带脉、阳维脉、阴维脉、阳跷脉、阴跷脉，合称为奇经八脉。络脉有三种，即浮络、孙络、别络。分布浅表的络脉称为浮络；络脉之分支而细小者，称为孙络；别络有十五条，即十二经和任脉、督脉各有一别络，以及脾之大络。

此外，尚有由正经别出的十二经别，以及联缀百骸、维系周身的十二经筋。

五二、《灵枢·经别第十一》：夫十二经脉者，人之所以生，病之所以成，人之所以治，病之所以起；学之所始，工[1]之所止也，粗[2]之所易，上[3]之所难也。

【校注】

1. 工：指学成的医生。

2. 粗：粗工，即低劣的医生。

3. 上：上工，即高明的医生。

【释义】

本段强调指出了经脉在人体的重要性。十二经脉，是人体气血运行的路径。人的生存，疾病的形成，健康的保持和疾病的好转，莫不与经脉有关。经络理论，学医者必须由此入门，业医者的医术再高也不能超出它的范围，低劣的医生认为它寻常易懂而不下工夫，高明的医生却知道它深奥无穷，难于精通。

五三、《灵枢·逆顺肥瘦第三十八》：黄帝曰：脉行之逆顺[1]奈何？岐伯曰：手之三阴，从藏走手；手之三阳，从手走头；足之三阳，从头走足；足之三阴，从足走腹。

【校注】

1. 逆顺：犹言来去的走向。经脉从躯干走向四肢为顺，从四肢返回躯干为逆。

【释义】

本段概括了十二经脉循行走向的基本规律。手的三阴经从胸中内藏发出，沿臑臂内侧走向手指；手的三阳经起于手指，沿臂臑外侧，上走头面部；足的三阳经起于头面部，经躯干部走向足趾；足的三阴经起于足趾，沿两腿内侧上入腹部内藏。

五四、《灵枢·经脉第十》：肺手太阴之脉，起于中焦，下络¹大肠，还²循³胃口⁴，上膈⁵属⁶肺，从肺系⁷横出腋⁸下，下循臑⁹内，行少阴¹⁰、心主¹¹之前，下肘中，循臂¹²内上骨¹³下廉¹⁴，入寸口，上鱼¹⁵，循鱼际¹⁶，出大指之端。其支者，从腕后直出次指内廉，出其端。

【校注】

1. 络：与为表里的藏府相联叫"络"。

2. 还：去而复返叫"还"。

3. 循：沿着、顺着的意思。

4. 胃口：指胃的下、上口，即幽门、贲门。

5. 膈：指横膈膜。

6. 属：与本藏（或本府）相连叫"属"。

7. 肺系：指气管、喉咙。

8. 腋：即腋窝。

9. 臑：肩下肘上为臑。手三阴经循行上臂内侧，所以皆称"臑内"。手三阳经循行上臂外侧，所以皆称"臑外"。

10. 少阴：指心经。

11. 心主：指手厥阴经。

12. 臂：肘下叫做臂。有时肩以下腕以上通称臂。此处指前者。

13. 上骨：即桡骨。

14. 廉：边缘的意思。

15. 鱼：大指本节后、掌侧肌肉隆起处。

16. 鱼际："鱼"部的边缘。又为穴名。

【释义】

肺的经脉叫手太阴经，起于胃脘部，向下联络于大肠，自大肠而上，复绕胃口，上贯膈膜而属于肺，再从气管横走腋窝下，沿着上臂内侧下行，走在手少阴经和手厥阴经的前面，直下至肘内，又沿着前臂内侧桡骨的前缘，进入寸口部，至手掌鱼部，沿鱼际行至拇指尖端而止。它的支脉，从手腕后直走食指端内侧的商阳穴，与手阳明经相接。

五五、《灵枢·经脉第十》：大肠手阳明之脉，起于大指次指之端[1]，循指上廉，出合谷[2]两骨之间，上入两筋之中[3]，循臂上廉，入肘外廉，上臑外前廉，上肩，出髃骨[4]之前廉，上出于柱骨之会上[5]，下入缺盆[6]络肺，下膈属大肠。其支者，从缺盆上颈，贯颊[7]，入下齿中，还出挟[8]口，交[9]人中[10]，左之右，右之左，上挟鼻孔。

【校注】

1. 大指次指之端：即食指尖端内侧。

2. 合谷：穴名，在手大指次指歧骨间陷中。

3. 两筋之中：手腕部前外侧两筋陷中，即阳溪穴。

4. 髃骨：指肩胛骨与锁骨关节部的肩峰，即肩髃穴处。

5. 柱骨之会上：柱骨，指背项之间的颈椎骨。六阳经皆会于督脉之大椎，故称为"会上"。

6. 缺盆：在肩下锁骨上陷中。又是足阳明胃经穴名。

7. 颊：面之外侧为颊。

8. 挟：并行于两边曰"挟"。

9. 交：彼此交叉而过曰"交"。

10. 人中：即督脉之水沟穴，在鼻下唇上。

【释义】

大肠的经脉叫手阳明经，起于食指尖端内侧的商阳穴，沿着食指桡侧，通过拇指食指歧骨间的合谷穴，上走腕中两筋凹陷处的阳溪穴，沿前臂外侧前缘行至肘外侧，沿上臂外侧前沿上肩，走髃骨的前侧，再上项背相接处的天柱骨，与诸阳经会于督脉的大椎，折向下入缺盆，联络肺藏，穿过横膈膜，而属于大肠。它的支脉，从缺盆上走颈部，通过颊部入下齿龈中，再回出挟口唇左右，两脉交会于人中，自此左脉走右，右脉走左，上挟鼻孔两旁的迎香穴，与足阳明经相接。

五六、《灵枢·经脉第十》：胃足阳明之脉，起于鼻之[1]交頞[2]中，旁纳[3]太阳之脉，下循鼻外，入上齿中，还出挟口环[4]唇，下交承浆，却[5]循颐[6]后下廉，出大迎[7]，循颊车[8]，上耳前，过客主人[9]，循发际，至额颅[10]。其支者，从大迎前下人迎[11]，循喉咙，入缺盆，下膈，属胃络脾。其直者，从缺盆下乳内廉，下挟脐，入气街[12]中。其支者，起于胃口，下循腹里，下至气街中而合，以下髀关 [13]，抵伏兔 [14]，下膝膑 [15] 中，下循胫 [16] 外廉，下足跗 [17]，入中指内间。其支者，下廉 [18] 三寸而别，下入中指外间。其支者，别跗上，入大指间，出其端。

【校注】

1. 之：应据《甲乙经》卷二第一上、《脉经》卷六第六删。"鼻"后加逗号。

2. 頞：即鼻根部，亦称山根。

3. 纳：应据《甲乙经》卷二第一上，《脉经》卷六第六改为"约"字，作"交会"解。

4. 环：围绕其周围叫"环"。

5. 却：进而退转叫"却"。

6. 颐：指口角后、腮颊下的部位。

7. 大迎：本经穴名，在颊车前。

8. 颊车：本经穴名，在耳垂下八分。

9. 客主人：在耳前，即足少阳经上关穴。

10. 额颅：两眉上至发际称额，头盖骨称颅。

11. 人迎：本经穴名。在结喉旁一寸五分动脉处。

12. 气街：本经穴名。又名气冲。在阴毛际两旁、鼠蹊上一寸处。

13. 髀关：髀，大腿。髀关，在大腿前上方的交纹处，又是穴名。

14. 伏兔：大腿前外侧隆起之肉，形如兔伏。

15. 膑：音义同"髌"。即膝盖骨。

16. 胫：小腿大骨曰胫骨，又称骺。

17. 跗：足背。

18. 廉：应据《甲乙经》卷二第一上、《脉经》卷六第六改为"膝"字。

【释义】

胃的经脉叫足阳明经，起于鼻旁迎香穴，左右上行相交于鼻根部，与起于眼内角的足太阳经交会，向下沿鼻孔外侧进入上齿龈中，回出环绕口唇，下交承浆穴，退行于颐后下侧，出大迎穴，经颊车，上耳前，过足少阳胆经上关穴，沿发际至额颅，会于督脉之神庭。它的支脉，自大迎前下走人迎，沿喉咙入缺盆，入里下行过膈，属于胃，而络于脾。其直下而外行者，从缺盆下走乳头内侧，再下挟脐至毛际两旁的气街穴。另一支脉，起于胃的下口，下行腹内至气街与前直行经脉相合，由此下行，经髀关和伏兔，下至膝盖，沿胫骨外侧前缘至足背，进入中趾和次趾之间，止于厉兑穴。又一支脉，从膝下三寸的足三里穴别出，而下行至中趾外侧。又一支脉，从足背分出，到足大趾尖端，与足太阴经相接。

五七、《灵枢·经脉第十》：脾足太阴之脉，起于大指之端，循指内侧白肉际[1]，过核骨[2]后，上内踝[3]前廉，上踹[4]内，循胫骨后，交出厥阴之前，上膝股内前廉，入腹属脾络胃，上膈，挟咽，连舌本[5]，散舌下。其支者，复从胃，别上膈，注心中。

【校注】

1. 白肉际：手足的掌与指（趾）皆分赤白肉，背面有毫毛部分为赤肉，掌面不生毫毛部分为白肉。赤白肉交界之处称为赤白肉际，亦称白肉际。

2. 核骨：足大指本节后内侧的圆骨。

3. 踝：胫下端两旁高骨称"踝"。

4. 腨：应据《甲乙经》卷二第一上、《太素》卷八首篇等改作"腨"，俗称小腿肚。后文"腨"字同此例。

5. 舌本：即舌根。

【释义】

脾的经脉叫足太阴经，起于足大趾尖端的隐白穴，沿大趾内侧赤白肉际，过核骨后，上行于内踝前缘，再上行于小腿肚内侧，沿胫骨后面，穿过足厥阴经前面，上走膝股内前侧，进入腹内，属于脾而络于胃，然后外行上胸膈，挟食道和咽，达于舌根，而散行舌下。其支脉又从胃脘别出，上过膈膜，而注于心中，与手少阴经相接。

五八、《灵枢·经脉第十》：心手少阴之脉，起于心中，出属心系[1]，下[2]膈，络小肠。其支者，从心系上挟咽，系目系。其直者，复从心系却上肺，下[2]出腋下，下循臑内后廉，行太阴、心主[3]之后，下肘内，循臂内后廉，抵掌后锐骨[4]之端，入掌内后廉，循小指之内出其端。

【校注】

1. 心系：指心与它藏相联系的脉络组织。

2. 下：应据《甲乙经》卷二第一上、《太素》卷八首篇改为"上"字。

3. 太阴、心主：指肺经与心包经。

4. 掌后锐骨：掌后尺侧神门穴处的高骨。

【释义】

心的经脉叫手少阴经，起于心藏内，出走心系，下穿膈膜，络于小肠。它的支脉，从心系上挟咽喉，进而联系目系。其直行的经脉，从心系上过肺，横出腋下，沿臑内后侧，行于手太阴和手厥阴两经之后，下行肘内，沿前臂内后侧，至掌后高骨之端，入掌内后侧，再沿手小指内侧至其尖端，与手太阳经相接。

五九、《灵枢·经脉第十》：小肠手太阳之脉，起于小指之端，循手外侧上腕，出踝[1]中，直上循臂骨下廉，出肘内侧两筋之间[2]，上循臑外后廉，出肩解[3]，绕肩胛，交肩上，入缺盆络心，循咽下膈，抵胃，属小肠。其支者，从缺盆循颈上颊，至目锐眦[4]，却入耳中。其支者，别颊上䪼[5]抵鼻，至目内眦[6]，斜络于颧[7]。

【校注】

1. 踝：此处指手腕外侧后缘的高骨。

2. 肘内侧两筋之间：筋，应据《甲乙经》卷二第一上、《脉经》卷六第四等改为"骨"字，本句是指肘内侧后缘两尖骨之间的小海穴。

3. 肩解：杨上善说："肩臂二骨相接之处，名为肩解。"

4. 目锐眦：即眼外角。

5. 䪼：颧上目下曰䪼。

6. 目内眦：即眼内角。

7. 斜络于颧：《太素》卷八首篇及《发挥》卷中无此四字，当删。

【释义】

小肠的经脉叫手太阳经，起于手小指尖端的少泽穴，沿手外侧后缘至腕，过高骨，直上沿尺骨后侧，行肘内侧两骨间陷中的小海穴，再上沿臑外后侧，行手阳明、少阳两经之后，出肩关节后骨缝处，绕过肩胛，左右交于肩上的大椎穴，再向前下入于缺盆，内络心藏，沿食道下膈过胃，属于小肠。它的支脉行于外者，从缺盆沿颈上颊，至眼外角，复退行入耳中。又一支脉，从颊部别出，经目下至鼻，与足太阳经相接于眼内角。

六〇、《灵枢·经脉第十》：膀胱足太阳之脉，起于目内眦，上额交巅。其支者，从巅至耳上循[1]。其直者，从巅入络脑，还出别下项[2]，循肩髆[3]内，挟脊抵腰中，入循膂[4]，络肾，属膀胱。其支者，从腰中下挟脊[5]贯臀，入腘[6]中。其支者，从髆内左右别下贯胛[7]，挟脊内[8]，过髀枢[9]，循髀外从[10]后廉下合腘中，以下贯腨内，出外踝之后，循京骨[11]至小指外侧。

【校注】

1. 循：应据《甲乙经》卷二第一上、《脉经》卷六第十等改为"角"字。

2. 项：脑下颈后为项。

3. 肩髆：即肩胛骨。

4. 膂：此处指夹脊两旁之肉。

5. 挟脊：《太素》卷八首篇及《发挥》卷中无此二字，当删。

6. 腘：即膝后腘窝部位。

7. 胛：应据《太素》卷八首篇、《千金方》卷二十第一改为"胂"，其义同"膂"。

8. 挟脊内：《太素》卷八首篇及《千金方》卷二十第一无

此三字，当删。

9. 髀枢：股骨大转子处，相当于环跳穴的部位。

10. 从：应据《甲乙经》卷二第一上、《脉经》卷六第十等删此字。

11. 京骨：指小趾本节后大骨。

【释义】

膀胱的经脉叫足太阳经，起于眼内角，经攒竹穴上额，交于巅顶的百会穴。它的支脉，从头顶百会穴旁行至两侧耳上角。其直行的干脉，从百会分两支向后至枕骨处，进入颅内络于脑，复出脑外，分别下项会于大椎，再分别沿肩胛骨内侧下行，挟脊柱两旁至腰中，进入两侧膂肉，络于肾而属于膀胱。其支脉，从腰部分出直下臀部，再下行至腘窝的委中穴。还有一支脉，从左右肩胛内别出，穿过夹脊两旁之肉，距脊中线各三寸而下，过环跳穴，沿大腿外侧下行，与前入腘中之脉会合，再下穿小腿肚内，出行外踝之后，沿足背外侧过京骨，至小趾外侧端，与足少阴经相接。

六一、《灵枢·经脉第十》：肾足少阴之脉，起于小指之下，邪[1]走足心，出于然谷[2]之下，循内踝之后，别入眼中，以上踹内，出腘内廉，上股内后廉，贯脊属肾，络膀胱。其直者，从肾上贯肝、膈，入肺中，循喉咙，挟舌本。其支者，从肺出络心，注胸中。

【校注】

1. 邪：音义同"斜"字。

2. 然谷：穴名，在足内踝前大骨下陷中。

【释义】

肾的经脉叫足少阴经，起于足小趾下，斜走足心的涌泉穴，由足心出足内侧然谷穴之下，沿内踝后转入足跟中，上行小腿内侧，出膝内侧，再上股内后侧，穿过脊骨，属肾而络膀胱。其直行的经脉，从肾上行穿过肝和膈膜，进入肺中，再沿喉咙上行挟于舌根。它的支脉，从肺出联络于心，再注于胸中与手厥阴经相接。

【按语】

《素问·骨空论篇》载："冲脉者，起于气街，并少阴之经，挟脐上行，至胸中而散。"《甲乙经》卷二第一上载："一本云：从横骨中挟脐，循腹里上行而入肺。"据此，足少阴经当有一支脉从会阴别出于前，循腹中线两侧横骨、大赫、气穴、四满、中注、肓俞等穴挟脐上行走胸，止于俞府穴。

六二、《灵枢·经脉第十》：心主手厥阴心包络之脉，起于胸中，出属心包络，下膈，历[1]络三焦。其支者，循胸出胁，下腋三寸，上抵腋下，循臑内行太阴、少阴之间，入肘中，下臂行两筋之间，入掌中，循中指出其端。其支者，别掌中，循小指次指出其端。

【校注】

1. 历：顺次而行的意思。

【释义】

心包络的经脉叫手厥阴经，起于胸中，属于心包络，下穿膈膜，依次络于上、中、下三焦。其外行的支脉，由胸出胁，从腋下三寸处上行抵腋下的天泉穴，沿上臂内侧，行手太阴和手少阴两经之间，进入肘窝中，再下行前臂掌侧两筋之间，入掌内，沿中指直达其尖端。另一支脉，从掌中分出沿无名指直达指尖，与手少阳经相接。

六三、《灵枢·经脉第十》：三焦手少阳之脉，起于小指次指之端，上出两指之间，循手表腕，出臂外两骨之间，上贯肘，循臑外上肩，而交出足少阳之后，入缺盆，布膻中[1]，散落[2]心包，下膈，循[3]属三焦。其支者，从膻中上出缺盆，上项，系[4]耳后，直上出耳上角，以屈下颊至𬣙。其支者，从耳后入耳中，出走耳前，过客主人前，交颊，至目锐眦。

【校注】

1. 膻中：此处指胸中。

2. 落：通"络"。

3. 循：当据《甲乙经》卷二第一上、《脉经》卷六第十一等改为"遍"字。

4. 系：《甲乙经》卷二第一上、《脉经》卷六第十一等作"侠"，通"挟"字，今从之。

【释义】

三焦的经脉叫手少阳经，起于无名指尖端，沿无名指外侧上行，经手腕背面，行前臂外侧尺桡骨之间，穿过肘，沿臑外侧上肩，穿出足少阳胆经的后面，向前下行进入缺盆，再下布胸中，散络心包，过膈膜，遍属于上、中、下三焦。它的支脉从胸中上行出缺盆，上走项，沿耳后直上至耳上角，再折下行经颊至目眶下。又一支脉，从耳后翳风穴入耳中，回出行耳前，过足少阳胆经的上关穴前，与前脉交于颊部，至眼外角与足少阳经相接。

六四、《灵枢·经脉第十》：胆足少阳之脉，起于目锐眦，上抵头角[1]，下耳后，循颈行手少阳之前，至肩上，却交出手少阳之后，入缺盆。其支者，从耳后入耳中，出走耳前，至目锐眦后。其支者，别锐眦，下大迎，合于[2]手少阳抵于顿，下加颊车，下颈合缺盆，以下胸中，贯膈，络肝属胆，循胁里，出气街，绕毛际，横入髀厌中[3]。其直者，从缺盆下腋，循胸过季胁[4]，下合髀厌中，以下循髀阳[5]，出膝外廉，下外辅骨[6]之前，直下抵绝骨[7]之端，下出外踝之前，循足跗上，入小指次指之间。其支者，别跗上，入大指之间，循大指歧骨[8]内出其端，还贯爪甲，出三毛[9]。

【校注】

1. 头角：指前额外上方、发际处。

2. 于：当据《甲乙经》卷二第一上、《脉经》卷六第二等删此字。

3. 髀厌中：即髀枢的环跳穴。

4. 季胁：腋下为胁，胁下第十一肋骨处为季胁。

5. 髀阳：指大腿的外侧部。

6. 辅骨：《发挥》："骭外为辅骨。"指腓骨而言。

7. 绝骨：穴名，在足外踝上三寸。此处指绝骨穴所在的部位。

8. 歧骨：指足大趾和次趾本节后的骨缝。

9. 三毛：指足大趾爪甲后丛毛处。

【释义】

胆的经脉叫足少阳经，起于眼外角的瞳子髎穴，经过耳前听会、上关两穴，上抵头角，下行耳后，沿颈项行手少阳经的前面，下至肩上，过肩井穴，又穿出手少阳经的后面，而入于缺盆。它的支脉，从耳后分出入于耳中，还出耳前，至眼外角后瞳子髎处。又一支脉，从眼外角后下走大迎，折行抵目眶下，与手少阳经会合，再折向后下方过颊车，下颈，与前脉合于缺盆，由缺盆下走胸中，穿过膈膜络肝属胆，再沿胁里下行，出足阳明的气街穴，环绕前阴上方的毛际，横入髀枢中的环跳穴。其直下而行于外者，从缺盆下走腋，行胸部过季胁，沿京门、带脉等穴下行，与前支会合于环跳穴，再向下沿大腿外侧，下行膝外侧和腓骨的前缘，直下抵绝骨之端，下出外踝的前侧，沿足背走足小趾次趾至窍阴穴。又一支脉，从足背上别行入足大趾，沿足大趾与次趾之间的骨缝至大趾尖端，再回经爪甲后丛毛处，与足厥阴经相接。

【按语】

滑寿说："此经头部，自瞳子髎至风池，凡二十穴，作三折向外而行；沿瞳子髎至完骨，是一折；又自完骨外折，上至阳白，会睛明，是一折；又自睛明上行，循临泣、风池，是一折。"此说可供参考。

六五、《灵枢·经脉第十》：肝足厥阴之脉，起于大指丛毛之际[1]，上循足跗上廉，去内踝一寸，上踝八寸交出太阴之后，上腘内廉，循股阴入毛中，过[2]阴器[3]，抵小腹，挟胃，属肝络胆，上贯膈，布胁肋，循喉咙之后，上入颃颡，连目系，上出额，与督脉会于巅。其支者，从目系入颊里，环唇内。其支者，复从肝别贯膈，上注肺。

1. 大指丛毛之际：指足大趾爪甲横纹后丛毛处，即上段之"三毛"。

2. 过：应据《甲乙经》卷二第一上、《脉经》卷六第一等改为"环"字。

3. 阴器：指外生殖器。

【释义】

肝的经脉叫足厥阴经，起于足大趾丛毛处的大敦穴，向上沿足背的行间、太冲两穴，经内踝前一寸的中封穴上行，至内踝上八寸处，交行足太阴经之后，再上走腘窝内侧，沿着股内侧上入阴毛中，左右相交，环绕阴器，上入小腹，会于任脉的中极、关元穴，循章门穴内期门处，挟胃属肝，至足少阳经日月穴处络胆，再自期门上贯膈膜，布散于胁肋，其在内而上行的经脉，自胁肋间上过足阳明经人迎穴外侧，沿喉咙后方，经颃颡处，再上连于目系，出于额，与督脉会于巅顶的百会穴。它的支脉，从目系下走颊内，环绕唇内。又一支脉，从肝发出，穿膈膜，上注于肺中，与手太阴经相接。

六六、《素问·血气形志篇第二十四》：夫人之常数[1]，太阳常多血少气，少阳常少血多气，阳明常多气多血，少阴常少血多气，厥阴常多血少气，太阴常多气少血，此天[2]之常数。

【校注】

1. 人之常数：指气血在人体各经脉中分布的正常之数。

2. 天：此处指先天禀赋。

【释义】

本段介绍了人体各经脉气血分布的概况。在人身三阴三阳经脉中，气血分布的多少，是有一定之数的。如太阳经常多血少气，少阳经常少血多气，阳明经常多气多血，少阴经常少血多气，厥阴经常多血少气，太阴经常多气少血，这是禀受于先天的正常之数。

【按语】

《灵枢·五音五味》："少阴常多血少气，厥阴常多气少血。"《灵枢·九针论》："太阴常多血少气。"与本论不同。马莳认为《灵枢》多误，当以此节为正。且本篇之末节所论针刺出血气之多少，正与此节相合。

六七、《素问·骨空论篇第六十》：冲脉者，起于气街¹，并少阴之经²，挟脐上行，至胸中而散。

【校注】

1. 起于气街：冲脉当内起于胞宫，这里指其行于浅表的部分从气街起始。

2. 并少阴之经：指冲脉与足少阴经合并上行。

【释义】

本段指出了冲脉前行之脉的循行路线。冲脉和督脉、任脉皆起于胞宫，冲脉浮浅而外行的部分，从会阴部过阴器，而出行足阳明胃经的气街穴，横行至腹部正中线旁开五分，与足少阴肾经合并，挟脐上行，经肾经的幽门穴，布散于胸中。

六八、《灵枢·逆顺肥瘦第三十八》：夫冲脉者，五藏六府之海也，五藏六府皆禀焉。其上者出于颃颡，渗诸阳，灌诸精[1]。其下者注少阴之大络[2]，出于气街，循阴股内廉入腘中，伏行骭骨[3]内，下至内踝之后属而别：其下者并少阴之经，渗三阴；其前者，伏行出跗属[4]，下行跗，入大趾间，渗诸络而温肌肉。

【校注】

1. 行诸阳，灌诸精：互文。意思是渗灌精气于头面。

2. 少阴之大络：五藏六府皆有大络，此指腹部深处从肾藏发出的大络。

3. 骭骨：指小腿骨。

4. 跗属：指足背与胫相连属的踝关节处。

【释义】

本段叙述了冲脉上行和下行之脉的循行路线，并说明了冲脉的生理功能。冲脉上行沿着咽喉、颃颡而渗灌头面部。其下行的经脉经过肾的大络，从足阳明胃经的气街穴下行，一支至膝下巨虚之上下廉；另一支沿大腿内侧后缘，伏行小腿深部，下行注于足少阴经的络脉，在内踝后跟处又分为二支，一支并于足少阴经，渗入足三阴经，另一支向前伏行而出于足背，下入足大趾。冲脉与足阳明胃经、足少阴肾经密切相联，而肾为先天之本，是五藏六府之原气所系，胃为后天之本，是水谷气血之源，因此，冲脉涵蓄了人身先天与后天的精气。所以冲脉上行则能渗灌精气于头面，其下行经脉在三阴交与肾、肝、脾三经相会，其气血可以渗灌诸络脉而温养肌肉。正由于冲脉蓄溢了十二经脉之气血，并且广泛地充养五藏六府，所以说它是

"五藏六府之海也，五藏六府皆禀焉"。

六九、《灵枢·五间五味第六十五》：冲脉、任脉皆起于胞中，上循背里，为经脉之海。其浮而外者，循腹右[1]上行，会于咽喉，别而络唇口。

【校注】

1. 右：《甲乙经》卷二第二及《太素》卷十《任脉》等无此字，当删去。

【释义】

本段指出了冲脉发出的部位及其前行与后行之脉的循行路线。督脉、任脉、冲脉三条经脉都起于胞中。冲脉的后行之脉，过会阴，绕后阴，向上并足太阳经行于背脊之内，出于大杼穴。其前行的经脉，从小腹同足少阴肾经合并上行布散胸中，会于喉咙，络于口唇的周围。由于冲脉与十二经脉及任督二脉皆相通，且其气血充盛，故称为经脉之海。

七〇、《素问·骨空论篇第六十》：任脉者，起于中极之下[1]，以上毛际，循腹里，上关元，至咽喉，上颐，循面入目。

【校注】

1. 中极之下：指小腹内的胞宫。

【释义】

本段概述了任脉的循行部位。任脉起于小腹部中极下的胞宫，出于会阴穴处，前行直上毛际，过关元穴，沿腹部正中线上行，至咽喉，上颐，循承浆穴入下龈，绕口交于督脉的龈交穴，再分两行向上，循面，至两目下，与足阳明胃经会于承泣穴。

七一、《素问·骨空论篇第六十》：督脉者，起于少腹以下骨中央[1]，女子入系廷孔[2]，其孔[3]，溺孔之端也。其络循阴器，合篡间[4]，绕篡后，别绕臀，至少阴与巨阳中络者[5]合少阴，上股内后廉，贯脊属肾。与太阳起于目内眦，上额交巅上，入络脑，还出别下项，循肩髆内，侠脊抵腰中，入循膂络肾。其男子循茎[6]下至篡，与女子等。其少腹血上者，贯脐中央，上贯心，入喉上颐，环唇，上系两目之下中央[7]。

【校注】

1. 骨中央：指骨盆中央的胞宫。

2. 廷孔：即阴道口。

3. 其孔，溺孔之端也：其孔，指"廷孔"。溺孔，即尿道口。端，指廷孔在溺孔的下端。

4. 篡间：篡，为"翠"之声转，谓前阴。间，空隙之意。

5. 少阴与巨阳中络者：指足少阴肾经的别络，即从足根部肾经的大钟穴别出而行于足跟外侧，与足太阳膀胱经相联络的一条络脉。

6. 茎：指阴茎。

7. 督脉者……上系两目之下中央：依据《内经》读法和经脉循行的规律，本段文字疑有错简，现拟整理于下：督脉者，起于少腹以下骨中央，女子入系廷孔，出篡，循脊上行，抵头额下鼻，过人中，入上齿中，环唇交承浆。其少腹直上者，贯脐中央，上贯心，入喉上颐，环唇，上系两目之下中央，与太阳起于目内眦，上额交巅上，入络脑，还出别下项，循肩髆内，挟脊抵腰中，入循膂络肾。其络循阴器，合篡间，绕篡后，别绕臀，至少阴与巨阳中络者，合少阴上股内后廉，贯脊属肾。

其男子循茎下至篡，与女子等。

【释义】

本节叙述了督脉的循行部位。督脉属阳，总统一身的阳经，起于胞中，在女子入系廷孔，其络循阴器，合篡间，绕篡后，夹督脉别络，自溺孔之端分而各行，下循阴器，乃合篡间也，所谓"间"者，谓出前阴、后阴之"两间"也，《说文·门部》说："间，隙也。"段玉裁注："间者，隙之可寻者也。"《尔雅·释诂下》说："孔，间也。"是王注"前阴、后阴之两间"，非谓"前阴、后阴两者之间"也，诸注谓此为会阴穴皆误也。此"两间"乃指"前、后阴"即所谓"篡"处。自"两间"之后已复分而行，绕篡之后，别绕臀，从长强至身柱，而分行至足太阳膀胱经的风门穴，再回到本经的陶道，直上至脑户穴入里络脑，外出经强间、后顶，上于巅顶的百会穴，至神庭，过额下至鼻柱，经鼻头素髎穴下水沟，过兑端，入里至上齿龈交穴，环唇，下至唇下承浆穴与任脉交会。其少腹直上的经脉，沿腹部和胸部正中线，至结喉上的廉泉穴，再上入承浆穴，入里环绕口唇，合于本经的龈交穴，分而上行至两目内眦的睛明穴，并行上额，经曲差、通天等左右交会于巅顶百会穴，分而经过络却、玉枕交于脑户而入里络脑，再从脑户穴还出，别而下项至天柱，下行交会于大椎、陶道，折向肩胛内侧去脊旁开一寸五分的大杼穴，直下第十四椎旁一寸五分的肾俞穴处入络肾。其络脉则循前阴，分别环绕臀部，再循股后方直下，过腘中而达于足跟部的少阴与巨阳中络者，折向内侧合足少阴肾经，上股内后廉，再至尾骶下，左右相交于长强穴，贯脊上行，至十四椎的命门穴处，左右分开去脊一寸五分的肾俞穴处入里属肾。在男子，其脉亦起于横骨中央，循阴茎下至篡与女子等同。

【按语】

本段所载督脉的循行，其中有一部分实际上是论任脉。所以王冰说："自其少腹直上，至两目之下中央，并任脉之行，而云是督脉所系，由此言之，则任脉、冲脉、督脉异名而同体也。"

七二、《灵枢·经脉第十》：经脉者，常不可见也，其虚实也以气口知之；脉之见者，皆络脉也。

诸络脉皆不能经大节¹之间，必行绝道²而出入，复合于皮中，其会³皆见于外。

【校注】

1. 大节：指大关节。

2. 绝道：经脉不到之处。

3. 其会：指络脉相互交会、沟通之处。

【释义】

本段阐述了经脉和络脉的区别，以及络脉的分布规律。经脉深伏于内，平常是不易看到的，其病变虚实的情况，可以从切气口脉测知。脉之显现于外而可以看见的，都是络脉。

一般来说，络脉不分布于大关节之间，而是在经脉所不到之处出入联络，以作为经脉气血传注的纽带；同时，络脉还布散于皮肤之中，其相互交通之处多显现于外。

小　结

本章选编了《内经》中关于经络的原文二十一段，介绍了经络学说的主要部分，可以为深入钻研经络理论打下一个基础。

本章着重讨论的内容是：

十二经脉：它是经络的主要部分。手足三阴三阳经，不仅每条经脉都有一定的起止点和循行路线，而且有一个总的循行规律，即手三阴从胸走手，手三阳从手走头，足三阳从头走足，足三阴从足走腹。阳经行四肢外侧，属府络藏；阴经行四肢内侧，属藏络府。十二经脉始于手太阴经，止于足厥阴经。阴阳相贯，如环无端，是人体运行气血的主要通路。它内属于藏府，外络于肢节，起着沟通表里上下的作用。同时十二经脉藏蓄气血多少又是有差异的。例如：太阳经多血少气，而少阴经却多气少血等。由于阴阳经脉的分工合作，便构成了藏府之间阴阳气血对立统一的表里关系，以维持正常的生命活动。

任、督、冲脉：任、督、冲三条经脉皆属于奇经八脉。其共同特点是：起于胞中，不与藏府直接相通，也没有十二正经那样的表里络属关系。冲脉上行至面，下行至足，前行至腹，后行至背；督脉出于会阴，向后沿脊上行至头；任脉出于会阴，向前沿腹正中线上行至头，与督脉相通。冲脉能协助正经蓄溢气血，任督二脉有总统阴阳经、调整全身阴阳的作用。

在本章中，还简要地介绍了络脉的分布规律及其作用。络脉主要分布在经脉不到的部位和浅表之处，显而易见，其主要功能是在经脉之间出入联络，把气血输送到全身各个地方。

经络学说是中医基础理论的重要组成部分，它和藏府学说相辅相成，共同构成了中医生理学及病理学的理论基础。学习《内经》的经络学说，不仅是临床实践的需要，而且是中医学基础理论研究的重要课题。

第五章　病　机

病机一词，出自《素问·至真要大论篇》。病机是疾病发生和变化的机理，总含病因、发病和病理三个方面。它涉及病邪的性质、分类和致病特征，疾病发生发展的基本条件，以及病理变化的规律和表现等内容。

《内经》的病机理论，不仅为中医学的病因学、发病学、病理学奠定了基础，成为指导临床实践的理论依据，而且体现了中医学强调内因和重视整体等理论特点。

《内经》的病机理论广泛地记载于各篇之中，本章选择和介绍的只是有关病因、发病和病理的带有普遍指导意义的部分原文。至于各个具体病证的病因病理的论述，则留待病证章中讨论。

七三、《灵枢·顺气一日分为四时第四十四》：夫百病之所始生者，必起于燥湿、寒暑、风雨[1]、阴阳、喜怒[2]、饮食、居处，气合而有形[3]，得藏而有名[4]。

【校注】

1. 燥湿、寒暑、风雨：泛指外感邪气。

2. 阴阳、喜怒：阴阳，指房劳所伤；喜怒，指情志所伤。

3. 气合而有形：气合，指邪气与正气相搏；形，指病形。意即邪气客于人体，与正气相搏而表现出病状。

4. 得藏而有名：得，合也。根据邪气伤害的藏府不同而确定其病名。

【释义】

本段概要地指出了《内经》病因学的内容。各种疾病发生的原因，一般都是外感燥湿寒暑风雨等六淫邪气，内伤于喜怒等七情之变，以及房劳所伤，饮食失节，居处失宜等。当邪气侵袭人体时，会表现出一定的病状，由于病变的藏府不同，而具有不同的病名。中医学正是以这些证候、病名等作为判断病因的重要依据。

【按语】

《内经》的病因学说，是在古代特定条件下，从长期实践中总结出来的，体现了"人与自然相应"的整体认识的观点，它不同于西医的病因概念。例如西医可以借助显微镜观察等手段认识致病因子，《内经》则以"气合而有形，得藏而有名"作为认识病因的依据之一。所以我们必须从中医学独有的理论体系和临床实践中学习和掌握病因理论，而现代科学的发展经中医改造后必将为进一步阐明其科学实质提供新的条件。

七四、《灵枢·百病始生第六十六》：风雨寒热不得虚，邪不能独伤人。卒然逢疾风暴雨而不病者，盖无虚，故邪不能独伤人。此必因虚邪之风¹，与其身形，两虚²相得，乃客其形。两实³相逢，众人肉坚。

【校注】

1. 虚邪之风：即虚风，如春天的西风，夏天的北风，秋天的东风，冬天的南风等。也可泛指不正常的气候。

2. 两虚：指外界的虚风和人体的正虚（正气不和）。

3. 两实：指正常的气候和壮实的身体。

【释义】

本段总结了外感发病的机理。风雨寒热等外邪，如果没有遇到正气的失调和亏虚，是不能单独伤害人体的。突然遇到疾风暴雨的袭击而不病的人，就是因为其正气充实，抵抗力强的缘故。外邪之使人生病，必定是外界的虚邪之风与人身正气失调相结合，邪气才能留着于形体而发病。如果外界气候正常，人体正气充实，人们就能保持健康而不病。

【按语】

强调人体正气在发病中的主导地位，是《内经》关于发病学的基本观点。《素问遗篇·刺法论》："正气存内，邪不可干。"《素问·评热病论篇》："邪之所凑，其气必虚。"正是从正反两个方面对此进行的高度概括。这个反映了朴素辩证法思想的发病学观点，为历代医家所遵从，并且有效地指导着中医学养生防病和早期治疗、整体治疗的实践。

七五、《灵枢·刺节真邪第七十五》：黄帝曰：余闻气者，有真气¹，有正气，有邪气。何谓真气？岐伯曰：真气者，所受于天²，与谷气并而充身也。正气³者，正风也，从一方来，非实风⁴又非虚风也。邪气者，虚风之贼伤人也，其中人也深，不能自去。正风者，其中人也浅，合⁵而自去，其气来柔弱，不能胜真气，故自去。

虚邪之中人也，洒淅动形，起毫毛发而腠理。其入深，内搏于骨，则为骨痹。搏于筋，则为筋挛。搏于脉中，则为血闭，不通则为痛。搏于肉，于卫气相搏，阳胜者则为热；阴胜者则为寒，寒则真气去，去则虚，虚则寒。搏于皮肤之间，其气外发⁶，腠理开，毫毛摇，气往来行，则为痒；留而不去则痹⁷；卫气不行，则为不仁⁸。

【校注】

1. 真气：即人身之正气。

2. 天：这里指先天。

3. 正气：此指当令的正常气候，故又称正风。

4. 实风：当令太过的气候。

5. 合：正邪相遇。

6. 其气外发：指卫气驱逐邪气外出。

7. 痹：即《素问·痹论篇》五体痹中的皮痹。

8. 不仁：张介宾说："不仁，不知痛痒寒热也。"

【释义】

本段介绍了真气及邪气的有关概念，列举了虚邪伤于皮、肉、筋、骨、脉的病理病证。真气即人体之正气，来源于先天（父母之精），又赖后天水谷精气的不断滋养化育，以发挥充养人体和抗御邪气的作用。所谓"正气"即正风，是自然界四季正常的气候，其气柔软和缓，虽然也可能伤人肌表，但一般都不能战胜人的真气，反易被真气祛除，所以不会致病，所谓"邪气"

则是虚邪贼风，致病力强，中人的部位也较深，因此常留着体内，损伤正气而发病。

虚邪袭人，多从腠理毫毛起病。邪气犯表，卫阳不能温煦肌肤，则见恶寒颤慄等早期证候。邪客形体，由于部位浅深、时间长短等不同，会形成各种不同的病证。若肌表之邪由浅入深而损伤骨髓，则形成沉重痠痛的骨痹；若邪气伤及筋膜，则为筋挛；若邪入脉中，则脉道闭塞不利，血涩不通，卫气壅滞，发为痈肿；如果邪气客于肌肉，与卫气相争，卫阳盛，则邪气从阳而化热；卫阳衰，则邪气从阴化寒。如果邪气在皮肤与卫气相搏而不能内入，正邪往来于毫毛汗孔，就会有痒的感觉；若邪留阻而不去，血凝于皮肤，则为皮痹；卫气不能达于肤腠，则皮肤不知痛痒而为不仁。

七六、《灵枢·百病始生第六十六》：黄帝问于岐伯曰：夫百病之始生也，皆生于风雨寒暑，清湿[1]喜怒。喜怒不节则伤藏，风雨则伤上，清湿则伤下。三部之气，所伤异类，愿闻其会[2]。岐伯曰：三部之气各不同，或起于阴，或起于阳，请言其方。喜怒不节则伤藏，藏伤则病起于阴也；清湿袭虚，则病于下；风雨袭虚，则病于上，是谓三部。至于其淫泆[3]，不可胜数。

【校注】

1. 清湿：这里指居处之寒湿。

2. 会：指邪正相合而发病的部位。

3. 淫泆：淫，侵淫。泆，同“溢”。淫泆，指邪气的传变扩散。

【释义】

本段概述了各类邪气致病的部位特点和演变。一般的疾病都产生于外感风雨寒暑六淫之邪、内伤喜怒等七情失调和居处潮湿等。因为病邪的性质不同，其起病部位则有内外、上下、阴阳之别：喜怒不节等七情，常内伤五藏，病起于体内阴位；六淫外袭，则伤人形体，病起于体表阳位。又由于六淫邪气有阴阳属性的差异，从外乘虚袭入还有部位上下的区分，所以天之风雨袭虚，则病起于上部；地之清湿袭虚，则病起于下部。以上说的是各类邪气起病的内外、上下三部，至于病邪的进一步扩散及传变，则更为多种多样。

【按语】

本段应与《素问·调经论篇》"夫邪之生也，或生于阴，或生于阳，其生于阳者，得之风雨寒暑，其生于阴者，得之饮食居处，阴阳喜怒"以及《素问·太阴阳明论篇》"伤于风者，上先受之；伤于湿者，下先受之"结合起来读。从中可以看出各类邪气发病部位内外、上下的一般规律，这对中医学临床实践是有一定指导意义的。但是，张介宾所说："上非无湿，下非无风，但受有先后耳，曰先受之，则后者可知矣。"这样才不致形成片面的认识。

七七、《素问·阴阳应象大论篇第五》：风胜[1]则动[2]，热胜则肿[3]。燥胜则干，寒胜则浮[4]，湿胜则濡泻[5]。

【校注】

1.胜：偏盛、太过的意思。

2.动：指震颤、抽掣、眩晕、游走性等动摇不定的证候。

3. 肿：当指红肿、痈肿。

4. 浮：张介宾说："寒胜者阳气不行，为涨满浮虚之病。"

5. 濡泻：王冰说："以湿内盛而泻，故谓之濡泻。"

【释义】

本段扼要指出了五气太过所致病证的特点。风性主动，风气通于肝，肝主升而合筋，风邪太过则伤肝，就能发生筋脉变动的震颤、抽搐，风邪上扰的眩晕等动摇不定的病证。热气偏胜，壅遏于肌腠经脉，致荣卫稽留，则蕴积而成痈肿。燥气太过，伤精耗血，可以导致津液枯涸、皮肤干涩之类的病证。寒为阴邪，其性凝滞，寒气太过，则阳气不运，水液不化，可以发生虚胀、浮肿之类的病证。脾属湿土，主运化，若湿气太过，则脾阳失运，以致水湿下趋肠道，形成泄泻等病证。

【按语】

这段原文高度概括地指出了五气太过致病的主要特征，使我们在临床实践中能从复杂的病状中执简驭繁地探求疾病的原因。但是，每一气的太过，不只是导致一个证候，而动、肿、干、浮、泻等证候的产生，也并不只局限于某一气的太过。例如：不仅湿邪可以致泻，风、寒、暑、热等邪也能够导致泄泻。所以，只有全面掌握病因病理的复杂关系，才能准确地指导实践。

七八、《灵枢·论疾诊尺第七十四》：冬伤于寒，春生瘅热[1]；春伤于风，夏生后[2]泄肠澼[3]；夏伤于暑，秋生痎疟[4]；秋伤于湿，冬生咳嗽。是谓四时之序也。

【校注】

1. 瘅（dàn 旦）热：即温热病。

2. 后：《甲乙经》卷十一第五及《太素》卷三十《四时之变》均作"飧"，而与《素问·阴阳应象大论篇》合，可据改。

3. 肠澼：这里指下利脓血、泻出不爽的病证。

4. 痎疟：疟疾的总称。

【释义】

本段概述了四时邪气伤人而留连发病的规律。四时邪气伤人，即为外感病证。如果邪气留连体内，随着季节的迁移，则会变生其他病证。冬季感受寒邪，伏藏体内，郁而化热，到了春天则随着阳气的升发，成为温热病证；春季伤于风邪，风气通于肝，导致肝气横逆犯脾，邪气滞于肠胃，至夏则发为飧泄、下利脓血等病证；夏天感受暑邪，藏于肌肤，到了秋凉之时，肌腠收敛，邪气与卫气并居，则阴阳交争而发为疟疾；秋季主燥，若燥不及，则反被湿邪所伤，邪气内蕴，至冬季上逆犯肺，导致肺气不利，则发为咳嗽。这是四时感受邪气而伏藏发病的规律。

【按语】

本段原文还见于《素问·阴阳应象大论篇》《素问·生气通天论篇》，文字上略有出入，基本内容是一致的。一般认为这是中医学关于伏气发病的最早论述。邪伏而迟发病，与新感而即发病，是外感六淫发病的两种不同情况，可参照有关原文辨析之。原文所述春、夏、冬均伤于本气，惟秋伤于湿邪，丹波元简认为，这是因为"秋之三月，前近于长夏，其不及，则为湿所胜。"

七九、《灵枢·贼风第五十八》：黄帝曰：夫子[1]言贼风邪气之伤人也，令人病焉。今有不离屏蔽[2]，不出室穴[3]之中，卒然病者，非不离[4]贼风邪气，其何故也？岐伯曰：此皆尝有所伤于湿气，藏于血脉之中、分肉之间，久留而不去；若有所堕坠，恶血[5]在内而不去。卒然喜怒不节，饮食不适，寒温不时，腠理闭而不通，其开而[6]遇风寒，则血气凝结，与故邪相袭[7]，则为寒痹。其有热则汗出，汗出则受风，虽不遇贼风邪气，必有因加[8]而发焉。

【校注】

1. 夫子：犹言"先生"，是黄帝对岐伯的尊称。

2. 屏蔽：即遮蔽用的屏障。

3. 室穴：指古人居住的房屋和穴洞。

4. 离：作"避开"解。

5. 恶血：瘀滞而有害的血，即后世的"瘀血"。

6. 其而开：据《甲乙经》卷六第五无"其开"二字，"而"后有"适"字。当从之。

7. 袭：合并的意思。

8. 加：指故邪加新感。

【释义】

本段举例说明了体内留故邪，则易致新感而发病。贼风邪气伤害人体，能够引起疾病是无疑的。但是，有的人即使注意了预防或躲避贼风邪气，仍会突然发病，那是什么原因呢？这是因为曾经感受过湿邪，未能及时治疗，因而邪气稽留于血脉肌肉之间；或因跌打闪挫，致瘀血内停，久留不去，两者都成了留在体内的故邪。若有突然喜怒不节，或饮食失宜，或寒温不调，而致腠理不通利等正气不和的情况，这是恰巧遇到风寒之气，则易与故邪相结合，导致气血凝结，而形成寒痹病证。假如其人因天热或阳盛而汗出，腠理疏松，则易感受风气，虽然没有遭到贼风邪气的侵袭，也必定会因为故邪加新感而发病。

八〇、《灵枢·邪气藏府病形第四》：黄帝曰：邪之中人藏奈何？岐伯曰：愁忧恐惧则伤心。形寒[1]寒饮则伤肺，以其两寒相感[2]，中外皆伤，故气逆而上行。有所堕坠，恶血留内，若有所大怒，气上而不下，积于胁下，则伤肝。有所击仆，若醉入房，汗出当风，则伤脾。有所用力举重，若入房过度，汗出浴水，则伤肾。

【校注】

1. 形寒：指体表感受寒邪。
2. 相感：相互作用、影响。

【释义】

本段举例说明了多种病因结合对五藏的损伤。邪是怎样损伤五藏的呢？五藏是人体之本，既可被七情内伤，也可由外感受邪，但更多的是内外合邪致病。心藏神，过度的忧愁恐惧，则神乱而心气受伤。肺藏外合皮毛，若外寒由皮毛入肺，饮食寒凉伤胃由肺经传至肺，则内外之寒结合客于肺，致肺气上逆，发为咳喘。肝藏血，其脉布胁肋，若堕坠跌仆，而瘀血留着体内，或有大怒，致肝经气血逆乱，积于胁下，则新故之邪合而伤肝为病。脾主运化，外合肌肉，若由击仆损伤肌肉，或酒醉入房、汗出受风而致运化失调，邪气内入，则内外俱伤而脾病。若负重太过而劳伤骨髓，或房劳太过内耗肾精，汗出浴水则寒邪入肾，因而内外俱损于肾为病。

八一、《素问·皮部论篇第五十六》：百病之始生也，必先于皮毛，邪¹中之则腠理开，开则入客于络脉，留而不去，传入于经，留而不去，传入于府，廪²于肠胃。邪之始入于皮也，泝然³起毫毛，开腠理；其入于络也，则络脉盛⁴，色变；其入客于经也，则感⁵，虚乃陷下；其留于筋骨之间，寒多则筋挛骨痛，热多则筋弛骨消，肉烁䐃破⁶，毛直而败⁷。

【校注】

1. 邪：此处指六淫外邪。

2. 廪：王冰说："廪，积也，聚也。"

3. 泝然：当据《甲乙经》卷二第一下改作"淅然"，即洒淅恶寒的意思。泝，为"淅"之坏字。

4. 盛：邪气盛满之意。

5. 感：据《甲乙经》卷二第一下作"盛"。当从之。

6. 肉烁䐃破：王冰说："䐃者，肉之标。"即肌肉结聚之处。肉烁䐃破，指肌肉极度消瘦。

7. 毛直而败：直，声转读"折"，即毛发枯槁而折的意思。

【释义】

本段阐述外感由表入里的传变途径及其病理、证候。一般外感疾病的产生，多从皮毛开始，外邪侵犯皮毛，卫气受伤则腠理开而邪入于络脉，络邪留而不去，则邪气深入于经脉，经邪不去，则内传而积聚于肠胃，引起六府等病变。外邪侵袭皮毛时，由于卫阳受损，腠理开泄，所以病人自觉洒淅恶寒，毫毛竖立；邪入络则络脉盛满而络色变异；邪气着留于经脉，则经脉盛满，若经气虚，则邪气进一步深入为病；邪气稽留于筋骨之间，若寒邪偏胜，则收引凝滞而引起筋挛骨痛，若热邪偏胜，则灼津耗液，精血亏损而五体失养，引起筋骨痿弱，肌肉消瘦，毛发枯槁而断折等病证。

八二、《素问·玉机真藏论篇第十九》：五藏相通，移[1]皆有次，五藏有病，则各传其所胜。

然其卒发者，不必治于传[2]，或其传化有不以次，不以次入者，忧恐悲喜怒，令不得以其次，故令人有大病矣。

【校注】

1. 移：指病气的传递。

2. 治于传：根据其传变次序进行治疗。

【释义】

本段论述了五藏病的传变。人体五藏之间，通过经络气血和相生相克的联系形成了一个整体，所以五藏的病变可按一定次序相互传变。五藏中某一藏受病，一般都是传给自己所胜的藏，如肝病传脾等。

但有些突然发生的病变，就不必按一般的传变次序去治疗，而应具体病情具体分析。有些病证并不按照一定的顺序传变，例如忧恐悲喜怒等情志致病，由于五藏精气盛衰等情况的差别，使其传变无次序可言，所以往往会发展为严重疾病。

八三、《素问·至真要大论篇第七十四》：帝曰：愿闻病机何如？岐伯曰：诸[1]风掉眩[2]，皆[3]属于肝。诸寒收引[4]，皆属于肾。诸气膹郁[5]，皆属于肺。诸湿肿满[6]，皆属于脾。诸热瞀瘛[7]，皆属于火[8]。诸痛痒[9]疮，皆属于心[10]。诸厥[11]固泄[12]，皆属于下。诸痿[13]喘呕，皆属于上。诸禁鼓慄[14]，如丧神守[15]，皆属于火。诸痉[16]项强，皆属于湿。诸逆冲上[17]，皆属于火。诸胀腹大，皆属于热。诸躁狂越[18]，皆属于火。诸暴[19]强直，皆属于风。诸病有声，鼓之如鼓[20]，皆属于热。诸病胕肿[21]，疼酸惊骇，皆属于火。诸转反戾[22]，水液浑浊，皆属于热。诸病水液[23]，澄沏清冷[24]，皆属于寒。诸呕吐酸，暴注下迫[25]，皆属于热。

【校注】

1. 诸：众也，此处作"多种"解。

2. 掉眩：掉，摇也，指肢体动摇；眩，指视物动幻不定。

3. 皆：作"大都"解。

4. 收引：收，收缩；引，牵引。收引，指筋脉拘急、肢体蜷缩等证候。

5. 膹郁：胀闷也。

6. 肿满：指浮肿、胀满。

7. 瞀瘛：瞀，昏闷也；瘛，抽掣也。

8. 火：《素问直解》改为"心"。宜从之。

9. 痒：《说文》："疡也。"

10. 心：《素问直解》改为"火"。宜从之。

11. 诸厥：指寒厥、热厥等。

12. 固泄：固，指二便闭塞不通；泄，指二便泄利不禁。

13. 痿：作"弱"解。指四肢无力行走的"痿躄"及后世的"肺痿"等证。

14. 诸禁鼓慄：禁，通"噤"，指牙关噤闭；鼓，击也，这里指上下牙齿撞击；慄，战慄，指身体抖动。

15. 如丧神守：形容鼓颔战慄而自身控制不住。

16. 痉：《说文》："强急也。"

17. 诸逆冲上：指气机急促上逆的病证。如突然发生的呕吐、吐血、呃逆等证。

18. 诸躁狂越：躁，指躁动不宁；狂，指神志狂乱；越，指跳越、翻墙之类，形容举动失常。

19. 暴：突然、急骤的意思。

20. 鼓之如鼓：前一"鼓"字为动词，叩击的意思；后一"鼓"字为名词，指鼓音。

21. 胕肿：胕，读作"腐"，指痈肿。

22. 诸转反戾：指筋脉挛急、角弓反张的病证。

23. 水液：概指痰、涕、尿、白带及呕吐、泄泻的水样排泄物等。

24. 澄沏清冷：形容水液清稀透明而寒冷。

25. 暴注下迫：暴注，突发而剧烈的泄泻；下迫，里急后重。

【释义】

本段总结的是五藏、六气病理病证的一些规律，也就是一般所说的"病机十九条"。为了便于学习掌握，兹归纳分析于下：

关于五藏病机的有五条。风性主动，风气通于肝，肝藏血合筋，故因风阳上扰的眩晕，筋膜失常的肢麻、震颤、拘急、抽搐等证候，大都属于肝的病变范围。寒性收引凝敛，寒气通于肾，凡寒邪外袭，或阳虚内寒，致气血运行不畅，筋膜失于温煦，出现四肢拘挛、疼痛、畏寒、踡卧，或关节屈伸不利等证候，大都属于肾的病变。湿性黏滞，湿气通于脾，因湿邪导致中焦运化失常，水湿留滞体腔肌肤而出现的脘腹胀满、肢体浮肿等证，大都属于脾的病变。肺居胸中，主调节诸气，其气清肃下降，凡因气机不利，或气逆上行出现的呼吸迫促、咳喘胸满等证，大都属于肺的病变。心藏神，主血脉，热气通于心，凡因火热扰乱神明而出现的神志昏冒不清，火盛灼伤血脉所致的痉挛、抽搐等证，大都属于心的病变。

　　属上下部位的有两条。肺为娇藏，居于上焦，主输布津液而外合皮毛。因肺热叶焦，津液不濡，皮毛急薄，进而发生肢体不用的痿躄；而肺阴不足，虚热灼津，或胸阳不振，津液停聚，则可分别发为虚热肺痿和虚寒肺痿。肺病肃降失职，气逆于上可为喘；胃近上焦，胃府浊阴不降，其气上逆则呕。所以，诸痿喘呕多属于上部肺胃的病变。下焦肾阳不足，阴气偏胜则发生寒厥；肾阴亏虚，阳气偏胜则发生热厥。大肠燥化太过，传导不行，则为便秘；燥化不及，传导太过，则为泄泻。肾气不化，膀胱不利则小便癃闭；肾气不固，膀胱失约则小便频数，甚则失禁。因为肾、大肠、膀胱及前后二阴等皆位于下焦，所以热厥、寒厥及二便失常。应主要考虑下焦的病变。

　　关于风、湿、寒的病机各有一条。风性善行数变，风气通于肝，凡突然发生肢体强直等证多属动风伤筋，筋膜劲急不柔所致，故曰："诸暴强直，皆属于风。"若湿阻太阳等经筋脉，则阳气不煦，精血不濡，也可出现筋脉挛急、项强不舒等证，所以说"诸痉项强，皆属于湿"。水体清，其性寒，阴寒偏胜，阳虚气弱，水津不化，则可见鼻涕清稀，痰液稀薄，呕吐清水，大便稀溏，小便清长等证，这就是"诸病水液，澄沏清冷，皆属于寒"的意思。

　　关于热的病机有四条。"诸胀腹大，皆属于热"，指热邪内壅，或热与燥屎相结，导致府气不通，而出现脘腹胀满的病证。如《伤寒论》第357条："腹满不减，减不足言，当下之，宜大承气汤。""诸病有声，鼓之如鼓，皆属于热。"是指热邪壅遏于内，肠胃气机阻滞，传化不畅，则导致脘腹痞胀，叩之如鼓音的病证，但必伴有大便不爽、矢气恶臭、口干、脉数等实热证，方可以言热。因热主燔灼躁动，若热邪耗血灼筋，则出现筋转挛急，甚则角弓反张；若热邪煎熬津液，则出现尿、便、呕吐液等排泄物黄赤浑浊，所以说"诸转反戾，水液浑浊，皆属于热"。又热性急速，胃热上冲则食入即吐，肝热犯胃则呕酸，热迫大肠而传导失职，则暴发泄泻、痢疾等病，故曰"诸呕吐酸，暴注下迫，皆属于热"。

属火的病机有五条。一是火邪壅遏，营卫稽留，则热聚肉败，发为疮疡疼痛，此即所谓"诸痛痒疮，皆属于火"。二是火邪闭遏于内，阳气不能外达，则见口噤、鼓颔、战慄不已而自身控制不住的假寒之象，这就是"诸禁鼓慄，如丧神守，皆属于火"。三是火邪犯经伤藏，因为火性急速炎上，从而导致食入即吐、呃声洪亮、咳喘气粗、面红目赤、急性吐血衄血等一系列气逆血升的病证，所以说"诸逆冲上，皆属于火"。四是火为阳邪，而主躁动，阳盛四肢实则动作躁扰，越墙奔跑；火邪内乱神明则狂言骂詈不避亲疏，故曰"诸躁狂越，皆属于火"。五是火邪结滞于经脉，伤血腐肉而成痈肿；筋脉受灼，气血不畅则觉疼酸；内迫心肝，神魂不宁，则发惊骇，此乃"诸病胕肿，疼酸惊骇，皆属于火"之谓。

【按语】

病机十九条，是古代医家临床辨证经验的总结和概括，它反映了五藏和六气病机的一般规律，又为以后长期的临床实践所验证，所以是中医学病机理论中很有价值的一部分内容。

在病机十九条中，属五藏的五条，属六气的十二条，属上下部位的各一条。在学习中，既要注意对同一病因引起的不同证候进行分析，如属火邪的有五条；又要掌握类似证候的病因病机的区别，如"诸转反戾""诸暴强直""诸痉项强""诸风掉眩""诸寒收引""诸热瞀瘛"等均有筋脉挛急的表现，而其病因却有属热、属风、属湿、属寒之异，病位则有在肝、在肾、在心之别。这样，可以加深对病机的认识，为在临床上熟练运用打好基础。

还应注意到，病机十九条既没有也不可能概括病机的全部内容，而且部分条文所讲的病机内容，也存在一定的片面性。例如，由暴怒而致的呼吸喘促、胸部痞闷，并不属于肺，而当属于肝；有些腹胀之证，不属于热，而属于寒、湿或虚。因此，学习病机十九条，只能是引导我们分析证候、探求病机的一个起点和示范，它决不能代替我们对中医病机理论的全面学习和深入研究。

八四、《素问·藏气法时论篇第二十二》：肝病者，两胁下痛引少腹，令人善[1]怒；虚则目䀮䀮[2]无所见，耳无所闻，善恐，如人将捕之。

心病者，胸中痛，胁支[3]满，胁下痛，膺背肩甲间痛，两臂内痛；虚则胸腹大，胁下与腰相引而痛。

脾病者，身重，善肌肉痿[4]，足不收，行善瘈，脚下痛；虚则腹满肠鸣，飧泄，食不化。

肺病者，喘咳逆气，肩背痛，汗出，尻[5]阴股膝髀腨胻足皆痛；虚则少气不能报息[6]，耳聋，咽干。

肾病者，腹大胫肿，喘咳身重，寝汗[7]出，憎风[8]；虚则胸中痛，大腹小腹痛，清厥[9]意不乐。

【校注】

1. 善：作"喜好"解，下同。

2. 眊眊：目不明也。形容视物昏暗。

3. 支：作"撑"字讲。

4. 善肌肉痿：应据《甲乙经》卷六第九改作"善饥，肌肉痿"。

5. 尻：即臀部。

6. 不能报息：张介宾说："报，复也。"指呼吸气短，难以接续。

7. 寝汗：据《素问·气交变大论篇》《新校正》注引此文作"寝汗"。寝同"浸"。寝汗，多汗的意思。

8. 憎 (zèng 赠) 风：即恶风。

9. 清厥：这里指两足厥冷。

【释义】

本段摘录的是五藏虚实病证。肝为刚藏，在志为怒，其经脉抵少腹，布胁肋。若肝藏邪气实，疏泄失职，致经气郁滞，则两胁下痛掣少腹；情志不达，则发为恚怒。若肝藏精血不足，两目失养，则视物昏暗；胆脉入耳中，耳失其养，则听觉不聪；血不舍魂，则气怯善恐。

心主血脉，其经脉从心系却上肺，下出腋下，又手厥阴经起于胸中，其支脉循胸出胁，下循臑内。心藏邪气盛，经气阻滞，故胸、膺、胁、肩胛、臂内等处疼痛。若心阳衰虚，阴寒凝滞，气血瘀阻，则胸腹肿大，累及小肠之筋脉拘急，则胁下与腰牵引作痛。

脾主肌肉四肢，湿邪困脾，阻遏阳气，则周身困重；若脾热则消谷善饥；脾病则气血乏源而肌肉消瘦痿弱，下肢无力收持，若筋肉功能失常，则行动时发生抽掣，脚下疼痛。若脾虚失其健运，则饮食不化，清浊升降失常，发为腹满肠鸣、泻下清水完谷等证。

肺主气，外合皮毛，其俞穴在肩背，其络脉会于耳中。肺为邪气阻遏，肺气壅塞胸中，则喘咳逆气，肩背痛，卫气失和则汗出；肺病可传邪于肾脉，为母病及子，足少阴经脉不利，故尻、阴、股、膝、髀、腨、胻、足等部位皆痛。肺气衰虚，呼吸乏力，则气短难于接续；肺虚气血不足以濡养上窍，则耳聋咽干。

肾为阴藏，主水液的气化。邪气伤肾，气化不行，则水气泛溢，上为腹大喘咳，下为胫肿，外为身重；阴寒内盛，卫表失固，则多汗恶风。肾气既虚，其经脉失荣于上，则见胸中痛，大小腹痛；其阳气衰于下，则两足清冷，感觉难受。

八五、《灵枢·邪气藏府病形第四》：大肠病者，肠中切痛[1]而鸣濯濯[2]，冬日重感于寒即泄，当脐而痛，不能久立。

胃病者，腹䐜胀，胃脘当心而痛，上支两胁，膈咽不通，食饮不下。

小肠病者，小腹痛，腰脊控[3]睾而痛，时窘之后[4]，当耳前热，若寒甚，若独肩上热甚，及手小指之间热，若脉陷[5]者，此其候也。

三焦病者,腹⁶气满,小腹尤坚,不得小便,窘急⁷,溢则⁸水,留即为胀。

膀胱病者,小腹偏肿⁹而痛,以手按之,即欲小便而不得,肩上热若脉陷,及足小指外廉及胫踝后皆热若脉陷。

胆病者,善太息,口苦,呕宿汁¹⁰,心下澹澹恐,人¹¹将捕之,嗌中吤吤然¹²,数唾。

【校注】

1. 切痛:切,作"急迫"讲。切痛,即疼痛急剧。

2. 濯濯:杨上善说:"肠中水声也。"

3 控:引也。作"牵引"讲。

4. 时窘之后;窘,困迫的意思;后,指大便。时窘之后,即常感大便困迫不畅。

5. 脉陷:络脉虚陷而不充盈。

6. 腹:据《甲乙经》卷九第九及《脉经》卷六第十一此后应补"胀"字。

7. 窘急:急迫不爽的意思。

8. 溢则:据《甲乙经》卷九第九及《脉经》卷六第十一此后应补"为"字。

9. 小腹偏肿:偏,不全也。小腹偏肿,指非全腹肿胀,仅小腹肿胀。

10. 宿汁:指胆汁。

11. 人:据《甲乙经》卷九第五、《太素》卷第十一《府病合输》"人"字前应补"如"字。

12. 吤吤然:形容梗阻不适的感觉。

【释义】

本段摘录的是六府病证。大肠主传导，位当脐周，与秋燥之气相应。其病燥化不及，则水湿留滞肠中，随肠气往来冲激，故肠中切痛而鸣濯濯；如因冬天重伤于寒，则寒与湿合，传导失常，导致大便泄泻，腹脐痛剧而不能久立。

胃居脘腹，职司腐熟，气主通降。胃病而腐熟失司，气机不通，则腹部膜胀，胃脘当心下处痛；中土壅塞，木失条达，则两胁撑胀；胃气上逆，格拒气机，则膈咽不利，呕吐反胃，食饮难进。

小肠主受盛化物，居腹内，后附腰脊而下连睾丸，与大肠相接。小肠病，则化物滞留，府气不行，证见小腹及腰脊牵引睾丸作痛，时感大便窘迫不爽，而且在手太阳经脉所循行的耳前、肩上及小指次指间等处出现或寒、或热、或脉陷等病变。

三焦主通行津液。三焦病则气化受阻，水道滞涩，故小便不利而窘急；水留腹中，则腹胀气满而以小腹为甚；水溢肌表则为肿。

膀胱位于小腹，主藏津液，气化则出而为尿。其病则气化不行，水津停蓄，故小便频数短少而小腹胀痛，甚则高突于下腹部；若足太阳膀胱经气阻遏，则在所循行的肩上、足小指外廉及胫踝后等部位出现发热等病变。

胆属木，性喜条达，内盛精汁，其气主降。邪在胆，胆气通于心，心气不舒而发为善太息。胆气郁而犯胃，则口苦，呕吐胆汁；气滞则痰结，故咽喉似有物梗阻，频频唾出；若胆虚气怯，则心下惶恐不安，像被人追捕一样。

八六、《灵枢·口问第二十八》，上气不足，脑为之不满，耳为之苦鸣，头为之苦[1]倾[2]，目为之眩；中气不足，溲便为之变，肠为之苦鸣；下气不足，则乃[3]为痿厥心悗。

【校注】

1.苦：应据《甲乙经》卷二十第一及《太素》卷二十七《十二邪》删，方与下为对文。

2.倾：张介宾说："倾者，沉重不能支也。"

3.乃：应据《太素》卷二十七《十二邪》删。

【释义】

本段概述人身上、中、下三部精气不足产生的证候。上部精气不足，脑髓不充，五官失养，则自觉脑部空虚，并见头部沉重，抬举无力，以及耳鸣、目眩等证候。中部精气不足，则脾虚失运，水谷不化，清浊相干，传导失职，而出现肠鸣、二便异常等证候。下部精气不足，肾水不能上济心火，则心中烦闷不舒，精亏无以生髓充骨，则肢体痿弱无力。

八七、《素问·生气通天论篇第三》：阳气者，若天与日，失其所[1]则折寿而不彰[2]，故天运当以日光明。是故阳因而上[3]，卫外者也。因于寒[4]，欲如运枢[5]，起居如惊[6]，神气乃浮。因于暑，汗，烦[7]则喘喝，静则多言。体若燔炭[8]，汗出而散。因于湿，首如裹，湿热不攘[9]，大筋緛[10]短，小筋弛长，緛短为拘，弛[11]长为痿。因于气[12]，为肿。四维相代[13]，阳气乃竭。

【校注】

1.失其所：张志聪说："失其所居之位，所运之机。"即活动失常的意思。

2. 不彰：彰，显著。不彰，有淹没、死亡的意思。

3. 阳因而上：阳气像太阳在天空中那样高居于上，这是比喻阳气位尊居高的地位。

4. 因于寒：朱丹溪《格致余论·生气通天论病因章句辨》将此句移于"神气乃浮"之后，并将"体若燔炭，汗出而散"两句，移在"因于寒"下。这样，文义通顺，并与临床洽合，今从之。

5. 欲如运枢：枢，古星名，即北斗第一星，又名天枢。此句是说阳气之在人身，要像星辰一样有规律地运行不息。

6. 起居如惊：形容妄动，生活没有规律。

7. 烦：此处作"躁动"解。

8. 体若燔炭：燔，焚烧的意思。体若燔炭，形容身体像燃烧的炭火一样发热。

9. 攘：除也。

10. 缓：缩也。

11. 弛：松弛的意思。

12. 气：高世栻说："气，犹风也。"此处指风邪。

13. 四维相代：四维，指上文中风、寒、暑、湿四时之邪气。四维相代，是说风、寒、暑、湿四种邪气反复伤人。

【释义】

本段以太阳作为比喻，强调阳气在人体的重要性，并列举了由阳气不固而感受外邪所引起的病证。人体的阳气，就好像自然界的太阳一样。自然界没有太阳，就会黑暗无光，而万物不能生长；人身的阳气失去了正常的功能，就会影响健康，缩短寿命。因此，人身的阳气像太阳一样居上达外，从而起到护卫体表、抗御外邪的作用。人身阳气必须像天体那样有规律地运行活动。如果起居失常，活动太过，阳气耗散于外，则卫外不固，易受外邪的侵袭，而发生一系列病证。例如：

感受寒邪，则皮肤闭密，腠理闭塞，卫阳不宣，郁而化热，所以身热像炭火一样，治以发汗解表则邪解而热退。

感受暑热之邪，暑热熏蒸，迫津外泄则汗出；由于病情病位不同，有的病人表现为躁动不安而呼吸喘促、喝喝有声，有的病人则表现为神昏静卧而谵语不休。

感受湿邪，清阳之气被困，则头觉沉重，如物裹缠；湿滞化热，湿热留恋，日久不除，可导致患者的大筋、小筋或者缩短，或者弛长，从而引起肢体拘挛，或者痿废不用。

感受风邪，导致营卫之气郁滞肌表，正邪相搏，则可引起头面四肢肌肤肿胀，常伴有瘙痒。

如上述风、寒、暑、湿之邪反复损伤人体，必将使人体阳气更加虚衰，以至竭尽。

八八、《素问·生气通天论篇第三》：阳气者，烦劳则张[1]，精绝，辟积[2]于夏，使人煎厥[3]，目盲不可以视，耳闭不可以听，溃溃乎若坏都[4]，汩汩乎不可止[5]。阳气者，大怒则形气绝[6]，而血菀[7]于上，使人薄厥[8]；有伤于筋，纵[9]，其若不容[10]，汗出偏沮[11]，使人偏枯[12]。汗出见湿，乃生痤痱[13]。高梁[14]之变，足生大丁[15]，受如持虚[16]。劳汗当风，寒薄为皶[17]，郁乃痤。

【校注】

1. 张：伸张。这里指阳气亢盛于外。

2. 辟积：重复积累的意思。

3. 煎厥：病名。指阳盛阴亏而致突然昏倒的病证，其病机犹如火热煎熬水液，故以"煎厥"名之。

4. 溃溃乎若坏都：形容煎厥的发病像堤防崩溃一样的猛急。

5. 汩汩乎不可止；汩汩，水流迅速的样子。全句形容病势变化之快和不可控制。

6. 形气绝：这里指藏府经络气机阻绝不通。

7. 菀：积也。

8. 薄厥：因大怒迫使气血上逆而至昏厥的病证。

9. 纵：弛缓。

10. 其若不容：容，作"用"解。不容，指肢体不受意志支配。

11. 偏沮：沮，阻止，汗出偏沮，指半身无汗。

12. 偏枯：指一侧肢体筋肉萎缩不用的病证。

13. 痤疿：痤，即小疖，疿，即汗疹。

14. 高梁：高通"膏"，指脂肪类食物；梁通"粱"，指精细的粮食。

15. 足生大丁：足，乃"是"字形近而误。是，读为"则"。丁，指疔疮。

16. 受如持虚：形容得病非常容易，像拿着空器具去受盛什物一样。

17. 皶：即粉刺。

【释义】

本段列举了阳气失常所引起的部分病证。人身的阳气，贵在卫外而不偏亢偏衰。如果烦劳过度，就会使阳气亢盛于外，从而阴精耗损于内，若反复发生这种情况，到了夏天，加上暑热的熏灼，则阴精更伤，就可以使人发生煎厥的病证。其主要表现是，视物不清，耳聋不聪，甚至突然昏倒等，其病势犹如河堤决口、洪水奔流而难以控制。肝藏血而主怒，若大怒伤肝，使阳气升发太过，则血随气涌，以致藏府经络气机阻隔不通，上逆的血郁积于上部，就会发生突然昏倒、不省人事的薄厥证。如果因此而损伤了筋脉，则筋脉弛缓不收，以致肢体不能随意活动；如果身体一侧无汗，说明邪气留滞而正气不能周行全身，久则可形成半身枯痿不用的偏枯证。

汗出的时候，腠理疏松，若感受湿邪，邪滞于肌肤，就会形成小疖或汗疹。若过食肥甘厚味，往往壅滞阳气而变生热毒，很容易形成疔疮一类病症。又劳累汗出而被风吹，以致风邪侵袭肌肤，凝聚脂液而生粉刺；若郁结化热，则可变生小疖。

八九、《素问·调经论篇第六十二》：帝曰：经言阳虚则外寒，阴虚则内热，阳盛则外热，阴盛则内寒，余已闻之矣，不知其所由然也。岐伯曰：阳受气于上焦，以温皮肤分肉之间，今寒气在外则上焦不通，上焦不通则寒气独留于外，故寒慄。帝曰：阴虚生内热奈何？岐伯曰：有所劳倦，形气衰少[1]，谷气不盛[2]，上焦不行，下脘不通，胃气热，热气熏胸中，故内热。帝曰：阳盛生外热奈何？岐伯曰：上焦不通利，则皮肤致密，腠理闭塞，玄府[3]不通，卫气不得泄越，故外热。帝曰：阴盛生内寒奈何？岐伯曰：厥气[4]上逆，寒气积于胸中而不泻，不泻则温气[5]去，寒独留，则血凝泣，凝则脉不通，其脉盛大以涩，故中寒。

【校注】

1.形气衰少：吴昆说："形气，阴气也；衰少，虚也。"

2. 谷气不盛：指脾胃虚弱，水谷精气不足。

3. 玄府：《素问·水热穴论篇》："所谓玄府者，汗空也。"

4. 厥气：指下焦阴寒之气。

5. 温气：王冰说："温气，谓阳气也。"

【释义】

本段阐述了阴阳盛衰产生寒热病证的规律和机理。卫气从上焦布散于体表以温养皮肤肌肉，如果有寒气侵袭体表，而上焦又无力宣发卫气以温煦充养于肌肤，则寒气稽留于肌表而不去，便发生恶寒战慄，这就是阳虚生外寒的机理。

劳倦过度，导致脾之阴气亏虚，中焦运化功能减弱而水谷精气不足，脾上升则上焦无以宣发，胃不降则下脘不能疏通，以致胃脘产生郁热，熏于胸中，这就是阴虚生内热的机理。

如果上焦宣发功能障碍，则皮肤致密，腠理闭塞，汗孔不通，卫阳遏于肌表不得宣泄，郁而化为热，这便是阳盛生外热的机理。

下焦阴寒之气过盛，则寒气上逆而积留于胸中，导致阳气损耗，阻塞之邪独盛于内，因而血行凝滞，脉道不畅，证见脉象盛大而兼涩，这便是阴虚生内寒的机理。

【按语】

"阴主寒，阳主热"，本段所论主要概括了由阴阳盛衰导致寒热病证的基本规律。但是，文中的阴、阳还包括有"内为阴，外为阳"的部位概念，其盛衰也不仅是指阳气、阴液的多和少，因而与后世阴虚、阳虚、阴盛、阳盛的概念不尽相同，这是我们学习时必须加以注意和区别的。此外，还应看到李东垣依据本段"阴虚生内热"等论述，提出"气虚发热""温能除大热"等理论和治则，乃是对"内经"理论有所创新和发展了。

九〇、《灵枢·顺气一日分为四时第四十四》：夫百病者，多以旦慧¹昼安，夕加夜甚，何也？岐伯曰：四时之气使然。黄帝曰：愿闻四时之气。岐伯曰：春生夏长，秋收冬藏，是气之常也，人亦应之。以一日分为四时，朝则为春，日中为夏，日入为秋，夜半为冬。朝则人气²始生，病气衰，故旦慧，日中人气长，长则胜邪，故安；夕则人气始衰，邪气始生，故加；夜半人气入藏，邪气独居于身，故甚也。

【校注】

1. 慧：明瞭。此处是病势转轻的意思。

2. 人气：此处指阳气。

【释义】

本段从天人相应的观点，论述了病情在一天中的变化规律和机理。一般疾病在一天中的变化规律是旦慧昼安，夕加夜甚，这是由人体阳气的生、长、收、藏变化所决定的。在自然界，一年之中四时气候的变迁导致了万物生、长、化、收、藏的生化过程，而一天类似于一年，也可分为四时，即早晨为春，日中为夏，日暮为秋，夜半为冬、人体的阳气也随之而发生相应的变化。由于疾病是一个邪正消长的过程，晨起人体阳气渐盛，则病邪衰退，所以病情转轻；日中阳气最旺，则正胜邪却，所以人体安适；日暮阳气已减，则邪气渐盛，所以病势加重；夜半阳气潜藏，则正不胜邪而邪气充斥于身形，所以病情加重。

小　结

本章介绍了《内经》中有关病机的部分论述，计十八条，结合下编的《素问·阳明脉解篇》《素问·逆调论篇》《素问·举痛论篇》三篇，比较集中地反映了《内经》对病因、发病和病理的一些基本观点及学术思想。

《内经》中关于病因的论述，形成了中医学病因学的基本内容。"夫百病之所始生者，必起于燥湿、寒暑、风雨、阴阳、喜怒、饮食、居处"，是对六淫、七情、饮食不节、房事过度、起居失调等病因的高度概括；"堕坠"之"恶血""迫聚"之"汁沫"，则是后世瘀血痰饮等致病因素。《内经》还讨论了各类病因伤人的特点，如"其生于阳者，得之风雨寒暑；其生于阴者，得之饮食居处、阴阳喜怒"以及"喜怒不节则伤藏，风雨则伤上，清湿则伤下"等，是从阴阳（上下表里）"同气相求"的角度说明邪气与各部位的归属联系。由于当时对病因的认识是在宏观的整体观察基础上总结出来的，所以"气合而有形，得藏而有名"就成了人们判断病因病位的理论依据，并指导着中医学的临床实践。

《内经》对发病学的认识，具有丰富的辩证法思想内容。"两虚相得，乃客其形"，说明发病必须具有邪气侵犯和正气不和两个基本条件。"正气存内，邪不可干"，"邪之所凑，其气必虚"，则强调正气在发病中起着主导作用。而在正气之中，更重视阳气的卫外作用和真气的抗邪机能。由于邪气性质的不同，正气强弱的差异，以及邪正斗争状态的多样，导致了发病的复杂性，如"因于寒""因于暑""因于湿"，是讲外邪感而即发的；

第五章　病机

"冬伤于寒，春生瘅热"等是讲外邪伏而后发的。又如"虽不遇贼风邪气，必有因加而发焉"，是说故邪留着，因新感诱发而病，"愁忧恐惧则伤心……汗出浴水则伤肾"，则是论内外、新故、先后合邪而发病以及病因与五藏之间的联系。可以看出，这些多种发病类型不仅是临床经验的总结，而且像"冬伤于寒，春必温病"等成了后世论述伏气温病的理论依据。至于疾病的发展变化，除了外感邪气由皮毛而渐次入藏府，以及"五藏有病，则各传其所胜"等规律外，应该说是相当复杂的，所以原文中指出"其传化有不以次"，"至于其淫泆，不可胜数"。临床上应综合各方面的因素加以判断。

　　关于病理方面，节选原文中分别阐述了六气、五藏、六府的病理病证联系以及阴阳失调的基本病理变化。篇选中则集中介绍了阳明经病证和痛证以及营卫失调、气机不和等所致病证的机理。此外，《素问·通评虚实论篇》"邪气盛则实，精气夺则虚"，可以看作是《内经》对病机认识的总纲。原文关于疾病旦慧、昼安、夕加、夜甚的论述，则代表了《内经》从"天人相应"观点出发对病理变化的整体认识的一个方面。

第六章　病　证

　　证，指疾病的各种表现，即证候，《内经》称作"病能""病形"或"病状"等。"病证"一词沿用至今，一般有两种含义：其一，由于中医常以主要证候确定病名，因此病证同病在概念上是一致的；其二，同一种疾病因其病机、证候的差异而分为数种证型，这种证型也可称为病证。本章所述的病证兼有这两种含义，而以第一种为主。

　　《内经》记载的上百余种病证，详略不等地散见于各篇之中，反映了先秦时代丰富的诊疗经验和对疾病的认识水平。其中，有些是病证的专论，比较系统而扼要地介绍了有关病证的病因、病机、证候、分型、治法、针灸、方药及预防等内容；对有些病证的论述虽不完备，但在其简略的叙述中仍然蕴藏着科学的内容。

　　两千多年后的今天，虽然中医对于各种病证的理法方药已经极大地丰富和发展了，但是学习和钻研《内经》论述病证的原文，对于提高辨证施治的水平仍然具有现实的指导意义和启发作用。为此，本章选编了因机证治较全或在某一方面论述精详的部分病证原文。

九一、《素问·热论篇第三十一》：黄帝问曰：今夫热病[1]者，皆伤寒[2]之类也，或愈或死，其死皆以六七日[3]之间，其愈皆以十日以上者，何也？不知其解，愿闻其故。岐伯对曰：巨阳[4]者，诸阳之属[5]也，其脉连于风府[6]，故为诸阳主气也[7]。人之伤于寒也，则为病热，热虽甚不死；其两感[8]于寒而病者，必不免于死。

帝曰：愿闻其状。岐伯曰：伤寒一日，巨阳受之，故头项痛，腰脊强。二日阳明受之，阳明主肉，其脉侠鼻络于目，故身热[9]，目疼而鼻干，不得卧也。三日少阳受之，少阳主胆[10]，其脉循胁络于耳，故胸胁痛而耳聋。三阳经络皆受其病，而未入于藏[11]者，故可汗而已。四日太阴受之，太阴脉布胃中络于嗌，故腹满而嗌干。五日少阴受之，少阴脉贯肾络于肺，系舌本，故口燥舌干而渴。六日厥阴受之，厥阴脉循阴器而络于肝，故烦满[12]而囊缩[13]。三阴三阳、五藏六府皆受病，荣卫不行，五藏不通，则死矣。

帝曰：治之奈何？岐伯曰：治之各通其藏脉[14]，病日衰已矣。其未满三日者，可汗而已；其满三日者，可泄[15]而已。

【校注】

1. 热病：指急性发热性的外感疾病。

2. 伤寒：病名，有广义、狭义之分。本篇"伤寒"为广义，正如王焘所说："此病方家呼为伤寒，而所以为外感之总称者。"因此本篇所说的"寒"宜视为外感邪气的代表。

3. 六七日：本篇所述的日期，仅是对伤寒病的传变、病程和预后的约略估计，非计日以限病之谓。

4. 巨阳：即太阳。

5. 诸阳之属：诸阳，指太阳、阳明、少阳。属，隶属、统领的意思。

6. 风府：督脉穴名，在项后正中入发际一寸。

7. 巨阳者……故为诸阳主气也：丹波元简说："滑本此二十字移于'伤寒一日，巨阳受之'之下，徐本同，文义顺承，为胜。"遵此，于释义中移之。

8. 两感：为表里的两经同时受邪发病。

9. 身热：张介宾说："伤寒多发热，而独此云身热者，盖阳明主肌肉，身热尤甚也。"

10. 少阳主胆：胆，应据《甲乙经》卷七第一上、《太素》卷二十五《热病决》及《新校正》引全元起本改作"骨"。

11. 藏：应据《甲乙经》卷七第一上、《太素》卷二十五《热病决》及《新校正》引全元起本改作"府"。

12. 满：通"懑"，烦闷的意思。

13. 囊缩：指阴囊（或阴器）向上收缩。

14. 各通其藏脉：各，分别。通，疏通、和调。藏脉，受病的藏府经脉。

15. 泄：去也。此处指祛除里邪，包括清热、攻下、行气、活血、利水等多种祛邪法则。

【释义】

本段扼要地论述了外感热病的概念、分型、证候、传变、预后及治疗大法。由外感而产生的发热性疾病，就是广义"伤寒"

一类病证。这类疾病起病急、传变快，病情的好转或恶化多在十天左右的时间。伤寒病预后的好坏主要取决于正邪力量的对比。例如人体感受了寒邪，由于寒束肌表，腠理闭塞，郁遏卫阳而发热，这种发热，是正气抗邪有力的表现，因而即使热势较盛也不会引起不良后果；如果表里两经同时感寒而发病，表明邪气亢盛且深入体内，而正气大伤，因而预后一般是比较严重的。

外感热病多具有从表入里的传变趋势。阳主外，阴主内，三阳主表，太阳之气外应皮毛，为表中之表，主持卫外功能，因此外邪袭人首先侵犯太阳。足太阳膀胱经从头顶下肩、挟脊抵腰中，故太阳受邪，可出现头顶腰脊强痛痠楚等证候。阳明为多气多血之经，其气外应肌肉，外邪侵入阳明，正邪斗争加剧，故出现全身肌肤壮热、恶热；足阳明经起于鼻旁、交于鼻根而过目内眦，邪热充斥阳明经脉，故目痛、鼻干；邪气从阳明经络上逆于胸中，则喘促胀闷、不能平卧。少阳之气外应筋骨，足少阳胆经从耳后入耳中、循胸胁，故邪滞少阳经络则出现胸腹痛而耳聋等证候。若三阳经均发病，而邪气仅停留于体表，还未深入于六府之里，通过发汗解表，邪去即愈。脾居大腹，足太阴经入腹属脾络胃、上膈挟咽，故邪热侵入太阴，运化失司，则脘腹胀满而咽嗌干燥。肾为水藏而主津液，足少阴肾经贯脊属肾，穿膈入肺，循喉咙系舌根，故邪热内入少阴，便可出现口燥舌干而渴等津伤证候。肝藏血舍魂主筋，足厥阴肝经绕阴器抵少腹，从肝贯膈而上注肺，故邪热侵犯厥阴，神魂被扰而胸膈烦闷，血耗筋伤则阴器挛缩。如果邪亢正衰，三阴三阳、五藏六府都受到邪的严重损害，最终就会导致气血停滞、藏府闭塞而死亡。

治疗外感热病，其总的原则是祛除邪气以恢复经络气血的正常运行及藏府的功能活动，这样，病情便日渐好转而愈。患病初期，邪在三阳之表者，当用汗法使邪从表解；病至三阴，邪已深入藏府之里者，则当选用多种祛邪法以泄除里邪。

【按语】

《素问·热论篇》为《内经》讨论外感热病的专篇，是《伤寒论》和温病学派的主要学术渊源。后汉张仲景继承了《热论》关于伤寒的概念、六经分证、传变趋势、治则和预后等方面的基本观点，同时，他又根据医学实践的发展和新成就，对外感热病的因机证治、理法方药作了全面的大量的充实和创新，建立了更为完善而具体的六经辨证施治体系，从而把中医学对外感热病的理论和实践都推进到一个新阶段。仲景这种尊古而不泥古、正确处理继承和发展关系的治学精神和方法，为我们学习古典医著树立了榜样。

九二、《素问·热论篇第三十一》：帝曰：热病已愈，时有所遗[1]者，何也？岐伯曰：诸遗者，热甚而强食[2]之，故有所遗也。若此者，皆病已衰而热有所藏，因其谷气相薄[3]，两热相合，故有所遗也。帝曰：善。治遗奈何？岐伯曰：视其虚实，调其逆从[4]，可使必已矣。帝曰：病热当何禁之？岐伯曰：病热少愈[5]，食肉则复[6]，多食则遗，此其禁也。

【校注】

1.遗：留也。此处指热病余邪未尽、因饮食不当而致迁延不愈的证情。

2. 强食：勉强进食，指进食的质和量超过了患者的运化
能力。

3. 薄：通"搏"，扭结在一起的意思。

4. 逆从：偏义复词，取"逆"之意，指失常之处。

5. 少愈：少，通"稍"。稍愈，就是初步好转。

6. 复：原病复发。复和遗，在本段义相近。

【释义】

本段论述了热病遗复的原因、机理和治则。热病邪势亢盛
之时，必然耗气伤津，使脾胃运化功能减退，此时若勉强进食，
就会导致热病遗留不愈。这是因为尽管这时热病的证候有所减
轻，但体内热邪并未尽除，再加上饮食不当，谷气同邪气相搏，
谷气所化之热便同余热结合为患，以致热病缠绵难愈。治疗这
种病证，应依据患者虚实的具体情况，调治其失常之处。由于
热病遗复多与饮食有关，所以在患病过程中必须注意饮食禁忌，
特别是在病情好转时，切不可饮食过量或恣食易于化热的油腻
之品，以防止遗复的发生。

九三、《素问·评热病论篇第三十三》：黄帝问曰：有病
温[1]者，汗出辄[2]复热，而脉躁疾不为汗衰，狂言，不能食，
病名为何？岐伯对曰：病名阴阳交，交者死也。帝曰：愿闻其
说。岐伯曰：人所以汗出者，皆生于谷，谷生于精[3]。今邪气交
争[4]于骨肉而得汗者，是邪却而精胜也。精胜则当能食而不复热。
复热者邪气也，汗者精气也，今汗出而辄复热者，是邪胜也。
不能食者，精无俾[5]也；病而留着[6]，其寿可立而倾[7]也。且夫《热
论》[8]曰：汗出而脉尚躁盛者死。今脉不与汗相应，此不胜其

病也，其死明矣。狂言者是失志[9]，失志者死。今见三死[10]不见一生，虽愈必死也。

【校注】

1. 温：此指外感所致的温热病。

2. 辄：即时、立刻的意思。

3. 谷生于精：于，作音节助词，无义。谷生于精就是谷生精，即水谷化生精气之意。

4. 邪气交争：指病邪和精（正）气相互抗争。

5. 精无俾：《说文》："俾，益也。"精无俾，即精气得不到补助。

6. 病而留者：而，连词，有假设之意。病而留者，就是病邪若留着不去。

7. 倾：倒塌。此处引申为夭亡。

8. 《热论》：古代医经篇名。《灵枢·热病》有"热病已得汗而脉尚躁盛，此阴脉之极也，死；其得汗而脉静者，生"等语，故有的注家认为《热论》即指此篇而言。

9. 失志：丧失了正常的神志。

10. 三死：杨上善说"汗出而热不衰，死有三候；一不能食，二犹脉躁，三者失志。"

【释义】

本段阐述了外感热病中"阴阳交"的证候、机理及其预后。在温热病的发展过程中，凡是具有汗出后仍然发热、脉象躁动急速、语言狂乱、不能饮食等证候，就是阳邪内陷、阴液外泄的"阴阳交"证。

"阴阳交"为什么预后不良呢？人体排泄的汗液来源于水

谷，水谷化生的精微物质——津液在阳气的蒸化下从腠理泄出即为汗。外邪侵入人体后与正气相搏，正能胜邪则汗出热退，邪随汗解，便不会再发热，食欲也应随之而恢复。如果汗出后仍然发热或热势反增，说明出汗徒伤正气而邪反内陷，是正不胜邪的表现。不能进食，表明胃气受损，已耗的正气得不到应有的补充；若邪气继续留着为患，就可能危及生命。汗出后脉象平静调匀，是邪去正复的佳兆，若脉象仍然躁动疾急，则是邪热鸱张、正气不支的凶候。五藏藏精舍神，故语言狂乱是神志失常而藏气大伤的重证。由于"阴阳交"证在阳盛阴亏的基础上，出现上述三种危象而见不到一线生机，其总的趋势必然是邪愈亢而正愈竭，所以即或出现暂时的好转，其预后也是十分险恶的。

【按语】

"阴阳交"不是一种独立的疾病，它是见于外感热病中后期的一种危重证型，多由失治误治、感邪太重或素体阴亏所致。王士雄曾指出："温证误作伤寒（当指狭义者）治而妄发其汗，多有此候。"（《温热经纬》） 本段关于邪正交争和汗出的机理、死证的判断等论述对后世医学特别是温病学的发展有深远的影响。另外，对"阴阳交""虽愈必死"宜活看，正如吴瑭所说："然药之得法，有可生之理。"（《温病条辨》）

九四、《素问·痹论篇第四十三》：黄帝问曰：痹[1]之安生？岐伯对曰：风寒湿三气杂至[2]，合[3]而为痹也。其风气胜者为行痹，寒气胜者为痛痹，湿气胜者为著痹也。

痹，或痛，或不痛，或不仁，或寒，或热，或躁，或湿，其故何也？岐伯曰：痛者寒气多也，有寒故痛也。其不痛不仁者，痛久入深，荣卫之行涩，经络时疏[4]，故不通[5]；皮肤不营，故为不仁。其寒者，阳气少，阴气多，与病相益[6]，故寒也。其热者，阳气多，阴气少，病气胜[7]，阳遭阴[8]，故为痹热。其多汗而濡者，此其逢湿甚也，阳气少，阴气盛，两气相盛[9]，故汗出而濡也。

凡痹之类，逢寒则虫[10]，逢热则纵[11]。

【校注】

1. 痹：音义同"闭"，闭阻不通畅的意思。

2. 杂至：指几种邪气混杂地侵入人体。

3. 合：本篇后文中有营卫之气"不与风寒湿气合，故不为痹"之语，可见此"合"当是指风寒湿邪同营卫之气相搏结。

4. 时疏：时常空虚。

5. 不通：当据《甲乙经》卷十第一下改为"不痛"。张介宾说："血气衰少则滞逆亦少，故为不痛。"

6. 益：增加，助长。

7. 病气胜：胜，通"盛"。病气胜，指风寒湿气较盛。

8. 阳遭阴：遭，当据《甲乙经》卷十第一下改为"乘"。乘，战胜的意思。阳乘阴，是指患者素体偏盛的阳气战胜阴邪，因而使阴邪亦转化为阳热。

9. 两气相感：指患者素体偏盛的阴气和感受的湿气（阴邪）相并合而致病。

10. 虫：当据《甲乙经》卷十第一下、《太素》卷二十八《痹论》改为"急"。急，紧急、急迫的意思。

11. 纵：同"急"相对，放纵、弛缓的意思

【释义】

本段论述了痹证的病因、分类、主要证候及其机理。在生理状态下，营卫气血在人体内周流不息，内注五藏六府，外营四肢百骸。如果风寒湿三种邪气混杂地侵入人体，导致气血闭阻、经络滞涩，就会形成痹证。其中，以风气为主者，疼痛部位游走不定，称为行痹；以寒气为主者，疼痛剧烈而畏寒喜暖，称为痛痹；以湿气为主者，痛处不移而兼肿胀麻木，称为著痹。

由于感邪不同、体质各异，同患痹证可以表现出多种多样的证候。感受寒气重的，由于寒邪使气血凝结、经络拘急，因此疼痛明显。若痹证日久，正衰邪深，营卫运行滞涩，体表经络空虚，邪正搏结的程度也相对减轻，所以疼痛不明显；肌肤得不到足够气血的温养，则麻木不仁。如果患者素体阳弱阴强，偏盛的阴气与感受的病气（阴邪）相互助长，便可出现患部或全身寒冷的证候。如果患者素体阳盛阴虚，即使感受的病气较重，由于偏盛的阳气能胜过阴邪，从而使阴寒亦转化为阳热，所以出现痹证发热。如果患者素体阳弱阴强，而感邪以湿气为重，则体内偏盛的阴气与湿气（阴邪）相并合，可致汗出较多而皮肤潮润。

大凡痹证之类多由寒湿阴邪滞留肢体而为患，因此患者处于寒湿的环境则病情转向急剧，处于温燥的环境则病情趋于和缓。

九五、《素问，痿论篇第四十四》：黄帝问曰：五藏使人痿[1]，何也？岐伯对曰：肺主身之皮毛，心主身之血脉，肝主身之筋膜，脾主身之肌肉，肾主身之骨髓。故肺热叶焦[2]，则皮毛虚弱急薄[3]，著[4]则生痿躄[5]也。心气热，则下脉[6]厥而上，上则下脉虚，虚则生脉痿，枢折挈[7]，胫纵而不任地[8]也。肝气热，则胆泄口苦，筋膜干，筋膜干则急而挛，发为筋痿。脾气热，则胃干而渴，肌肉不仁，发为肉痿。肾气热，则腰脊不举。骨枯而髓减，发为骨痿。

论言[9]治痿独取阳明[10]，何也？岐伯曰：阳明者，五藏六府之海，主闰[11]宗筋[12]，宗筋主束骨而利机关[13]也。冲脉者，经脉之海也，主渗灌溪谷，与阳明合于宗筋；阴阳总宗筋之会[14]，会于气街，而阳明为之长[15]，皆属于带脉而络于督脉[16]。故阳明虚则宗筋纵，带脉不引，故足痿不用也。帝曰：治之奈何？岐伯曰：各补其荥而通其俞[17]，调其虚实，和其逆顺；筋脉骨肉，各以其时受月[18]，则病已矣。

【校注】

1. 痿：音义同"萎"。本篇所论之痿是以肢体（特别是下肢）软弱、枯萎而不能正常运动为特点的一类病证。

2. 叶焦：肺叶受热灼而津液干枯。

3，急薄：急，危困。薄，减少。急薄，形容皮毛干枯萎弱的状态。

4. 著：指热气久留不去。

5. 痿躄：躄，瘸腿。痿躄，四肢痿废不用的病证。

6. 下脉：此指下肢经脉的气血。

7. 枢折挈：枢，转轴，喻关节。折，断也，损也。挈，提举之意。枢折挈，是形容下肢关节功能丧失而不能提举行走。

8. 胫纵而不任地：足胫弛纵，不能胜任立地行走。

9. 论言：指古医经语。《灵枢·根结》："故痿疾者取之阳明，视有余不足。"据此，有的注家认为"论言"即此篇所论。

10. 独取阳明：取，治疗。本句谓独从阳明胃进行治疗。

11. 闰：《周易·系辞上》归奇于扐以象闰"之闰"，谓缠束前阴宗筋一周。

12. 宗筋：筋膜会集之处。此处主要指小腹、股胫的大筋。

13. 机关：《素问·骨空论篇》："侠髋为机"，"胭上为关"。机关，主要指腰髋膝踝等大关节。

14. 阴阳总宗筋之会：阴阳，指阴阳经脉。总宗筋之会，就是总会于宗筋。张介宾说："宗脉聚于前阴，前阴者，足之三阴、阳明、少阳及冲任督跻九脉之所会也。"

15. 长：首领的意思。

16. 属于带脉而络于督：属，连属。络，联络。此处为互文。全句意思是阴阳经脉都同带脉督脉相联系。

17. 补其荥而通其俞：谓针刺法。吴昆说："十二经有荥有俞，所溜为荥，所注为俞。补，致其气也；通，行其气也。"

18. 时受月：张琦说："时受月，谓旺月也。以旺月治之，则病易已。"

【释义】

本段论述了五体痿的病机、主证及治疗原则。皮肉脉筋骨五体，分别受肺脾心肝肾五藏濡养和支配。若肺热灼津，肺叶焦枯，不能输精于皮毛，皮毛失养则呈现虚弱枯槁的状态，热气留着不去，肺藏津气两伤，以致四肢失养而形成痿躄证。心藏有热，迫血上逆妄行而失血，以致下部经脉空虚，不能"濡筋骨，利关节"，从而形成足胫弛缓、不能站立行走的脉痿证。肝藏有热，可使胆气上溢而口苦，肝热耗血，则筋膜干枯而挛急，久则肢体萎缩不用而成为筋痿证。脾藏有热，可使胃中津液亏乏而口渴，肌肉失养而形成麻木不仁的肉痿证。肾藏有热，则肾精亏损，髓减骨枯，便可发生腰脊痠软、下肢无力支撑的骨痿证。

　　阳明属胃，胃为水谷之海、五藏六府气血之源，因而阳明经多气多血，主管缠束宗筋，以使宗筋得以约束骨骼而关节活动自如。冲脉为十二经气血汇聚之处，它渗透灌注肌肉腠理，并同胃经在宗筋相会；而全身多数阴经阳经都聚集于宗筋，再交会于胃经的气街穴，因而阳明经在这所有的经脉中居于主导地位，同时，包括阳明在内的阴阳经脉也同带脉、督脉相互络属。所以，若阳明气血不足，宗筋失养便会弛纵乏力，带脉亦不能发挥收持约束的作用，以致下肢痿软不能随意运动。治痿虽强调取阳明，但痿证同五体五藏皆有关，因此治疗痿证还可选取有关经脉的荥穴和俞穴，分别施以针刺补泻手法，以恢复经脉气血的正常运行；此外，针对筋脉骨肉的不同痿证，选择其当旺的时令治疗，也是保证疗效的重要法则。

　　【按语】

　　本篇论痿，不论外感内伤，均以五藏之热及因热致虚为着眼点，这对痿证的辨证施治有一定意义。痿证病在五体而属于五藏，然而肢体的运动却主要依赖于筋骨肌肉的协调活动，由于脾胃主肌肉四肢，为气血生化之源，肝藏血主筋，肾藏精生髓养骨，因此本篇提出"治痿独取阳明"，而后世则发展为健脾胃、益肝肾两大法则，可谓抓住了治痿的根本。当然，临床上亦有确属湿热不攘或其他邪实的痿证，又当以祛邪为先，不可执一而论。

九六、《素问·厥论篇第四十五》：黄帝问曰：厥[1]之寒热者，何也？岐伯对曰：阳气衰于下[2]则为寒厥，阴气衰于下[2]则为热厥。

帝曰：寒厥何失而然也？岐伯曰：前阴者，宗筋之所聚，太阴阳明之所合也。春夏则阳气多而阴气少，秋冬则阴气盛而阳气衰。此人者质壮[3]，以秋冬夺于所用[4]，下气上争[5]不能复[6]，精气溢下，邪气因从之而上也[7]，气因于中[8]，阳气衰，不能渗营其经络，阳气日损，阴气独在，故手足为之寒也。帝曰：热厥何如而然也？岐伯曰：酒入于胃，则络脉满而经脉虚，脾主为胃行其津液者也，阴气虚则阳气入[9]，阳气入则胃不和，胃不和则精气竭，精气竭则不营其四支也。此人必数醉若饱以入房，气聚于脾中[10]不得散，酒气与谷气相薄，热盛于中，故热遍于身，内热而溺赤也。夫酒气盛而慓悍，肾气有[11]衰，阳气独胜，故手足为之热也。

帝曰：厥，或令人腹满，或令人暴不知人[12]，或至半日远至一日乃知人者，何也？岐伯曰：阴气盛于上则下虚[13]，下虚则腹胀满；阳气盛于上，则下气重上而邪气逆[14]，逆则阳气乱[15]，阳气乱则不知人也。

【校注】

1. 厥：《素问·方盛衰论篇》："是以气多少，逆皆为厥。"凡藏府经络气血逆乱失常，《内经》皆称为"厥"。本段所论之"厥"，是指由内伤所致而以手足寒冷或发热，或突然昏倒为主证的一类病证。

2. 下：《素问·至真要大论篇》："诸厥固泄，皆属于下。"《灵枢·本神》："肾气虚则厥。"故此"下"主要指肾藏。

3. 质壮：体质壮实。

4. 秋冬夺于所用：夺，失也。用，过用。秋冬阳气本宜内藏，若强力过劳或房事太过，则阳气外耗。

5. 下气上争：争，《说文》段玉裁注："凡言争者，谓引之使归于己也。"此句言肾中阳气不足则吸引中上焦阳气以自强。

6. 复：复原、恢复。

7. 邪气因从之而上也：张介宾说："精溢则气去，气去则阳虚，阳虚则阴胜为邪，故寒气因而上逆矣。"

8. 气因于中：因，《太素》卷二十六《寒热厥》作"居"，并注曰："寒邪之气因虚上乘以居其中，以寒居中，阳气虚衰。"中，指腹中。

9. 阴气虚则阳气入：酗酒损伤脾胃之阴，故曰阴气虚。酒气与谷气搏结而化热，故曰阳气入。

10. 气聚于脾中：指谷气停滞于脘腹。

11. 有：《甲乙经》卷七第三作"日"，同上文"阳气日损"相对，可从。

12. 暴不知人：突然不省人事。

13. 下虚：下部（肾肝）阳气虚衰。

14. 下气重上而邪气逆：张介宾说："重，并也。邪气，气失常也。"此句谓肾中阴气亏虚所产生的内热之气亦合并上逆。

15. 阳气乱：此处指神气失常。

【释义】

本段论述了寒厥、热厥的病因病机及其主要证候。厥证可分寒热两大类；形成寒热厥的主要机理分别在于肾藏阴阳之气的虚衰所导致的气机逆乱。

一年之内，春夏为阳气主事，秋冬为阴气主事，善养生者当随时调节身体的活动以适应环境的变化。如果自恃身体壮实，在秋冬当收藏之时强力劳作或房事过度，使肾中阳气受损，肾阳虚虽吸引中上焦阳气仍不能复原，久则肾气不固，阴精滑泄于下，精泄则阳气更加耗伤，下焦阴寒之气上逆于中焦，脾胃阳衰则不能循经以温养四肢，阳衰阴盛之势逐渐加重，即出现手足寒冷的证候。若经常在酒醉或饱食后入房纵欲，不仅耗伤肾精，而且损害脾气，脾弱失运，不能为胃行津液，从而使四肢缺乏水谷精气的濡养；同时，酒性阳热而猛悍迅疾，与谷气搏结于腹中则变生内热，形成中焦阳偏盛而阴不足的病理状态，以致肾中阴气更加亏损，这种阴虚阳亢之势逐渐加重，便出现小便黄赤灼热，手足心发热等证候。

厥证出现腹部胀满，多因患者阴气偏盛而逆于上，下焦阳气虚而不能温通气机所致；厥证发生突然昏倒不省人事，多因患者阳气偏亢而上逆，下焦阴伤不能制阳，因而变生的内热亦合并上逆，扰乱心神所致。由于邪气逆乱在程度上有轻重不同，因此昏不知人的时间有长短之异。

【按语】

本段论厥以阴阳失调、藏气逆乱立论，对后世有深远的影响。强调酒色劳倦、渐伤肾脾是致厥的主要病因病机，为厥证的预防和治疗提示了方向。厥证的主要表现，除了手足或寒或热外，突然昏倒不省人事也是其常见证候，可参阅《内经》中关于"暴厥""大厥""煎厥""薄厥""尸厥"等证的记载。《史记·仓公传》有"刺其足心各三所"治愈"热蹶"一案，可参。

九七、《素问·水热穴论篇第六十一》：黄帝问曰：少阴何以主肾？肾何以主水[1]？岐伯对曰：肾者至阴[2]也，至阴者盛水[3]也。肺者太阴也，少阴者冬脉[4]也，故其本在肾，其末在肺[5]，皆积水也。帝曰：肾何以能聚水而生病？岐伯曰：肾者胃之关也[6]，关门不利[7]，故聚水而从其类也。上下溢于皮肤，故为胕肿[8]。胕肿者，聚水而生病也。帝曰：诸水皆生于肾乎？岐伯曰：肾者牝藏[9]也，地气上者属于肾[10]，而生水液[11]也，故曰至阴。勇而劳甚[12]则肾汗[13]出，肾汗出逢于风，内不得入于藏府，外不得越于皮肤，客于玄府，行于皮里，传为胕肿，本之于肾，名曰风水。所谓玄府者，汗空也。

故水病下为胕肿大腹，上为喘呼不得卧者，标本俱病。故肺为喘呼，肾为水肿，肺为逆不得卧；分为相输，俱受者[14]，水气之所留也。

【校注】

1. 主水：主管津液的输布、排泄。

2. 至阴：至，极也。至阴，即阴气最盛。张介宾说："肾应北方之气，其藏居下，故曰至阴也。"

3. 盛水：盛，受纳。《素问·解精微论篇》："积水者，至阴也；至阴者，肾之精也。"可见"盛水"和后文"积水"同义，都是对肾藏主持津液气化功能的概括。

4. 冬脉：肾藏通于冬气，故肾经可称冬脉。

5. 其本在肾，其末在肺：本，根也，始也。末，梢也，终也。此句指出了肾肺两藏在津液代谢和水病形成过程中的下上主次关系。

6. 肾者胃之关也：关，关口，司出入。肾所主的二阴窍，是胃中水谷化物排泄的关口或门户，因此称肾为胃之关。

7. 关门不利：关门，喻肾的气化功能。关门不利，就是肾的化气行水功能障碍而小便涩少甚至癃闭的意思。

8. 胕肿：吴昆说："肌肤浮肿曰胕肿。"

9. 牝藏：牝，雌性，属阴。牝藏，即阴藏。

10. 地气上者属于肾：地气，即阴气、津液。此句是说津液的升腾敷布依赖于肾的气化。

11. 生水液：变生水液停聚的病证。

12. 勇而劳甚：逞勇力而劳动过度。

13. 肾汗：《素问·经脉别论篇》："持重远行，汗出于肾。"张介宾说："汗自阴分深处而发，故曰肾汗。"

14. 分为相输，俱受者：高世栻说："分为相输，谓肾气上升，肺气下降，上下分行，相为输布；今俱受病者，乃水气之所留聚也。"

【释义】

本段论述了水病同肾肺两藏的关系、主要证候及风水的病因病机。从阴阳属性看，肾为至阴之藏；水属阴，因此至阴之藏——肾具有主管水液的功能。就所主的经脉而言，肺为太阴经，肾为少阴经，亦称冬脉，而肾脉上贯肝膈入肺中，因此在津液的代谢和水病的形成过程中，一般是以肾为根本，肺为标末，二藏都起着重要的作用。肾之所以能留聚水液而产生水肿病，是因为肾开窍于二阴，水谷入胃后，其化物必出于二阴，所以称肾为胃的关口。肾气通调则二便正常，肾气不化则小便不利，水液内停，从而形成水肿之类阴盛的病证。水液上下泛溢于肌肤，则导致全身浮肿。肾为阴藏，位居下焦，全身津液的蒸腾敷布主要取决于肾的气化功能，这就是多种水病产生于肾的原因，也是肾为至阴的道理。举例来说，强恃勇力而劳累太过，造成肾汗泄出，此时再感受风邪，使汗孔闭塞，以致水液既不能内行于藏府，又不能外泄于皮肤，与风邪搏结而着留于腠理肌肤之间，逐渐演变而形成浮肿。由于此病源于肾而因于风，故命名为风水。

水肿常常表现为肺肾两藏标本俱病。在下，肾病引起肌肤浮肿、脘腹胀大；在上，肺病引起喘促气逆、不能平卧。由于肺居上焦主气，肾居下焦主水，二藏生理上相互配合，病理上亦相互传变，现在二藏同时受病而出现上述证候，必然是水气滞留不行所造成的。

九八、《素问·汤液醪醴论篇第十四》：帝曰：其有不从毫毛而生[1]，五藏阳以[2]竭[3]也。津液充郭[4]，其魄独居[5]，精孤于内，气耗于外[6]，形不可与衣相保[7]，此四极急[8]而动中[9]，是气拒于内而形施于外[10]。治之奈何？歧伯曰：平治于权衡[11]。去宛陈莝[12]，微动四极，温衣，缪刺其处[13]，以复其形；开鬼门[14]，洁净府[15]，精以时服[16]，五阳以布，疏涤五藏[17]。故精自生，形自盛，骨肉相保，巨气乃平[18]。

【校注】

1. 不从毫毛而生：毫毛，表也。此句言病不从外感而由内伤所致。

2. 以：通"已"。

3. 竭：此处读作"遏"，阻遏之意，与下文"五阳已布"相呼应。

4. 郭：通"廓"，城廓之意。此处指形体肌肤。

5. 其魄独居：魄，形也。其魄独居，就是形盛气衰、形气不协调的意思。

6. 精孤于内，气耗于外：阳遏不化，则阴精独盛于内；精不化气，则阳气渐少于外。

7. 相保：此处作"相称"解。

8. 四极急：四极，四末，即四肢。急，因肿胀而感绷急。

9. 动中：中，指内藏。动中，使藏气变动而为病，如喘急、心悸、呕恶之类。

10. 气拒于内而形施于外：拒，阻挡、格拒。施，通"弛"，懈弛无力的意思。此句谓气机格拒于内，形体懈弛于外。

11. 平治于权衡：平治，即治疗。权衡，即平衡。平治于权衡，就是通过治疗以达到形气协调、阴阳平衡。

12. 去宛陈莝：宛，音义同"郁"。《灵枢·小针解》："宛陈则除之者，去血脉也。"《素问·针解篇》："菀（同宛）陈则除之者，出恶血也。"可见"去宛陈"是针刺以泄除恶血的治法。莝，疑为错文。

13. 缪刺其处：《太素·知汤药》无"刺其"二字，此作"缪处"，缪乃"廖"之借字，今作"寥"《玉篇·宀部》说"寥力雕切，寂也"是"缪处"乃"居如寂静"。

14. 开鬼门：鬼门，就是汗孔。开鬼门，即发汗。

15. 洁净府：净府，就是膀胱。洁净府，即通利小便。

16. 精以时服：张介宾说："水气去则真精服。服，行也。"

17.疏涤五藏：疏通五藏气机以清除余邪。

18.巨气乃平：巨气，此处指失调的阴阳之气。平，常也。

【释译】

本段论述了水肿的基本病机、主证、治疗原则及方法。有些水病不是感受了外邪，而是五藏阳气阻遏所致。五藏的阳气不断地流通运行，则全身津液得以正常地输布排泄。若五藏阳气阻遏不行，则气化失司，津液内停并溢于形体胸腹的空隙之处，从而形成了形盛气衰、阴凝阳阻的病理状态，在外表现为全身浮肿、四肢胀急，甚至原有的衣服已不能穿在肿大的形体上，在内则藏气失常而出现喘息、心悸等证候。

由于水肿的基本病机是五藏阳遏、气化不行、水邪泛溢，因此治疗水肿的基本原则是通阳化气、助正祛邪以恢复形气协调、阴阳平衡。在外治法方面，可采用刺泄恶血、运动四肢、温暖形体等，以扶助阳气的运行，减轻外形的肿胀；在内治法方面，使在表的的水邪由发汗而散，在里的水邪从小便而除，水邪去则精气畅行，五藏阳气布达，又能进一步清除体内余邪。这样，精气生化不息，形体逐渐强壮，肌肤筋骨等协调相称，于是全身失调的阴阳之气就得到治理而恢复正常。

【按语】

本段以五藏阳气阻遏为重心论述水肿病机，为后世温阳化气作为水肿的根本治法提供了理论依据。在具体治法方面，所谓"去宛陈"不仅是古代通过放血以祛邪的一种手段，而且也是现代运用活血祛瘀法治疗顽固性水肿及某些疑难病证的先声；"开鬼门，洁净府"作为除水消肿的基本途径，不仅同上段"其本在肾、其末在肺"相呼应，而且至今仍有效地运用于临床实践。

九九、《灵枢·胀论第三十五》：黄帝曰：夫气[1]之令胀也，在于血脉之中耶？藏府之内乎？岐伯曰：三[2]者皆存焉，然非胀之舍也。黄帝曰：愿闻胀之舍。岐伯曰：夫胀者，皆在于藏府之外，排藏府而郭胸胁[3]、胀皮肤，故命曰胀。

黄帝曰：愿闻胀形。岐伯曰：夫心胀者，烦心短气，卧不安。肺胀者，虚满[4]而喘咳。肝胀者，胁下满而痛引小腹。脾胀者，善哕[5]，四肢烦悗[6]，体重不能胜衣，卧不安。肾胀者，腹满引背央央然[7]，腰髀痛。六府胀：胃胀者，腹满，胃脘痛，鼻闻焦臭[8]，妨于食，大便难。大肠胀者，肠鸣而痛濯濯，冬日重感于寒，则飧泄不化。小肠胀者，少腹䐜胀，引腰而痛。膀胱胀者，少腹满而气癃[9]。三焦胀者，气满于皮肤中，轻轻然[10]而不坚。胆胀者，胁下痛胀，口中苦，善太息。

【校注】

1. 气：本篇后文中载："真邪相攻，两气相搏，乃合为胀也。"可见此"气"乃指正气与邪气搏结，气机壅滞不行。

2. 三："三"下原注："一云'二'。"《甲乙经》卷八第三、《太素》卷二十九《胀论》"三"亦作"二"。当据改。

3. 排藏府而郭胸胁：排，挤压。郭，通"廓"，作动词用。《方言》："张小使大谓之廓。"此句谓压迫藏府并使胸胁向外扩张。

4. 虚满：指气壅所致的胀满。

5. 哕：呃逆。

6. 四肢烦悗：四肢胀闷而躁动不宁。

7. 央央然：央，通"怏"。怏怏然，郁郁不乐貌。

8. 焦臭：此处指食停胃脘所产生的臭秽气味。

9. 气癃：由膀胱气化障碍所致的小便不通。

10. 轻轻然：形容虚浮而不实。

【释义】

本段介绍了胀病的概念、病位和五藏六府的主要证候。所谓胀，是因邪气同正气相搏、营卫之气留止不行所产生的局部或全身胀满不舒的一类病证。胀虽同血脉和藏府密切相关，但其病变部位主要在藏府实体之处，因其挤压藏府而使胸胁等处向外扩张，并使皮肤肌腠亦发胀，故称为胀病。

胀病可按其影响的主要藏府进行分类。心胀者气阻于心，神明被扰，则心中烦乱，睡眠不安；影响到肺，则气息短促。肺胀者气壅于肺，则胸背部膨胀不舒；肺气上逆则喘急咳嗽。肝胀者气郁于肝，肝脉过小腹布胁肋，故两胁下胀痛，牵掣小腹亦痛。脾胀者气滞于脾，则四肢胀闷躁扰，影响睡眠；脾胃气逆则哕；肢体缺乏水谷精气的充养，则感沉重无力，甚至难于承受衣服的重量。肾胀者气聚于肾，肾居腰脊，故腹胀牵掣腰脊不适；肾脉上股贯脊，故腰髀部疼痛。胃胀者气停于胃，则腹满而胃脘胀痛；食停不化，胃失和降，则口鼻有臭秽气味，饮食受阻，大便困难。大肠胀者气阻于大肠，传导失常，故肠鸣濯濯有声，脐腹胀痛；若受寒较重，就会出现完谷不化的泄泻。小肠胀者气聚于小肠，则少腹胀满；小肠后附腰脊，故牵掣腰部亦痛。膀胱胀者气结于膀胱，气化不行，故小腹胀满而为癃闭。三焦胀者气壅于三焦，而三焦之气外应皮毛腠理，故肤腠胀满，但按之虚软而不坚实。胆胀者气郁于胆，胆脉过季胁，故胁下胀痛；胆气上逆则口苦；肝胆之气郁结不舒，则喜叹息以伸之。

一〇〇、《素问·奇病论篇第四十七》：帝曰：有病口甘者，病名为何？何以得之？岐伯曰：此五气之溢[1]也，名曰脾瘅。夫五味入口，藏于胃，脾为之行其精气；津液在脾[2]，故令人口甘也。此肥美之所发[3]也。此人必数食甘美而多肥也，肥者令人内热，甘者令人中满，故其气上溢[4]，转为消渴[5]。治之以兰[6]，除陈气[7]也。

【校注】

1. 五气之溢：杨上善说："五气，五谷之气。"此句谓水谷精微停聚而泛溢。

2. 津液在脾：王冰说："津液在脾，是脾之湿。"意即津液不能四布，反聚停于脾而变生湿浊。

3. 肥美之所发：肥美，泛指肥腻甘美的精细食物。所发，所产生的病证。

4. 其气上溢：指内热蒸化脾湿上泛于口。

5. 消渴：此处指以大渴多饮为主要表现的病证，由燥热内盛、藏府气虚阴伤所致。

6. 兰：即兰草，如佩兰之类。气味辛平芳香，具有化湿醒脾、清暑辟秽的功用。

7. 陈气：指久蕴不去的湿热邪气。

【释义】

本段简述了脾瘅的主证、病因、病机及治法。饮食入胃后，其化生的精微物质应该通过脾转输全身，如果经常吃肥甘精细的食物，肥则助阳生热，甘则性缓聚湿，湿热困脾而失健运之能，则水谷精微不能布达周身，反而郁积脾胃，上溢口舌，故口中黏腻而泛甜味；湿阻气机，则脘痞腹胀。若病久湿热化燥，伤阴耗气，便可能转化为消渴病。治疗脾瘅，用兰草一味煎汤频服，湿浊化而脾运健，则脾瘅自愈。

一〇一、《灵枢·邪客第七十一》：今厥气[1]客于五藏六府，则卫气独卫其处，行于阳[2]不得入于阴。行于阳则阳气盛，阳气盛则阳跻陷[3]；不得入于阴，阴虚[4]故目不瞑[5]。黄帝曰：善。治之奈何？伯高曰：补其不足，泻其有余[6]，调其虚实，以通其道而去其邪，饮以半夏汤一剂，阴阳已通，其卧[7]立至。黄帝曰：善，此所谓决渎壅塞[8]，经络大通，阴阳和得[9]者也。愿闻其方。伯高曰：其汤方以流水千里以外者八升，扬之万遍，取其清五升煮之，炊以苇薪火，沸，置秫米[10]一升，治半夏五合，徐炊，令竭[11]为一升半，去其滓，饮汁一小杯，日三稍益[12]，以知[13]为度。故其病新发着，复杯[14]则卧，汗出则已矣；久者，三饮而已也。

【校注】

1. 厥气：此处指邪气。

2. 阳、阴：此就人体部位而言，体表为阳，内藏为阴。

3. 阳跻陷：陷，应据《甲乙经》卷十二第三、《太素》卷十二《营卫运行》等改作"满"，方与《灵枢·大惑论》相合。《灵枢·寒热病》："阴跻、阳跻，阴阳相交，阳入阴，阴出阳，交于目锐眦，阳气盛则瞋目，阴气盛则瞑目。"

4. 阴虚：与前"阳气盛"相对而言，卫气不入于阴，则内之阴气相对不足。

5. 目不瞑：瞑，目闭也。目不瞑，就是失眠。

6. 补其不足，泻其有余：指针刺法。张介宾说："补其不足，即阴跷所出，足少阴之照海也；泻其有余，即阳跷所出，足太阳之申脉也。"

7. 卧：此处代表睡眠。

8. 决渎壅塞：即疏通壅塞闭阻的营卫之道。

9. 和得：《甲乙经》卷十二第三作"得知"。可从。

10. 秫米：张介宾说："秫米，糯小米也，即黍米之类而粒小于黍，可以作酒，北人呼为小黄米。其性味甘黏微凉，能养营补阴。"

11. 竭：此处作"减少"解。

12. 日三稍益：一日三次，逐次加量。

13. 知：愈也。

14. 复杯：复，倒也，即倒置药杯，形容疗效快。

【释义】

本条论述了失眠的病机和治法方药。人体醒寤和睡寐，同卫气的运行和阴阳跷脉的状态直接相关。卫气由阴出阳，阳跷脉气盛满，则睁目醒寤而精神振奋；卫气由阳入阴，阴跷脉气盛满，则渐趋安静而闭目入睡。由于邪气滞留于藏府，迫使卫气只行于阳分而不能入于阴分，卫气在阳则阳气盛而阳跷满，阴分相对空虚，以至阴阳不和而不能入睡。治疗这种失眠的原则是扶正祛邪，通调阴阳。先以针刺法补足少阴照海穴，泻足太阳申脉穴，再给病人内服半夏汤，使壅塞的营卫之道畅通，阴阳之气归于调和，则睡眠即可来临。

半夏汤方，用制半夏五合祛邪降逆、辛温通阳，秫米一升甘凉益胃、养营补阴，二者合用有和调阴阳之妙。以长流水八升煎药，取其清远流长、疏导通达之义；扬之万遍，水珠盈溢，

称为"甘澜水"，取其清者五升，亦寓交通上下之意；芦苇生
火，火势速猛，则易于煮沸，后慢煎浓缩至一升半，则性味不
失，药力集中。每次服一小杯，每日三次。服药后微汗出，说
明阴阳之气通常和顺，因而很快就能入睡。新病者，服一次即
见效；久病者，服三次就能治愈。

【按语】

失眠一证的病因病机十分复杂，本段所述仅属邪气内阻、
营卫不利、阴阳失调之一种。

半夏汤药仅二味，通补结合，对中虚痰阻所致的失眠确有
良效，《外台》所载之流水汤即由此方演变而来。另外，本段
亦较详细地介绍了煎药法和服药法，对后世亦不乏启迪之处。

一〇二、《素问·病能论篇第四十六》：帝曰：有病怒
狂[1]者，此病安生？岐伯曰：生于阳[2]也。帝曰：阳何以使人狂？
岐伯曰：阳气者，因暴折而难决[3]，故善怒也，病名曰阳厥。
帝曰：何以知之？岐伯曰：阳明者常动[4]，巨阳少阳不动[5]，
不动而动大疾[6]，此其候也。帝曰：治之奈何？岐伯曰：夺其
食[7]即已。夫食入于阴，长气于阳[8]，故夺其食即已。使之服
以生铁洛为饮[9]。夫生铁洛者，下气疾[10]也。

【校注】

1. 怒狂：以易怒而狂乱为特征的病症，属于狂病的范畴。

2. 阳：指阳气失调。

3. 暴折而难决：暴折，突然遭遇精神上的挫折或打击。难
决，难于疏通，指阳气郁结不畅。

4. 阳明者常动：指阳明经脉常有明显的跳动，如人迎、冲

阳、气冲等穴。

5.巨阳少阳不动：太阳和少阳经脉的跳动平时不明显，如委中、昆仑、听会、悬钟等穴。

6.动大疾：指脉象躁动、洪大、数急。

7.夺其食：强制病人少食或不食。

8.食入于阴，长气于阳：水谷进入内藏，为"食入于阴"；水谷化生的精气充养于四肢体表，为"长气于阳"。

9.生铁洛为饮：洛，通"落"。张介宾说："生铁洛，即炉冶间锤落之铁屑，用水研浸，可以为饮。其属金，其气寒而重，最能坠热而重，最能坠热开结，平木火之邪。"

10.下气疾：下，降也。气疾，指阳气厥逆的怒狂证。

【释义】

本段论述了怒狂的因机证治。人体的阳气宜流通畅达，若突然遭受精神挫折，则导致阳气郁结而不畅，若郁结化火，心肝两藏所主的神魂被扰乱，就可能出现易怒、狂言、妄动等证候，由于此证乃阳气亢盛而逆乱所致，所以又称为"阳厥"。诊断本病的另一重要依据，就是平常跳动不明显的太阳少阳经穴也同阳明经穴一样，出现躁动洪数之类的脉象。治疗怒狂，应强迫病人少食或暂时禁食，这是因为减少水谷化生的精气，则亢盛的阳气便因化源不足而逐渐衰减；同时，给病人服生铁落的水煎剂，因为生铁落性寒质重，功能泻火降逆，治疗阳气厥逆的病症。

一〇三、《灵枢·百病始生第六十六》：黄帝曰：积[1]之始生，至其已成，奈何？岐伯曰：积之始生，得寒乃生，厥[2]乃成积也。

黄帝曰：其成积奈何？岐伯曰：厥气生足悗[3]，悗[4]生胫寒，

胫寒则血脉凝涩，血脉凝涩则 [5] 寒气上入于肠胃，入于肠胃则
膜胀，膜胀则肠外之汁沫 [6] 迫聚 [7] 不得散，日以成积。卒然多
食则肠满，起居不节、用力过度则络脉伤，阳络 [8] 伤则血外溢，
血外溢则衄血 [9]，阴络 [8] 伤血内溢，血内溢则后血 [10]，肠
胃 [11] 之络伤，则血溢肠外，肠外有寒，汁沫与血相抟，则并
合凝聚不得散，而积成矣。卒然外中于寒，若内伤于忧怒，
则气上逆 [12]，气上逆则六输 [13] 不通，温气不行，凝血蕴里 [14]
而不散，津液涩渗 [15]，著而不去，而积皆成矣。

【校注】

1. 积：指体内有肿块的病症。后世又称为"痞块"。

2. 厥：此处指气机逆乱。

3. 足悗：足部出现疲困、闷胀、行动不便等证候。

4. 悗：此前应据《太素》卷二十七《邪传》补"足"字。

5. 血脉凝涩则：《甲乙经》卷八第二、《太素》卷二十七
《邪传》无此五字，疑为后人沾注，当删。

6. 汁沫：指津液。

7. 迫聚：在外力压迫下凝聚在一起。

8. 阳络、阴络：相对而言，在上在表的络脉称阳络，在下
在里的络脉称阴络。

9. 衄血：鼻出血。此处代表上七窍出血。

10. 后血：便血。此处代表二阴窍出血。

11. 肠胃：应据《甲乙经》卷八第二、《太素》卷二十七《邪
传》改为"肠外"。指肠管的外表面或其相邻的组织。

12. 气上逆：指藏府气机逆乱。

13. 六输：泛指三阴三阳经脉气血转输之处。

14. 蕴里：应据《甲乙经》卷八第二、《太素》卷二十七《邪传》改作"蕴裹"。蕴裹，内聚、凝结的意思。

15. 涩渗：应据《甲乙经》卷八第二改作"凝涩"。

【释义】

本段叙述了积的基本病机和三种成积的过程。引起积的病因多为寒（内生或外感之寒），而形成积的机理则在于气机的逆乱。

如果人体阴盛生寒，常常是脚趾先出现寒冷，寒气上逆则导致足踝闷胀不适，进而使小腿亦寒冷，引起下肢血脉运行不畅，阴寒继续蔓延，便可上至腹而进入肠胃。胃肠被寒邪凝滞则气机不利，传化受阻，出现脘腹胀满。由于肠胃所受的压力增加及寒气的存在，迫使肠外的津液凝聚而不能布散，日久便逐渐形成积块。如果暴饮多食，纳运失常，则胃肠因水谷停积而充满，再加上起居失节、劳力过度，就会损伤肠道的络脉。一般来说，阳络损伤则血向上溢于外，如鼻出血；阴络损伤则血由内而泄于下，如大便下血。由于是肠外的络脉损伤，其溢出之血既无从上行为衄血，又不能下泄为便血，于是瘀停于肠外空隙之处。此时若肠外有寒气存在，则停蓄的瘀血与肠外的津液相互并合凝聚而不散，就可形成积块。如果突然外感寒邪，同时又内伤于情志不节，以致藏气逆乱，六经的腧穴壅滞不利，阳气则随之受阻而不能温运全身，从而血液瘀滞不行，津液凝聚不化，二者交结留着而不消散，也会形成积块。

一〇四、《素问·腹中论篇第四十一》：帝曰：有病胸胁支满者，妨于食，病至则先闻腥臊臭[1]，出清液[2]，先唾血，四支清，目眩，时时前后血[3]，病名为何？何以得之？岐伯曰：

病名血枯[4]。此得之年少时有所大脱血[5]，若醉入房，中气竭[6]肝伤，故月事衰少不来也。帝曰：治之奈何？复[7]以何术？岐伯曰：以四乌鲗骨[8]一藘茹[9]二物并合之，丸以雀卵[10]，大如小豆，以五丸为后饭[11]，饮以鲍鱼[12]汁，利肠中[13]及伤肝也。

【校注】

1. 腥臊臭：臭，气味的意思。腥臊臭，是指病人身上散发的腥臭难闻的气味。

2. 出清液：王冰说："谓从窈漏中漫液而下，水出清冷也。"指流出清稀的白带。

3. 前后血：王冰说："谓前阴后阴出血也。"

4. 血枯：张介宾说："夫枯者，枯竭之谓，血虚之极也。""血枯者，月水断绝也。"

5. 大脱血：张介宾说："如胎产既多，及崩淋吐衄之类皆是也。"

6. 中气竭：中气，指腹中肾脾等藏的精气。竭，干涸，引申为亏损。

7. 复：张介宾说："复者，复其血气之原也。"

8. 乌鲗骨：即海螵蛸。《神农本草经》载："味咸微温，主女子赤白漏下，经汁血闭。"

9. 藘茹：《神农本草经》作"闾茹"，谓其"味辛寒，主蚀恶肉，败创，死肌，杀疥虫，排脓恶血，除大风热气，善忘不乐"。张介宾谓"茹藘"即"茜草"，误。茜草又叫"茹藘"，不叫"藘茹"。

10. 雀卵：张介宾说："雀，即麻雀也。雀卵气味甘温，能补益精血，主男子阴痿不起，故可使多精有子，及女子带下，便溺不利。"

11.为后饭：高士宗说："先药后饭，使药下行而以饭压之也。"

12.鲍鱼：《急就篇》颜师古注："鲍亦海鱼，加之以盐而不干者也。"

13.利肠中：肠中，《新校正》："按别本一作'伤中'。"方与前文"中气竭"相合。利伤中，就是有利于"伤中"的治疗。

【释义】

本段论述了妇女血枯病的因机证治。血枯一证，多因年轻时失于调摄，胎产过多或曾患崩淋吐衄之类大失血的病，或酒醉后入房纵欲，致使肾精亏乏、肝血耗损，因而经血逐渐衰少，终致经闭不行。肝气伤而失去藏血功能，则上为唾血，下为二阴出血。

本段论述了妇女血枯病的因机证治。王冰注："按古《本草经》云，乌鲗鱼骨、蔍茹等本不治血枯，然经法用之，是攻其所生所起尔。夫醉劳力以入房则肾中精气耗竭，月事衰少不至则中有恶血淹留，精气耗竭则阴萎不起而无精，恶血淹留则血痹著中而不散，故先兹四药，用入方焉。古《本草经》曰：'乌鲗鱼骨味咸冷平，无毒，主治女子血闭；蔍茹味辛寒平，有小毒，主散恶血；雀卵味甘温平，无毒，主治男子阴萎不起，强之令热，多精有子；鲍鱼味辛臭温平，无毒，主治瘀血血痹在四支不散者。'寻文会意，方义如此而处治之也。"新校正云："按《甲乙经》及《太素》，'蔍茹'作'藘茹'。详王注性味乃'藘茹'，当改'蔍'作'藘'。在唐初孙思邈撰《备急千金要方》"血枯病"亦曰："问曰：病胸胁支满，妨于食，病至则先闻腥臊臭，出清液，先唾血，四肢清，目眩，时时前后血，病名为何？何以得之？对曰：病名曰血枯。此得之年少时，有所大夺血，若醉以入房，中气竭而肝伤，故月事衰少不来也。治以乌鲗骨、藘茹二物并合，丸以雀卵，大如小豆，以五丸为后饭，饭以鲍鱼汁，利肠中及伤肝也。"亦作"藘茹"。其《素问》作"藘"者，借"藘"为"藘"也。古籍改字，则大可不必也。《尔雅·释草》说："屈居，藘茹也。"则又借"藘"为"藘"也。故王念疏证说："藘与藘同……《御览》引《吴普本草》云："藘茹，一名离楼，一名屈居，叶员黄，高四、五尺，叶四四相当，四月华黄，五月实黑，根黄，有汁亦同黄，黑头者良。"卢茹，离楼，一声之转也。"今《辞源·草部》亦说："藘茹，药草，本作藘茹，又名离楼。"是"藘茹""藘茹""卢茹""离楼""屈居""藘藘"，名虽有六，其为治血枯病的药物则一也。

　　张介宾《类经·疾病类·血枯》以血液枯少而月经不来，欲改"藘茹"为"茹藘"即"茜草"以治之，殊不知"枯"乃"干枯"，干枯之血非"藘茹"不为功。恶血不去，则新血不能生也。新血虽生，亦不能循经而行，而致"时时前后血"也。此和《金匮要略·血痹虚劳病》所述："五劳虚极羸瘦，内有干血"之"大黄䗪虫丸证"，其作证虽不同，而内在之病理机制则不殊，为破血以攻瘀之大法治疗则一也。张氏于血枯一证未详究，就断然以是为非，把自己之主观判断写在《类经》上，说什么"藘茹"亦名"茹藘"。谁说"藘茹"即"茹藘"？谁说"藘茹"即"茜草"？"藘茹"就是"藘茹"，"茹藘"就是"茹藘"，二者不容相乱。张氏不懂"六书"之假借，又误以为"蒐""茹"二字可倒可顺，遂想当然地说"蒐茹，一名茹蒐，即茜草也"。张氏不考在前，今人随之在后，真所谓一盲引众盲者也。

一〇五、《灵枢·痈疽第八十一》夫血脉营卫，周流不休，上应星宿[1]，下应经数[2]。寒邪客于经络之中则血泣，血泣则不通，不通则卫气归之[3]，不得复反[4]，故痈肿。寒气化为热，热胜则腐肉，肉腐则为脓。脓不泻则烂筋，筋烂则伤骨，骨伤则髓消，不当骨空，不得泄泻[5]，血枯空虚[6]，则筋骨肌肉不相荣，经脉败漏[7]，熏于五藏，藏伤故死矣。

【校注】

1. 星宿：泛指除日月以外的可见天体，如二十八宿等。

2. 经数：经，经水，河流。数，度数。

3. 卫气归之：归，止也。之，代表营血。此句是说营血凝涩，则卫气亦留止不行。

4. 复反：反，通"返"。复反，叠义复词，往来循环的意思。

5. 不当骨空，不得泄泻：骨空，即骨孔，指骨内外精气出入的通道。张志聪说："痈肿不当骨空处，则骨中之邪热不得泄泻矣。"

6. 血枯空虚：热邪煎灼阴血而致经络空虚。

7. 败漏：败，坏也。漏，泄也。

【释义】

本段论述了痈的形成机理及其恶化过程。血脉营卫在人体内周流不息，其运行概况同天空的星宿和地上河流的运动相应。若寒邪侵犯经络，则经络中的营血凝涩，血脉阻滞必然导致脉外的卫气亦随之留止，壅遏于局部，便形成痈肿。这时寒邪与卫气相搏，已转化为热，热势炽盛则腐败肌肉，酿化成脓。若脓液不能及时排泄，则会蔓延而损坏筋骨，耗伤骨髓，若痈肿的部位不在骨孔之处，脓毒无从泄去，必然更加消烁津血，导致经络空虚，从而使筋骨肌肉都得不到营养，日久则经脉败坏，热毒内注，深入五藏，若五藏遭到严重的损害，就可能引起死亡。

小 结

本章选编了《内经》中关于病证的原文十五段，结合下编的《素问·咳论篇》《灵枢·水胀》两篇，一共对十余种常见病证的因机证治进行讨论。

病证是各种致病因素作用于人体不同部位所产生的特定病理变化的表现。因此，讨论每一具体的病证，必须首先探求其病因病机。在病因方面，主要由外感邪气所致者，有伤寒、痹、痈疽等；主要由内伤所致者，有痿、厥、脾瘅、失眠、怒狂、血枯等，其中内伤的具体病因又有情志失调、饮食不节、劳逸不当、房事太过等差异；而外内合邪者更为常见，如咳、风水、胀、积等皆是。在病机方面，以体内阴阳的偏盛偏衰为根本者，如厥、失眠、怒狂等；以气血的运行失常为基本病理者，如痹、胀、痈疽、积等；而藏府特别是五藏功能失调或障碍往往是病变的重心所在，如咳病"皆聚于胃，关于肺"，水病"其本在肾，其末在肺"，脾瘅的"津液在脾"，石瘕的"子门闭塞、气不得通"，血枯的"中气竭肝伤"等；从正邪斗争的角度看，则伤寒、痹、胀、怒狂、积、血枯、痈疽等偏于邪气实，痿、厥等偏于正气虚，而咳、水、脾瘅、失眠等则是虚实并见，或由实致虚，或因虚生实。

病因病机只有通过对患者表现证候的辨析、归纳才能认识到，因此掌握各种病证的主证、兼证及其分类、鉴别也是本章的学习重点。在证候分类方面，有以病因为主要依据者，如据风寒湿三气的重轻不等而分为行、痛、著痹三类；有按病性分类者，如厥分为寒热两类；有依病证出现的主要部位分型者，如五体痿；有以病变涉及的主要经络分型者，如伤寒的六经分证；而更多的则是按病变所在或影响的主要藏府分型，如咳、胀等。学习《内经》病证，既要注意不同病证之间的辨别，如水和胀，痹和痿等，又应重视同一病证不同证型之间的辨别，如热病的三阴和三阳，三阳证的太阳、阳明、少阳等。审察证候，也是推断疾病转归和预后的前提，关于热病的两感、传经及阴阳交三死证等论述就是其范例。《内经》在论述证候机理时，既重视感邪的种类和轻重，更强调正气的强弱特别是体质的差异，例如，对痹证痛、不仁、冷、热、多汗等证候形成机理的讨论就体现了这一点。

在病证的治疗方面，原文的重点在提出治疗法则，如治热病"各通其藏脉"及汗泄两法，水肿"平治于权衡"、"去宛陈"、"开鬼门，洁净府"，痿证"独取阳明"，失眠"调其虚实，以通其道而去其邪"，石瘕"可导而下"等。其次，部分病证介绍了具体的针刺法则和方药，如咳、痿、脾瘅、失眠、怒狂、血枯等病。所记载的方药虽较简略，但对于药物的选择、配伍、制剂、服法及同饮食的配合等论述，都是临床实践中不可忽视的重要内容。

第七章 诊 法

　　所谓诊法，是指诊察疾病，即收集病情资料的方法。诊法和辨证共同构成了中医诊断学。诊法是临证的首务，也是辨证的前提；而辨证既是诊法的继续，又是施治的依据。因此，诊法、辨证和施治是临床实践中缺一不可的三个基本环节。

　　《内经》中有关诊法的记载，包括了察色视形，听声嗅气，询问病情，切脉按肤等多方面的内容，后人将其归纳为望、闻、问、切四个方面，又称"四诊"。《内经》中对于望、切二诊尤为重视，论述甚详。

　　从"有诸内必形诸外"的观点出发，强调体表各组织器官的异常表现，能够反映内在藏府经络，特别是五藏气血的病变，并把四诊同辨证密切结合起来，这是《内经》诊法的理论依据和基本特点。

　　一〇六、《素问·阴阳应象大论篇第五》：善诊者，察色按脉，先别阴阳。审清浊 [1] 而知部分 [2]；视 [3] 喘息，听音声而知所苦；观³权衡规矩⁴而知病所主；按尺寸⁵，观浮沉滑涩而知病所生。以治⁶无过⁷，以诊则不失矣。

【校注】

1. 审清浊：审，即观察、辨别。颜色鲜明、润泽为清，属阳。颜色晦暗，枯槁为浊，属阴。审清浊，指面部及全身肤色的望诊。

2. 知部分：从色泽的变化测知病变所在的部位。

3. 视、观：在此义同"审"，均是观察、辨别的意思。

4. 权衡规矩：此指随四时而变化的正常脉象。

5. 尺寸：尺，指尺肤，即腕后至肘部的肌肤。寸，即寸口脉。

6. 以治：据《甲乙经》卷六第七"治"字后补"则"字，方与下句相称。

7. 过：失也。作"差错"解。

【释义】

本段强调"别阴阳"是诊法的纲领，并举例论述了四诊的范围及其诊断意义。善于诊断疾病的医生，在收集病情资料时，首先应分析、判断疾病的阴阳属性以作为诊治的纲领。具体讲，根据面部和其他部位色泽的变化，可测知病变所在的表里、藏府等部位；望病人呼吸、咳喘的动态，听病人呼吸、咳喘的气息、说话的声音及自述的症状，可了解病人痛苦的癥结所在；用四时正常的脉象，去衡量、比较病人的脉象，就可以知道病变的主要藏府；触按尺肤的滑涩、缓急、肥瘦、寒热和切寸口脉的浮沉、迟数、虚实、滑涩等变化，可以判断疾病的病因和性质。总之，只有全面收集望、闻、问、切四诊的临床资料，并正确判断其病因病机，对疾病的诊断和治疗，才不会发生差错。

一〇七、《素问·脉要精微论篇第十七》：黄帝问曰：诊法何如？岐伯对曰：诊法常以平旦[1]，阴气未动，阳气未散[2]，饮食未进，经脉未盛，络脉调匀，气血未乱，故乃可诊有过之脉[3]。切脉动静而视精明[4]，察五色，观五藏有余不足，六府强弱，形之盛衰，以此参伍[5]，决死生之分。

【校注】

1. 平旦：即清晨。

2. 阴气未动，阳气未散：滑伯仁说："谓平旦未劳于事，是以阴气未扰动，阳气未耗散。"

3. 有过之脉：即有病之脉。

4. 精明：此处指眼睛。

5. 参伍：比较、综合的意思。

【释义】

本段从时间的角度，提出了诊法的基本要求。诊脉最理想的时间是在清晨，因为那时人还没有劳作，阴气未曾扰动，阳气未曾耗散，饮食也未摄入，经脉之气不过盛，络脉之气亦调匀，因此，气血没有被疾病以外的因素扰乱，在这种条件下，就容易诊察出有病的真实脉象。

在诊病的时候，一方面诊察脉搏的动静变化，另一方面应该注意病人的眼睛所表现出来的神气，审察五色的细微变化，从而了解五藏的虚实、六府的强弱、形体的盛衰，这样相互比较、综合，才能对诊断和预后作出正确结论。

【按语】

本段原文指出要在比较清静的"平旦"诊脉，是因为此时人体气血处于相对平定的状态，此时的脉象，最能反映出人体藏府气血病理变化的真实情况。但是，我们不能机械地认为只有清晨才能诊脉，而是应当遵循平旦诊脉的精神，重视切脉时的内外环境，排除各种干扰真实脉象的因素。如病人行走或饮食之后，须休息一会儿，方予诊脉；对于情绪波动的患者，应当使其精神平静之后，才进行诊脉。另外，本段原文还强调必须与其他诊法"参伍"，才能全面准确地把握病机，诊治疾病。

一〇八、《素问·脉要精微论篇第十七》：夫五藏者，身之强也。头者精明之府[1]，头倾视深[2]，精神将夺矣。背者胸中[3]之府，背曲肩随[4]，府将坏矣。腰者肾之府，转摇不能，肾将惫[5]矣。膝者筋之府，屈伸不能，行则偻附[6]，筋将惫矣。骨者髓之府，不能久立，行则振掉[7]，骨将惫矣。得强则生，失强则死。

【校注】

1. 精明之府：意思是人体精气神明比较集中的地方。

2. 视深：指由于视力减退而视物艰难的样子。

3. 胸中：此处指心肺二藏。

4. 背曲肩随：指背驼不挺、肩垂无力的病态。

5. 惫：衰败的意思。

6. 偻附：附，通"俯"。偻俯，躬腰俯身的意思。

7. 振掉：指步态不稳，振颤摇晃的样子。

【释义】

本段以几种反常体态的病变机理，反证五藏在人体中的重要作用。五藏合五体、通九窍，因此，五藏精气充盈，则外在的形体就强健。头是精气神明比较集中的部位，如果头低垂而不能抬举，两目昏暗，视物艰难，是精神即将夺失的严重证候。心肺居于胸中，而附于脊背，故背为胸中藏器之府。如果背驼不能挺直，肩垂无力抬起，是心肺气血即将败坏的危证。肾居腰脊两旁，所以称腰为肾之外府。如果见到病人腰部转侧困难，多是肾藏精气亏虚所致。筋膜维系关节而司运动，膝腘部是筋膜聚会之处，所以称膝为筋之府。如果见到病人膝关节屈伸不利，步行时躬腰俯身，多属肝不养筋，筋膜衰疲所致。髓藏纳于骨骼之内，故称骨为髓之府。如果见到病人不能久立，行走时步态不稳，身体摇晃，多为肾虚精亏、髓减骨弱的表现。由于形体依赖五藏精气的充养，患病时如果形体强健，则五藏精气未伤，预后良好；反之，形体衰败，则五藏精气大伤，有死亡的危险。

一〇九、《素问·五藏生成篇第十》：五藏之气[1]：故色见青如草兹[2]者死，黄如枳实[3]者死，黑如炲[4]者死，赤如衃[5]血者死，白如枯骨者死，此五色之见死也。青如翠[6]羽者生，赤如鸡冠者生，黄如蟹腹者生，如白豕膏[7]者生，黑如乌羽者生，此五色之见生也。

【校注】

1. 五藏之气：是指五藏表现于外的气色。

2. 草兹：张志聪说："兹，蓐席也。兹草者，死草之色，青而带白也。"

3. 枳实：植物果实名，色黄而带青。中药有枳实。

4. 炲：煤烟的灰，色黑而带黄。

5. 衃：王冰说："败恶凝聚之血，色赤黑也。"

6. 翠：指翠鸟，其羽毛颜色青绿而光泽。

7. 豕膏：即猪之油脂，色白而光润。

【释义】

本段强调五色的明润和枯暗是诊断五藏精气盛衰的重要依据。五藏各有气色见于面部，若青色如死草，黄色如枳实，黑色如煤灰，红色如凝血，白色如枯骨，皆为枯槁不泽之色，是预后不良的征象。如果见到青色如翠鸟的羽毛，红色如鸡冠，黄色如蟹腹，白色如猪脂，黑色如乌鸦的羽毛，皆为鲜明润泽之色，是有生气的表现。

【按语】

观察面部气色的关键，不论青、黄、赤、白、黑何色，凡枯槁晦暗的为凶，光华润泽、隐然含蓄的为佳。如果其颜色过于显露，毫无含蓄，则又是藏真精微之气毕现于外的坏证，预后多不良。

一一〇、《灵枢·五色第四十九》：沉浊为内，浮泽为外；黄赤为风，青黑为痛，白为寒，黄而膏润为脓，赤甚者为血。

五色各见[1]其部。察其浮沉，以知浅深；察其泽夭[2]，以观成败；察其散抟[3]，以知远近；视色上下，以知病处；积神于心[4]，以知往今。

【校注】

1. 见：音义同“现”字。

2. 泽夭：指颜色的润泽和枯槁。

3. 散抟：散，指颜色散漫而不结聚，反之则为抟。散抟，实际是指五色的浓淡，范围的大小而言。

4.积神于心：指精神专注，细心望诊。

【释义】

本段介绍了五色主病及望色的要点。面色沉滞晦浊的为病在里在藏，浮显光泽的为病在表在府；色见黄赤，大多属于风热一类疾患，青色、黑色属于疼痛之类的病，白色是有寒的征象，黄而油润的是内有脓疡的表现，深红色是热邪壅滞血分所致。

藏府气血内在的病变，可从面部不同部位的气色上显现出来。望面部气色应注意浮沉、泽夭，散抟、上下等方面。气色浮于外而易见者，为病浅在表；气色沉于里而隐约可见者，为病深在里。色明润光泽者，为精气旺盛，预后较良；色晦暗枯槁者，为气血衰败，预后较差。病色浓而结聚者，主病程较长；病色淡而散在者，主病程较短。根据面部望诊分部的理论，从病色出现的部位及其移动，可以测知病变所在的藏府。同时，望色必须精神集中，细致观察、辨析，才能了解旧疾新病，从而掌握疾病发展的全过程。

一一一、《灵枢·论疾诊尺第七十四》：诊血脉[1]者，多赤多热，多青多痛，多黑为久痹，多赤、多黑、多青皆见者寒热身痛。而[2]色微黄，齿垢黄，爪甲上黄，黄疸也；安卧，小便黄赤，脉小而涩者，不嗜食。

婴儿病，其头毛皆逆上[3]者，必死。耳间青脉起者，掣痛[4]。大便赤瓣[5]飧泄，脉小者，手足寒，难已；飧泄，脉小，手足温，泄易已。

【校注】

1.血脉：此处指现于体表的经脉而言。

2. 而：《太素》十六卷《杂诊》作"面"。今从之。

3. 头毛皆逆上：是指头发上逆而不顺的现象。马莳说："头毛逆上，则血枯而不润，如草之枯者相似，故以死拟之。"

4. 掣痛：张介宾说"耳者，少阳胆之经。青者，厥阴肝之色。肝胆本为表里，青主痛，肝主筋，故为掣痛。"

5. 赤瓣：丹波元简说："赤，作'青'为是。盖小儿有便青乳瓣完出者，即青瓣也，此虚寒之候，故手足寒，难已。"

【释义】

本段介绍了络脉及形体某些部位的望诊法。观察络脉，多见赤色的，一般为有热的表现，如果多见青色的，一般属于痛证，多见黑色的，是久痹之类的病，如果赤、黑、青三色并见，则为寒热相兼并伴有身体疼痛的病。面色及周身肤色微黄，齿垢黄，指甲上也现黄色的，就是黄疸病；黄疸病常伴有神疲嗜卧、小便色深黄等，如果脉小而涩者，还有不思饮食等脾弱的证候。

婴幼儿病，如果头发出现向上直竖而不柔顺的现象，多属于精、气、血严重亏虚，发失濡润所致，所以预后多不良。耳为足少阳胆经循行之处，青色乃肝之本色，肝胆表里相合，而青主痛，肝主筋，因此，耳间有青脉突起的，多见肢体抽掣作痛。如果大便色青如水，其中夹有瓣状物，脉象细弱、手足发冷的，多为脾肾阳气虚衰，故病程长而难愈；反之，若虽大便飧泄不化，脉象小弱，但手足仍然温和，这说明脾肾阳气尚未大衰，故病程短而易愈。

一一二、《素问·脉要精微论篇第十七》：五藏者，中之守¹也。中盛藏满²，气胜伤恐³者⁴，声如从室中言，是中气之湿⁵也。言而微，终日⁶乃复言⁷者，此夺气也。衣被不敛，言语善恶不避亲疏者，此神明之乱也。仓廪不藏者，是门户不要⁸也；水泉⁹不止者，是膀胱不藏也。得守者生，失守者死。

【校注】

1. 中之守：中，内也。守，藏也。中之守，谓藏精气而守于内。

2. 中盛藏满：中，指腹中；藏，指脾藏。中盛藏满，即脾藏湿邪盛而致脘腹胀满的意思。

3. 气胜伤恐：恐为肾志，此处"恐"即代表"肾"。土克水，故脾藏邪盛则伤及肾藏。

4. 者：丹波元简说："推下文例，'者'字当在'言'下。"可从。

5. 中气之湿：这里"中气"代表脾胃，此句意思是湿邪滞留脾胃。

6. 日：此字疑为衍文。

7. 复言：反复说同一内容的话，即"郑声"。《伤寒论·阳明病篇》："郑声者，重语也。"

8. 门户不要：张介宾说："要，约束也。幽门、阑门、魄门，皆仓廪之门户。门户不能固，则肠胃不能藏，所以泄利不禁，脾藏之失守也。"

9. 水泉：王冰说："水泉，谓前阴之流注也。"即小便。

【释义】

本段从声音、语言及二便的异常表现推断藏府的病变。五藏藏精气而不泻，藏气强盛则精神内守而不病或少病。如果病人脘腹胀满，说话的声音好像是从室内传出那样重浊不清，这是水湿之邪滞留脾胃而伤及肾藏的缘故。如果病人声音低微，而言语又重复叨唠，这是精气大亏的表现。如果衣着散乱，言语善恶不分亲疏，这是神明错乱的表现。若病人大便泄利无度，不能摄止，这是脾胃运化失司，门户失去约束的表现；小便余沥不尽，甚至完全失禁，这是肾虚气化无权，膀胱藏蓄失职的缘故。所以，五藏精气内守则不病，或病亦易愈；反之，则易病，或预后较差。

一一三、《素问·移精变气论篇第十三》：闭户塞牖¹，系²之病者，数问其情³，以从其意⁴，得神者昌，失神者亡。

【校注】

1. 牖：窗户。

2. 系：联系，专注的意思。

3. 数问其情：反复、详细地询问病情。

4. 从其意：顺从病人的好恶，而不违其性情。张介宾说："盖必欲得其欢心，则问者不觉烦，病者不知厌，庶可悉其本末之因，而治无误也。"

【释义】

本段简要地介绍了问诊的方法和态度。问诊要选择安静的环境，关闭门窗，以免受到干扰。同时，医生要把精力专注于病人，耐心细致地从多方面询问病情，为此，就必须尽可能顺从病人的好恶，取得病人的信任和合作，才能使病人毫无顾忌地讲出与疾病有关的情况。同时，在同病人问答的过程中，也可随之而审察病人的神气，凡神气健旺者，预后良好；神气衰惫者，预后较差。

一一四、《素问·徵四失论篇第七十八》：诊病不问其始，忧患饮食之失节，起居之过度，或伤于毒，不先言此，卒持寸口，何病能中[1]？妄言作名[2]，为粗所穷[3]。

【校注】

1. 中：作"符合"解，即诊断正确的意思。

2. 妄言作名：作，读"诈"，即妄言诈名。乱定病名，即随意下诊断。

3. 为粗所穷：穷，困窘。此句是说因粗枝大叶而陷入困境。

【释义】

本段指出了详细问诊的重要性，批评了单凭切脉就下诊断的不负责任的态度。凡诊断疾病，必须先问病史，即询问得病的起因和经过，是否有忧患等情志失调，饮食的不节，或起居不慎而感受外邪，或被毒物伤害等，如果这些情况都不询问清楚就贸然切脉，怎么能够对疾病作出正确的诊断和治疗呢？像这样乱定病名，随意下诊断，必然因粗枝大叶的医疗作风而陷入困境。

一一五、《素问·三部九候论篇第二十》：故人有三部，部有三候，以决死生，以处百病，以调虚实，而除邪疾。帝曰：何谓三部？岐伯曰：有下部，有中部，有上部，部各有三候。三候者，有天有地有人也。必指而导之[1]，乃以为真。上部天，两额之动脉；上部地，两颊之动脉；上部人，耳前之动脉。中部天，手太阴也；中部地，手阳明也；中部人，手少阴也。下部天，足厥阴也；下部地，足少阴也；下部人，足太阴也。故下部之天以候肝，地以候肾，人以候脾胃之气。帝曰：中部之候奈何？岐伯曰：亦有天，亦有地，亦有人。天以候肺，地以候胸中之气²，人以候心。帝曰：上部以何候之？岐伯曰：亦有天，亦有地，亦有人。天以候头角之气，地以候口齿之气，人也候耳目之气。

【校注】

1. 指而导之：指老师亲自指导、传授。

2. 地以候胸中之气：指手阳明大肠经合谷穴候胸中宗气。高世栻说："手阳明大肠，肺之府也，故地以候胸中之气。"

【释义】

本段介绍了古代三部九候的全身诊脉法。人可分为上、中、下三部，每部又各有天、地、人三个诊脉的部位，这样共有九个部位切脉，以判断疾病的轻重，确定治疗方法，调理藏府虚实，从而达到祛邪愈病的目的。学习三部九候诊脉法，必须有老师亲自指导传授，才能掌握其要领。

上部天，位在两额之动脉（即头维穴），为足少阳阳维之会，候头角之气；上部地，位在两颊之动脉（即地仓、大迎穴之分），为足阳明脉气所过，候口齿之气；上部人，位在耳前之动脉（即和髎穴之分），为手少阴脉气所过，候耳目之气。中部天，位在掌后寸口动脉（即经渠穴之分），为手太阴脉气所过，候肺气；中部地，位在手大指次指之间的动脉（即合谷穴之分），为手阳明脉气所过，因大肠与肺藏府相合，而肺主气，居胸中，故候胸中之气；中部人，位在掌后锐骨下动脉（即神门穴之分），为手少阴脉气所过，候心气。下部天，位在气冲下三寸动脉（即五里穴之分，女子可取足大趾本节后二寸陷中之太冲穴之分），为足厥阴脉气所过，候肝气；下部地，位在内踝后跟骨旁动脉（即太溪穴之分），为足少阴脉气所过，候肾气；下部人，位在鱼腹上越筋间动脉（即箕门穴之分），为足太阴脉气所过，候脾胃之气。

【按语】

本段介绍的三部九候切脉法是古代常用的全身诊脉法，例如张仲景在《伤寒论》序文中就曾经批判过"按寸不及尺，握手不及足，人迎趺阳，三部不参，动数发息，不满五十"等只图省事而不负责任的诊病作风。而《难经·十八难》说的"三部九候"则是独取寸口法，即"三部者，寸关尺也，九候者，浮中沉也"，与《内经》的三部九候是不同的。在后世，《内经》三部九候诊脉法虽不及寸口诊脉法常用，但在今仍有其使用价值，特别是对某些严重病证的鉴别诊断和预后有一定的帮助。

一一六、《素问·脉要精微论篇第十七》：夫脉者，血之府也。长则气治，短则气病，数则烦心，大则病进，上盛则气高，下盛则气胀[1]，代则气衰，细则气少，涩则心痛。浑浑革至如涌泉[2]，病进而色弊[3]，绵绵其去如弦绝[4]，死。

【校注】

1. 上盛则气高，下盛则气胀：上，浮取也；下，沉取也。上盛，指浮而有力的脉象，主上焦邪气壅盛；下盛，指沉而有力的脉象，主下焦邪实气滞。另外，丹波元简说："此言上下者，指上部下部之诸脉，详见《三部九候论》。"可参考。

2. 浑浑革至如涌泉：浑浑，水流盛大貌。革，通"亟"，急速的意思。此句谓脉来如涌泉一样汹涌而急速。

3. 色弊：气色败坏的意思。

4.绵绵其去如弦绝：王冰："绵绵，言微微似有而不甚应手也。如弦绝者，言脉卒断如弦之绝去也。"

【释义】

本段介绍了十一种脉象的临床意义。营血运行于经络之中，故脉为"血之府"。而血的运行依赖气的推动，气行则血行，因此，脉象是人体气血的反映。脉象长而柔和是气血充盛、调畅的表现；脉短而不及本位是气虚无力推动的病象；数脉主热，可出现心烦等热证；脉形阔大多为邪气方盛，病势发展；脉浮而有力，多为上焦邪盛而出现咳喘气逆等证；脉沉实有力，多主下焦邪盛而出现腹部胀满等证；脉动而中止，止有定数为代脉，多为藏气衰败；脉形细软而无力，多属气虚血少；脉象滞涩不畅，多属血瘀气滞，可见于心痛等证。若脉来势汹涌急速如泉水流泄，表明病势危重，望其气色必已败坏，脉来微细如丝，似有似无，像弓弦断绝而不复至，为真气已竭，濒临死亡的征象。

一一七、《灵枢·邪气藏府病形第四》：诸急[1]者多寒，缓[2]者多热，大者多气少血，小者血气皆少，滑者阳气盛，微有热，涩者多血少气，微有寒。

【校注】

1.急：张介宾说："急者，弦紧之谓。"

2.缓：张介宾说："缓者，纵缓之状，非后世迟缓之谓。"

【释义】

本段论述了缓、急、大、小、滑、涩六种脉象的临床意义。寒气收引，故寒证则经脉敛缩，脉象表现为紧张而急迫；热气弛散，故热证则经脉弛纵，脉象多松浮而弛缓；大脉为阳气偏盛，阳盛则损阴，故"多气少血"；脉细小为阴阳俱虚，气血皆少；滑脉为气血充实、阳气稍盛，而略见热象；涩脉为阳气虚弱、血行瘀滞，而微见寒象。

【按语】

对以上两段所介绍的一些常见脉象主病，应着重掌握其精神和原则，灵活地理解和运用。例如长脉和缓调匀，是健康无病的表现，即所谓"长则气治"，若长而弦劲有力，则为病脉；涩脉既可见于气滞血瘀，也可见于气虚血瘀或气血俱虚，因此，所谓"涩者多血少气"，"少气"即为气虚，"多血"即为血瘀。

一一八、《素问·玉机真藏论篇第十九》：凡治病，察其形气色泽，脉之盛衰，病之新故，乃治之，无后其时。形气相得[1]，谓之可治；色泽以浮，谓之易已；脉从四时，谓之可治；脉弱以滑[2]，是有胃气，命曰易治，取[3]之以时。形气相失，谓之难治；色夭不泽，谓之难已；脉实以坚[4]，谓之益甚；脉逆四时，为不可治。必察四难而明告知之。

【校注】

1. 相得：相合、相称的意思。

2. 脉弱以滑：指脉象柔和、从容、滑利。

3. 取：此处作"治疗"解。

4. 脉实以坚：与"脉弱以滑"相对，即弦硬劲急之类的脉象。

【释义】

本段论述了四诊合参及脉有胃气、早期治疗的重要性。凡诊治疾病，必须对病人的形体动态、神气色泽、脉象强弱、患病经过等用望、闻、问、切的方法进行全面的诊察，从而作出正确的判断；同时，要不失时机地抓紧治疗，才会收到良好的效果。若病人的身形和神气的表现相称，例如形壮气盛，或形瘦气弱，阳证见阳脉，阴证见阴脉等，就比较容易治疗；反之，形气不相称，就难于治疗。病人气色明润，病多轻浅，或属新病，故易愈；气色晦暗枯槁，病多沉重，或属久病，则不易治愈。脉象柔和而从容滑利，是胃气未伤预后较好；脉现弦硬劲急，是胃气已败，病势加重的表现。脉象与四时气候的变化相应，是藏气未败故病易治；若脉象与四时相逆，如"春夏而脉沉涩，秋冬而脉浮大"之类，是藏气衰疲的表现，故不易治疗。凡出现以上四种预后不良的情况，要明确告诉病人或其家属，以便能正确对待，更好地配合治疗。

【按语】

《内经》对"脉有胃气"非常重视。《素问·平人气象论篇》指出："人以水谷为本，故人绝水谷则死，脉无胃气亦死。所谓无胃气者，但得真藏脉，不得胃气也。"《灵枢·终始》："邪气来也，紧而疾；谷气来也，徐而和"等等，当与本段内容结合学习，才能全面地掌握其精神实质。

一一九、《素问·玉机真藏论篇第十九》：黄帝曰：余闻虚实以决死生，愿闻其情。岐伯曰：五实死，五虚死。帝曰：愿闻五实五虚。岐伯曰：脉盛，皮热，腹胀，前后[1]不通，闷瞀，此谓五实。脉细，皮寒，气少，泄利前后，饮食不入，此谓五虚。帝曰：其时有生者，何也？岐伯曰：浆粥入胃，泄注止，则虚者活；身汗得后利，则实者活。此其候也。

【校注】

1. 前后：前，指小便。后，指大便。

【释义】

本段列举了五藏虚实证候及其预后的要点。古代医家在临床实践中总结出了五虚证和五实证。五虚证是正气虚极，五实证是病邪壅闭而藏气阻绝，所以都是不易挽救的危证。具体来说，脉坚硬牢实，是心藏邪盛；皮肤高热，是肺藏邪壅，腹胀是脾藏邪滞；二便不通是肾藏邪结；昏闷是肝藏邪亢。脉象微细是心气虚，皮肤寒冷是肺气虚，筋疲力竭是肝气虚，二便不约是肾气虚，不能饮食是脾气虚。虽然五虚证或五实证主病危，但也存在转危为安的可能性。就虚证而言，如果能饮浆汁稀饭，而且便泄停止，说明胃气渐复，脾气能运，则五藏能得水谷精微充养，故五虚证有好转之机；就实证而言，如果肌肤得汗则表邪解，二便通利则里邪除，表里之气通调则脉自和，热自退，胀自消，而闷瞀可已，故五实证有病愈之望。

一二〇、《灵枢·玉版第六十》：黄帝曰：诸病皆有顺逆，可得闻乎？岐伯曰：腹胀，身热，脉大，是一逆也；腹鸣而满，四肢清，泄，其脉大，是二逆也；衄而不止，脉大，是三逆也；咳且溲血脱形[1]，其脉小劲[2]，是四逆也；咳，脱形身热，脉小以疾，是谓五逆也。

【校注】

1. 脱形：指形肉大脱，极度消瘦。

2. 脉小劲：脉小而弦硬。

【释义】

本段以五逆证为例，说明证脉合参的诊断意义。证脉相合为顺，证脉相失为逆。因此，脉证合参对判断疾病逆顺有重要作用。腹部胀满、形体壮热而脉洪大，说明表里之邪俱亢而不减，是逆证之一；腹内肠鸣而胀满，四肢清冷而兼见泄泻，乃阳虚藏寒的阴证，如果反见大脉，是逆证之二；鼻衄不止是阴血亏损，又见脉大，说明阴虚而阳亢，是逆证之三；咳嗽兼见尿血，而形体极度消瘦，是正气已衰，脉小而弦硬，说明邪气仍盛，是逆证之四；咳嗽，形体羸瘦而发热，是真阴大亏，脉细小而疾数，表明邪火犹炽，火盛而水枯，此为逆证之五。

小　结

本章选编了《内经》中有关诊法的原文共十五段，结合下编的《素问·平人气象论篇》，初步勾画出了《内经》中望、闻、问、切四诊的轮廓。

在望诊部分，突出了望形神和气色，并把它们同五藏的精气盛衰联系起来，以判断疾病的病机和预后。例如在望形神方面，提出了"头倾视深""背曲肩随""行则偻附""行则振掉"等皆为藏气亏虚、精神衰败的表现。在望色方面，介绍了五色的主病，如"黄赤为风、青黑为痛、白为寒、黄而膏润为脓"，"多赤多热，多青多痛，多黑为久痹"等，强调"五色各见其部"是测知病变部位的重要依据，提出气色的浮沉、泽夭、散抟等变化是色诊的要点。此外，对黄疸病的症状表现和婴幼儿病望诊特点也作了介绍。闻诊部分，介绍了听音声、辨语言等内容。问诊部分，强调了详问病情的重要性，批评了"诊病不问其始""妄言作名"的不良医疗作风，提倡"系之病者，数问其情，以从其意"等循循善诱的问诊方法。切脉部分，介绍了三部九候的全身诊脉法，阐述了平旦诊脉的意义，论述了长短、浮沉、大小、滑涩、缓急、数、代、微等常见脉象的临床意义，以及脉有胃气，四时五藏的平脉、病脉、死脉等内容。本章还介绍了"五实""五虚"的预后机转，以及"五逆"的证候表现，强调了脉证合参、四诊合参、早期诊疗的重要性。

当然，上述内容不可能包括《内经》诊法的全部精华，但已经可以看出，古人处于当时的社会环境和科技水平，能够用口问、目察、耳闻、手触等多种手段尽可能全面地收集与疾病有关的临床资料，作为辨证施治的依据，这是难能可贵的，并为后世中医诊断学的完善和发展奠定了坚实的基础，不少内容至今还指导着临床实践。

第八章　论　治

　　论治，即论述治疗中的有关问题，包括治疗的基本原则、具体方法、方剂组合、药物运用、针刺补泻手法等内容。论治以辨证作为前提，所谓"辨证求因""审因论治"，概括和反映了中医学由认识疾病到治疗疾病的基本过程及特点。因此，《内经》中有关治疗的论述，是中医学基本理论的重要组成部分。

　　治疗的基本原则，是指具有普遍指导意义的治疗准则，它包括谨守病机、早期治疗、因时因人因地制宜、标本逆从、正治反治、寒者热之、热者寒之，以及扶正祛邪等重要内容。治疗的具体方法，是在基本原则指导下，针对具体病证而制定的治疗法则和手段。如"形不足者，温之以气，精不足者，补之以味"，"其高者因而越之，其下者引而竭之"等法则，药物、导引、按摩、针灸等手段，这些都是直接运用于具体疾病的治疗措施。至于方剂组合、药物运用、针刺补泻手法等一般论述，则对组方选药及针刺治疗起着直接的指导作用，是保证临床疗效所必须具备的知识。

一二一、《素问·至真要大论篇第七十四》：谨守病机，各司其属[1]，有者求之，无者求之[2]，盛者责之，虚者责之，必先五胜[3]，疏其血气，令其调达，而致和平。

【校注】

1. 各司其属：掌握各种病证的归属，即证候与病机的内在联系。

2. 有者求之，无者求之：有者求之，言感受了外邪的应辨别是什么性质的邪气。无者求之，是说没有外感邪气的，当寻求其他病因。

3. 必先五胜：五，指五行、五气、五藏。胜，更胜。必先五胜，是说必须首先掌握和运用天之五气、人之五藏之间相胜的变化规律。

【释义】

本段着重指出探求病机是确定治疗的前提。对于治疗疾病来说，最重要的是准确地掌握其病机，即明确各种证候与病因、病性、病位等的内在联系。首先要弄清楚致病的原因，有外来邪气的，当辨别是什么性质的邪气；没有外邪的，应寻找其他方面的致病原因，或七情，或饮食，或劳倦等。疾病表现为实证的，应研究其邪气何以盛；表现为虚证的，应研究其正气何以虚。必须首先了解五气、五藏之间相胜的变化规律，用以分析五气中何气偏盛，五藏中何藏受伤等，然后有针对性地进行治疗，以疏通气血，调和气机，从而恢复身体的协调平衡。

一二二、《素问·阴阳应象大论篇第五》：邪风之至，疾如风雨，故善治者治皮毛，其次治肌肤，其次治筋脉，其次治六府，其次治五藏。治五藏者，半死半生也[1]。

【校注】

1. 半死半生：形容病情严重，生死难定。

【释义】

本段论述了早期治疗的重要性。外邪伤人像疾风暴雨骤至，其传变也是很快的，如不及早治疗，病情就会由浅入深地迅速发展，所以善于治病的医生，当邪气侵犯皮毛的时候，就及时给予治疗。如果在皮毛不治，邪气就会侵入肌肤，再不治疗，邪气就会入侵筋脉，再不治疗就会传入六府，在六府失治，便侵入五藏。当病邪侵入五藏时，正气已经大伤，治疗就不容易了，所以说"治五藏者，半死半生也"。

一二三、《素问·五常政大论篇第七十》：必先岁气[1]，无伐天和[2]。无盛盛[3]，无虚虚，而遗人夭殃；无致邪，无失正，绝人长命。

【校注】

1. 岁气：指当年气候变化的特点及规律。

2. 天和：指人体与自然界相应的生理状态。

3. 盛盛：指实证用补法，使其更实。下文"虚虚"义仿此。

【释义】

本段指出了治病要先掌握时令气候变化规律，勿犯虚虚实实之戒。人体与大自然是相应的，而每年的气候有一定的特点，随着季节时令的转换，人体也发生相应的变化，所以治病时必须首先掌握这一点，才不至于损害人体与自然相应的生理状态而产生严重后果。例如春夏气候温热，人体腠理开张，阳气外达，用药既要有利于阳气的升发外透，但又须慎用麻黄、桂枝之类的辛温发散之品，以免发泄太过而耗伤精气；秋冬气候寒凉，人体腠理关闭，阳气潜藏，当慎用石膏、芩、连之类的苦寒清里之品，以免闭藏之阳气复遭损伐。不能用补法治实证，也不能用泻法治虚证，否则，会造成病人夭亡之祸；不应助长邪气，亦不应损伤正气，不然，会导致患者折寿短命。

一二四、《素问·血气形志篇第二十四》：形乐志苦[1]，病生于脉，治之以灸刺；形乐志乐，病生于肉，治之以针石；形苦志乐[1]，病生于筋，治之以熨引[2]；形苦志苦，病生于咽嗌[3]，治之以百药；形数惊恐[4]，经络不通，病生于不仁，治之以按摩、醪药[5]。是谓五形志也。

【校注】

1.形乐志苦，形苦志乐：形，指形体。形乐，指形体不劳或劳而不甚；形苦，指形体过于劳累。志，指思维情志活动。志苦，即忧愁思虑过度，劳伤心神；志乐，即无忧无虑，心情愉快。

2.熨引：熨，指药熨。引，指导引。

3.咽嗌：《甲乙经》卷六第二作"困竭"，当从之。

4.形数惊恐：马莳、高世栻注文在"形"字后添"苦"字，意即形体劳苦而屡受惊恐。可从。

5.醪药：即药酒。

【释义】

本段说明人体由于形志乐苦之殊，产生的病证有别，因而治疗方法亦异。劳力过度易伤形，劳心过度易伤志，形志受伤都能导致疾病。例如，形乐志苦的人，多因思虑太过而气结，气结则血滞，故病多生于经脉，宜用火灸、针刺疗法以疏通经脉、调和气血。形乐志乐的人，多因"久坐伤肉"而气血壅塞，或过食肥甘而变生痈肿，故宜用九针、砭石以行气活血、散结排脓。形苦志乐的人，多因形体过劳而伤筋为病，宜用药熨、导引等法以温养气血、舒筋活络。形苦志苦的人，多因忧郁深思而气血失调，劳累过度而伤筋损骨，以致形神俱伤、阴阳皆虚而为病，宜用药物内服以调养气血、强健筋骨。形苦数惊恐的人，形体既伤于劳苦，又因屡受惊恐则气血散乱，经络涩滞，故多发生肌肤麻木、不知痛痒的病证，宜用按摩、醪药，活血理气、扶正祛邪。上述就是五种因精神、形体失调所导致的病证及其相宜的治疗。

【按语】

本段列举的五种形志所伤的病证及其治法，只是举例而已，不能拘泥于这些病证或治法。比方说，因形乐志苦所导致的病证既有经脉方面的，也有藏府或其他部位的；既可以灸刺，也可以用药物，还可以用导引、醪药等。总之，当依据实际病情而定。此外，《内经》中因人制宜的治疗原则所含内容甚广，除本段涉及的职业、情志、社会地位外，还有因人的体质、年龄、性别、耐药程度等各种差异而采取相宜治法的论述。

一二五、《素问·标本病传论篇第六十五》：黄帝问曰：

病有标本[1]，刺有逆从[2]，奈何？岐伯对曰：凡刺之方，必别阴阳，前后相应[3]，逆从得施，标本相移[4]。故曰：有其在标[5]而求之于标，有其在本而求之于本，有其在本而求之于标，有其在标而求之于本。故治有取标而得者，有取本而得者，有逆取而得者，有从取而得者。故知逆与从，正行无问[6]；知标本者，万举万当[7]；不知标本，是谓妄行。

【校注】

1. 标本：此处标，指后发病证；本，指先发病证。

2. 刺有逆从：逆，指病在本而治从标，病在标而治从本。从，指病在本而治在本，病在标而治在标。刺，可作"治疗"理解。下"刺"字同。

3. 前后相应：先病与后病之间存在着密切联系。

4. 标本相移：或治标，或治本，可根据病情及时变更。

5. 其在标：指主要证候或病变重心在后发病证上。"其在本"义仿此。

6. 正行无问：即大胆治疗，不要疑虑不决。

7. 万举万当：治疗总是正确、成功的意思。

【释义】

本段论述了标本逆从治则的基本慨念。在患病过程中一般都有先病和后病，因而治法就相应地有逆取从取之不同。治病的大法，必须首先辨别疾病的阴阳属性，了解先病和后病之间的内在联系，或逆治、或从治要运用得当，或治标、或治本当随机应变。因此，若证候主要集中在标病，而治疗也针对标病，如表证已罢，里病新起，治疗当针对里病；若证候主要集中在本病，而治疗也针对本病，如"先泄后生它病者，治其本"；

也有病状以本病为甚，而治疗却针对标病的，如"先热而后生中满者，治其标"；也有病状以标病为甚，而治疗却针对本病的，如"先病而后泄者，治其本"。所以在治疗方面，有治标而愈的，有治本而愈的，有采取在本治标、在标治本的逆治法而愈的，也有采取在本治本、在标治标的从治法而愈的。总之，懂得了这种逆从缓急的法则，就可以大胆治疗，不要有所疑虑，掌握了标本先后的原则，其疗效必定可靠；否则，就会心中无数，盲目治疗。

【按语】

标本是组相对的概念。在《内经》中标本的含义是多种多样的，有六气标本，六经标本，藏府标本，病理标本，治疗标本等。本段仅就先后病分标本（属病理标本范畴），论述了标本逆从治疗的意义和一般原则，至于"治病求本""急则治标""标本兼顾"等具体内容则当参阅《素问·标本病传论篇》全篇原文。

一二六、《素问·至真要大论篇第七十四》：病之中外[1]何如？岐伯曰：从内之[2]外者，调其内；从外之内者，治其外；从内之外而盛于外者，先调其内而后治其外；从外之内而盛于内者，先治其外而后调其内。中外不相及[3]，则治主病。

【校注】

1. 中外：即内外，指表里部位。

2. 之：到也。此处引申为影响、传变的意思。

3. 不相及：互相没有关联的意思。

【释义】

本段论述了内外先后病的治本原则。在疾病的发展过程中，病变可以有内外表里的相互传变和影响，也可能内外不相关联。因此，治疗上亦当区别对待。由于内部病变影响到外部的，当治其内，内和则外自安；若由于外部病变影响到内部的，当治其外，外解则内自平；如果内外俱病，其中由于内部影响到外部，而外证重于内证时，则应先调治内病之本，后治其外病之标；由于外部影响到内部，而内证盛于外证时，则应先治疗外病之本，后调其内病之标。这是因为病有表里因果之别，故治当有标本先后之异。若内外病变不相关联，里证为主时，则治其内，表证为主时则治其外。

一二七、《素问·六元正纪大论篇第七十一》木郁[1]达之，火郁发之，土郁夺[2]之，金郁泄[3]之，水郁折[4]之，然调其气，过者折之，以其畏[5]也，所谓泻之。

【校注】

1. 郁：泛指藏府气机郁结不行而造成的病证。张介宾说："天地有五运之郁，人身有五藏之应，郁则结聚不行，乃致当升不升当降不降，当化不化，而郁病作矣。"下"郁"字义同。

2. 夺：此处指比较峻烈的攻逐实邪法，如涌吐、消导、泻下等法。

3. 泻：此处指宣泄降气的治法。'

4. 折：损也。此处指消水、逐水之法。

5. 畏：制服的意思。此处是指直接制服"五郁"的邪势。

【释义】

本段指出了"五郁"病证的治疗法则。木主生发而喜条达，在藏应肝胆，木郁即肝胆气郁，故治以疏泄条达之法。火主炎上而性升散，在藏应心与小肠，火气郁遏于内，当顺其性以发散法治之。土承受万物，在藏应脾胃，土郁即脾胃积滞，故治以吐、消、下之法。金气肃降，在藏应肺与大肠，金郁即肺壅肠闭，治以宣泄降气之法。水性下流，在藏应肾与膀胱，水郁即肾与膀胱气化不行，水邪停聚，治宜消水，如化气行水、温阳利水、峻下逐水等法。然而，治郁的法则不外乎使藏府气机调和。"五郁"为邪实之证，当针对郁结的不同病情而直折邪势，所以说治郁一般用泻法。

一二八、《素问·阴阳应象大论篇第五》：病之始起也，可刺而已；其盛，可待衰而已。故因其轻而扬之[1]，因其重而减之[2]，因其衰而彰之[3]。形不足者，温[4]之以气；精不足者，补之以味。其高者，因而越之[5]；其下者，引而竭之[6]；中满者，泻之于内；其有邪者[7]，渍[8]形以为汗；其在皮者，汗而发之；其慓悍[9]者，按而收之[10]。其实者，散而泻之。审其阴阳，以别柔刚[11]，阳病治阴，阴病治阳；定其血气，各守其乡[12]，血实宜决之，气虚宜掣引[13]之。

【校注】

1. 因其轻而扬之：轻，指疾病轻浅。扬之，指宣扬发散的祛邪方法。

2. 因其重而减之：重，指疾病深重。减之，指消减以除病邪的方法。

3. 彰之：彰，显也。彰之，使正气恢复以显示其常态。

4. 温：乃"昷"之借字。"昷"，有养的意思。

5. 越之：马莳说："谓吐之使上越也。"

6. 竭之：张介宾说："竭，祛除也。谓涤荡之，疏利之。"

7. 其有邪者：指体表之邪，可具体理解为在肌腠、经络、筋骨等处之邪。

8. 渍形：指熏蒸、温浴一类疗法。

9. 慓悍：比喻疾病来势急暴剧烈。

10. 按而收之：按，指按摩一类方法。收之，使病势平定、缓解的意思。

11. 柔刚：此处就病情而言。如病证虚而缓者曰柔，实而急者曰刚。

12. 各守其乡：乡，指病变部位。各守其乡，指分别确定其病变部位。

13. 掣引：掣，《甲乙经》卷六第七作"擊"，为是。擊引，即导引。

【释义】

本段主要介绍了扶正祛邪的各种治疗方法和疾病的一般诊治原则。疾病初起的时候，可以用针刺治疗而愈；当其病势正盛的时候，须等待病势稍衰而后刺之，才能取得疗效。轻浅的病，当用宣扬发散的方法以祛其邪；深重的病，应用消减病邪的方法治疗；正气虚衰的，须用补益的方法，使其恢复正常功用。气充形，阳气虚不足以充养形体的，宜用气厚的药物以复其形，如益气、健中、温肾、助阳等法；味归精，精血不足的，宜用味厚的药物益阴补精，如养血、生津、滋肾、益髓等法。

病邪在胸膈部，可用吐法使邪从上排出；病邪在下部的，可用导下通利的方法，令邪从二便泄除；因中部积滞而发生胀满的，可用泻法使邪内消而去，如消食、导滞、攻下等法；邪在肌腠、经络、筋骨等处的，可用熏蒸、温浴等法取汗，从外被祛邪；邪客皮毛的，可用发汗法宣散其邪；病势急猛、病情险重的，如惊风、昏厥、卒中等证，宜先用按摩方法以控制危急之势，然后再辨证治疗。总之，邪实的病证，在表宜散，在里当泻。

治病必须认真地辨别疾病的阴阳虚实，或由阴盛而引起阳虚，或由阴虚而导致阳亢，前者宜祛其阴寒，后者当滋其阴液，此为"阳病治阴"；若由阳盛而导致阴亏，或由阳虚而引起阴盛的，前者应泻其阳热，后者须补其阳气，此为"阴病治阳"。同时，还应当准确地判断病变所在部位，是在气分，还是在血分，从而正确地施治。如血实的病证，宜用放血破瘀法以泻其邪，气虚的病证，可以用导引之类方法以益其气。

【按语】

本段所谓"其盛，可待衰而已"的治法，是指某些特殊病证的针刺法则。《素问·疟论篇》："夫疟者之寒，汤火不能温也，及其热，冰水不能寒也……当此之时，良工不能止，必须其自衰乃刺之……方其盛时必毁；因其衰也，事必大昌。"就是此种法则的一个例证。

一二九、《素问·至真要大论篇第七十四》：帝曰：论言治寒以热，治热以寒，而方士不能废绳墨[1]而更其道也。有病热者，寒之而热[2]，有病寒者，热之而寒，二者皆在，新病复起，奈何治？岐伯曰：诸寒之而热者取之阴[3]，热之而寒者取之阳，所谓求其属⁴也。帝曰：善。服寒而反热，服热而反寒，其故何也？岐伯曰：治其王气⁵，是以反也。帝曰：不治王而然者何也？岐伯曰：悉⁶乎哉问也！不治五味属⁷也。夫五味入胃，各归所喜，故酸先入肝，苦先入心，甘先入脾，辛先入肺，咸先入肾。久而埔气，物化之常也⁸；气增而久，夭之由也⁹。

【校注】

1. 绳墨：指基本法则。

2. 寒之而热：用寒药治疗后热不退或热更甚。下句"热之而寒"义仿此。

3. 取之阴：从阴分治之，即滋补阴液。下句"取之阳"义仿此。

4. 求其属：即针对疾病本质治疗。

5. 王气：王，音义同"旺"。王气，此指偏亢之气。

6. 悉：详尽的意思。

7. 不治五味属：治，掌握的意思。本句意即没有掌握五味的归属。

8. 久而增气，物化之常也：久服某种性味的药物或食物，可以增补某藏精气，这是药食在体内生化的一般规律。

9. 气增而久，夭之由也：由于长期偏用、偏嗜某种性味的药食，使某藏精气增补过度，导致藏气之间失去平衡协调，则是生病或死亡的缘由。

【释义】

本段强调了虚证治病求本和掌握药物性能的重要性。一般来说，治寒证当用热性药，治热证当用寒性药。但是，有些热证服用寒药之后，热仍不退，有些寒证服用热药之后，寒仍不除，甚至还出现新的病证。在这种情况下，前者的病机应属阴虚，治宜滋阴，阴足则阳热自退，即王冰所谓"壮水之主以制阳光"之法；后者的病机应属阳虚，治宜补阳，阳旺则阴寒自消，即王冰所谓"益火之源以消阴翳"之法。如果不明阴虚之本，但用苦寒药泻其相对偏盛之阳热，则阴愈伤而火愈炽；若不明阳虚之本，但用辛温药散其相对偏盛之阴寒，则阳愈耗而寒愈甚，所以出现了"服寒而反热，服热而反寒"这种主客观不一致的情况。

临床中也有不因治疗旺气而仍然出现上述结果的情况，这可能是未能掌握药食五味归属五藏的性能所致。五味入胃各先归入其所喜之藏，用药时必须考虑到这一点。比如，某藏之气不足时，当用相应性味的药食补之；若此藏亏虚，而用入彼藏的药食补益，自然不能起到补虚疗病的作用。一般来说，久服某种气味的药食，能逐渐补益某一藏精气，这是药食在人体生化的一般规律；然而，如果藏气补益过久而超越其正常限度时，就会破坏藏气之间的平衡协调而致病，甚至引起死亡。

【按语】

关于"诸寒之而热者取之阴，热之而寒者取之阳"，高世栻则从另一角度阐述其含义。他说："诸寒之而热者，以寒为本，故取之阴，当以热药治之；诸热之而寒者，以热为本，故取之阳，当以寒药治之。夫寒之而热，治之以热，热之而寒，治之以寒，所谓求其属以治也。"高氏之注，是从寒热真假来解释的，对于我们理解和运用这段原文亦有一定的参考价值。

一三〇、《素问·至真要大论篇第七十四》：寒者热之，热者寒之。微者¹逆之，甚者²从之。坚者削之，客者除之，劳者温之，结者散之，留者攻之，燥者濡之，急者缓之，散者收之，损者温之，逸者行之，惊者平之。上之下之，摩之浴之，薄之劫之³，开之发之，适事为故。

帝曰：何谓逆从？岐伯曰：逆者正治，从者反治，从少从多，观其事也。帝曰：反治何谓？岐伯曰：热因寒用，寒因热用⁴，塞因塞用，通因通用。必伏其所主，而先其所因⁵，其始则同，其终则异⁶，可使破积，可使溃坚，可使气和，可使必已。

【校注】

1. 微者：指病势较轻微，证候与病机相一致。

2. 甚者：指病势严重，病情复杂，有些证候与病机相反。

3. 薄之劫之：薄之，谓逐渐消磨。劫之，谓峻猛劫夺。

4. 热因寒用，寒因热用：当据《素问直解》改作"热因热用，寒因寒用"，方与下文文例一致。

5. 必伏其所主：伏，制伏、治疗的意思。主，指疾病的本质。全句意为：要针对疾病的本质进行治疗。

6. 其始则同，其终则异：开始治疗时，药性与疾病某些征象似乎相同，然而治疗的结果最终表明，药性与疾病的本质相反。

【释义】

本段主要论述了正治、反治法则。一般情况下，治寒证用热药，治热证用寒药。病势较轻，病状单纯的用逆治法；病势较重，病状复杂而有假象出现的用从治法。具体来说，正治法包括坚积之证用消削法，外邪入侵人体的用祛除法，虚劳气怯的用温养法，气血痰浊结聚的用宣通散结法，实邪积留体内的

225

用攻逐法，津枯血燥的用滋润法，病势急剧的用缓解法，精气耗散的用收敛法，虚损的病证用补益法，气血运行滞涩的用行气活血法，惊悸不宁的用镇静安神法。总之，或用升提法，或用降逆法，或用按摩法，或用药浴法，或逐渐消磨，或峻猛劫夺，或开通里闭，或发泄外邪，都应当以适合病情为准则。

逆疾病征象而治的叫做正治法，顺从病证假象而治的叫做反治法。运用顺从假象药物的多少，要看具体病情而定，病势重而假象多的可从多，病势不很重而假象少的则从少。反治法主要针对某些特殊病情而使用，例如真寒引起的假热证，用热药治疗；真热引起的假寒证，用寒药治疗；正虚引起的阻塞病证，用补塞药治疗；积滞引起的通利病证，用通泄药治疗等，均属反治法。在运用反治法时，必须做到针对疾病的本质进行治疗，就应先探求其致病原因，掌握病机的关键所在。这样，开始治疗时，药性与疾病的某些征象似乎相同，结果却表明药性与疾病的本质是相反的。可见，反治法和正治法一样，都可以用来破除积滞，消散坚块，使气机调和，使疾病痊愈。

一三一、《素问·至真要大论篇第七十四》：帝曰：请言其制[1]。岐伯曰：君一臣二，制之小也；君一臣三佐五，制之中也；君一臣三佐九，制之大也。

方制君臣何谓也？岐伯曰：主病之谓君，佐君之谓臣，应臣之谓使，非上下三品[2]之谓也。

【校注】

1. 制：指方剂的组合法度。

2. 三品：古代一种药物分类法。张介宾说："言药性善恶，故有上中下之殊。神农云：上药为君，主养命以应天；中药为臣，主养性以应人；下药为佐使，主治病以应地。"

【释义】

本节主要说明了方剂的组合法度。方剂的组合是有一定法度的。一般来说，君药一味，臣药二味，是小方的组合；君药一味，臣药三味，佐药五味，是中方的组合；君药一味，臣药三味，佐药九味，是大方的组合。所谓君臣佐使，是以治病的主药为君药，辅助主药的药称为臣药，配合臣药的药称为佐使药，这不同于按药物毒性大小及有否补益作用而定为上、中、下三品的分类法。

【按语】

《内经》"君臣佐（使）"的组方法度对后世方剂学的形成和发展有着深刻的影响。例如：后世将方中治疗主证的药称之为君药；辅助和加强君药功效的药物，称之为臣药；制约主药或协助主药治疗一些次要证候的药物，称之为佐药；具有引经作用或起调和诸药功效的药物，称为使药。显然，这种组方法则是对《内经》上述学术思想的继承和发展。

一三二、《素问·至真要大论篇第七十四》：五味阴阳之用[1]何如？岐伯曰：辛甘发散为阳，酸苦涌泄[2]为阴，咸味涌泄为阴，淡味渗泄[3]为阳。六者或收、或散、或缓、或急、或燥、或润、或耎[4]、或坚，以所利而行之，调其气使其平也。

【校注】

1. 用：指药食五味的治疗作用。
2. 涌泄：即涌吐、泄下作用。

3.渗泄：指通利小便的作用。

4.奭：同"软"，使坚硬者软化。

【释义】

本段论述了药食五味的阴阳属性及其功用。五味可根据其作用特点而分为阴阳两类。如辛甘味较薄且能向外宣发疏散而属阳，酸苦咸味厚且能从内涌吐泻下而属阴，淡味最薄而通利小便亦属阳。从大体来说，酸苦甘辛咸淡六味分别具有收敛、发散、缓和、紧急、燥湿、润燥、软化、坚固等不同的作用，临证须依据病情的需要而选用，以调整藏府经络气血，使其恢复正常为目的。

一三三、《素问·五常政大论篇第七十》：气反[1]者，病在上，取之下；病在下，取之上；病在中，傍取[2]之。治热以寒，温而行之；治寒以热，凉而行之；治温以清，冷而行之；治清以温，热而行之。

【校注】

1.气反：张介宾说："气反者，本在此而标在彼也。"

2.傍取：指从四末治疗。

【释义】

"承气热服"法；用热药治疗某些寒证时，本段列举了"气反"的治法和几种服药方法。有些病情复杂、病机与证候表现不完全一致的病证，应采用相应的特殊疗法。有的病证候主要表现在上部而病机与下部密切相关，可从下部治疗，如"上壅者疏其上也"；有的病在胸腹部而四末治疗。在服药方面，当用寒药治疗某些热证时，需用温服的方法，如需用凉服的方法，如"姜附寒饮"法。这种服药反佐的方法，多用于危重病证。也有采用凉药冷服以增强清热之力，热药温服以辅助祛寒之功的服药方法。

一三四、《素问·五常政大论篇第七十》：帝曰：有毒无毒¹，服有约²乎？岐伯曰：病有久新，方有大小，有毒无毒，固宜常制矣。大毒治病十去其六，常毒治病十去其七，小毒治病十去其八，无毒治病十去其九。谷肉果菜，食养尽之，无使过之，伤其正也。不尽，行复如法。

【校注】

1. 有毒无毒：有毒，指药性峻猛的药物。无毒，指药性平和的药物。

2. 约：限度的意思。

【释义】

本段论述了服用药物的一般法度及饮食调养的作用。疾病有新旧之异，制方有大小之别，服用药物时，也应根据药性的峻缓，遵守一定的法度。一般来说，用大毒的药物治病，病状十去其六时就应停服；常毒的药物治病，病状十去其七时就应停服；小毒的药物治病，病状十去其八时就应停服；无毒的药物治病，病状十去其九时应停服。因为药物是用来祛邪疗疾的，其性皆偏，故中病即应停止服用。如果过用，势必损伤正气。停药后，可选用谷肉果菜进行调养，使正气恢复，余邪自去。如果经过这样治疗后，病邪尚未尽者，还可依据病情，照上法再用药食治疗。

一三五、《素问·六元正纪大论篇第七十一》：黄帝问曰：妇人重身，毒之¹何如？岐伯曰：有故无殒²，亦无殒也。帝曰：愿闻其故何谓也？岐伯曰：大积大聚，其可犯也，衰其大半而止，过者死。

【校注】

1. 毒之：指用峻烈的药物治病。

2. 殒：损伤的意思。王冰说："上无殒，言母必全，亦无殒，言子亦不死也。"

【释义】

本段指出了孕妇患病的用药原则。对孕妇来说，峻烈的药物应当慎用或禁用。然而，也不能拘执，当孕妇患有非用峻烈药不能攻去病邪的病证时，还是可以服用的，所谓"有病则病当之"。例如孕妇有积滞坚结肠道，若不用攻下法则积滞不去时，只要运用得法，遵循"大毒治病，十去其六"，"衰其大半而止"的法度，不仅孕妇不受损伤，就是胎儿也不会受到损害。当然，若使用不当，攻伐太过，就会给孕妇和胎儿生命带来危害。

一三六、《灵枢·邪客第七十一》：持针之道¹，欲端以正²，安以静。先知虚实，而行疾徐；左手执骨，右手循之，无与肉果³；泻欲端以正⁴，补必闭肤；辅针导气⁵，邪得淫泆⁶，真气得居。

【校注】

1. 道：此处指针刺操作的基本方法及要领。

2. 欲端以正：指医生针刺时态度要端正。

3. 无与肉果：果同"裹"。全句谓要防止肌肉痉挛将针裹滞。

4.泻欲端以正：当据《甲乙经》卷五第七改作"泻欲端正"。指泻邪时针当直入直出。

5.辅针导气：辅，当据《甲乙经》卷五第七、《太素》卷二十二《刺法》改为"转"。此句指捻针以导引经气，即行针得气。

6.邪得淫泆：当据《甲乙经》卷五第七改作"邪气不得淫泆"。

【释义】

本段论述了针刺操作的基本方法及要领。针刺时，医生必须态度端正，神情安静专一。首先要掌握病情的虚实，并据此施行徐疾的补泻手法。进针的时候，用左手控制住患者的骨骼以固定其部位，右手循着经脉寻找腧穴进针，进针时不可用力过猛以防止针体与肌肉裹滞而产生弯针或滞针现象。用泻法时，针须直入直出，出针时勿闭其孔，使邪气易出；用补法时，针出应急闭其孔，防止正气外泄。同时，采用一定的捻针手法导引经气以得气，从而使邪气不得蔓延深入，真气得以充养全身。

一三七、《灵枢·九针十二原第一》：凡用针者，虚则实之，满则泄之，宛陈则除之，邪胜则虚之。《大要》[1]曰：徐而疾则实，疾而徐则虚。

【校注】

1.《大要》：古医书，已失传。

【释义】

本段指出了针刺治疗的一般法则及徐疾补泻手法。凡以针治病，脉虚的用补法，使真气得到充实；脉盛满的用泻法，使邪气得以排除；气血郁积的，宜用放血疗法，使恶血泄除，脉道通畅；邪气亢盛的，宜用泻法，使邪衰正复而愈。进针慢而出针快者为补法，进针快而出针慢者为泻法。

一三八、《素问·阴阳应象大论篇第五》：善用针者，从阴引阳，从阳引阴[1]，以右治左，以左治右；以我知彼[2]，以表知里，以观过与不及之理，见微得过[3]，用之不殆[4]。

【校注】

1. 从阴引阳，从阳引阴：取阴经穴以疏通阳经之气，治阳经之病；取阳经穴以疏通阴经之气，治阴经之病。

2. 以我知彼：以正常人的状态与病人相比较来了解病情。

3. 见微得过：从疾病开始所出现的征象，便能测知其病因病位。

4. 殆：危也。可作"差错"理解。

【释义】

本段论述运用针刺须掌握的一些诊治法则。善于用针治病的医生，阳经病可从阴经疏导以治之，阴经病可从阳经疏导以治之；刺右侧的穴位以治左侧的病变，刺左侧的穴位以治右侧的疾患。他们能以正常人与病人相比较了解病情，从外表征象推断体内的病变，审察邪气太过或正气不足的机理，在刚刚起病时，就能测知其病因病位。如果正确运用这些诊治法则，治病就不会出现差错。

一三九、《素问遗篇·刺法论篇第七十二》：肾有久病者，可以寅时[1]面向南，净神不乱思[2]，闭气不息[3]七遍，以引颈咽气顺之，如咽甚硬物，如此七遍后，饵⁴舌下津令无数。

【校注】

1. 寅时：相当于凌晨三至五点钟的时候。

2. 净神不乱思：神情安静，思想专一的意思。

3. 闭气不息：指摒住气，暂停呼吸。

4. 饵：吞咽的意思。

【释义】

本段介绍了养气还精的气功疗法。凡久患肾病的人，可以在寅时面向南方，神情安静，思想专一，闭口屏气，暂停呼吸，而后伸颈作吞咽动作，好像吞咽很硬的东西那样，渐待腹满，至气闭不可忍时，再从口中徐徐吐出，勿令有声。气吐尽后，再如前法重复进行，七遍后，便可觉舌下渗出津液满口，然后低头含胸，随吸入之气，将津液用力咽下，送入脐下丹田，从而起到填精益肾的作用。

【按语】

本段介绍的养气还精法，实际是古代运用气功治病的一种方法，从今天看来，属内功法之类。可见，气功用于治疗疾病很早就已开始了。原文所介绍的方法虽然较简略，但仍然可以体现以意行气、意合气至、气至病所、气到病除气功治病的基本特点。

一四〇、《灵枢·师传第二十九》：黄帝曰：胃欲寒饥¹，肠欲热饮，两者相逆，便²之奈何？且夫王公大人，血食之君³，骄恣从⁴欲，轻人而无能禁之，禁之则逆其志，顺之则加其病，便之奈何？治之何先？岐伯曰：人之情，莫不恶死而乐生，告之以其败，语之以其善，导之以其所便，开之以其所苦，虽有无道之人，恶有不听者乎？

黄帝曰：便其相逆⁵者奈何？岐伯曰：便此者，食饮衣服，亦欲适寒温。寒无凄怆⁶，暑无出汗；食饮者，热无灼灼，寒无沧沧。寒温中适，故气将持⁷，乃不致邪僻也。

【校注】

1. 饥：《甲乙经》卷六第二及《太素》卷二《顺养》均作"饮"，当从之。

2. 便：适宜的意思。

3. 血食之君：经常吃荤食的人。古代指贵族之类的统治阶级。

4. 从：通"纵"。放纵的意思。

5. 相逆：指上文"胃欲寒饮，肠欲热饮"二者相反的病情。

6. 凄怆：张介宾说："怆，音创。凄怆，寒甚凄凉貌。"

7. 气将持：指正气得到助益而保持、充实于内。

【释义】

本段举例介绍了对某些病人进行说服开导的方法和对相逆病证的调养方法。临床中经常可以碰到复杂的情况，如有的患者胃热宜饮冷，而同时其肠寒宜饮热；还有的病人，一贯骄奢淫逸，放纵自己，轻视旁人，从不接受别人的正确告诫，如果要求他们改变其致病的不良习惯，会使他们反感，如果迁就他们，又会加重病情。处理这类病人，对于后者应配合适当的说服开导工作。因为希望健康长寿是人之常情，所以医生应抓住这一心理，向他们说明所患疾病的危害，指出其好转的可能，介绍调治的方法，解除其思想顾虑。只要耐心诚恳地说服开导，虽是任性凶暴之人，也一定会听从劝告，与医生合作的。而对于前者，应该告诉患者，在饮食、衣着方面注意寒温适宜。如衣着不宜过少，以致寒甚凄怆，亦不宜过多，以致热甚而出汗；饮食亦不宜过于灼热或过于寒凉。只有人体内外的寒温适中而不太过，正气方能得到助益而充实体内，这样自然就不会招致病邪的侵袭了。

【按语】

《素问·汤液醪醴论篇》指出："病为本，工为标，标本不得，邪气不服。"说明治病光有医生的正确诊疗还不够，病人的积极配合和自身调节机能也是十分重要的。因此，本段关于针对病人具体情况进行说服开导工作的观点是值得重视的。

小　结

本章选编了《内经》中论述治疗的原文二十段，结合下编《素问·异法方宜论篇》，应重点掌握《内经》论治的基本思想、原则及临床上经常用的一些具体治疗方法。

"谨守病机"是正确治疗的前提。因为中医治病，既不是单纯地对症用药，也不同于辨病治疗，而是针对病机的辨证施治。早期治疗，是"治未病"思想的基本内容之一，所谓既病防变，是《内经》论治十分强调的观点。因时因地因人制宜，是在人与自然界相统一的思想指导下确立的治疗原则，也体现了具体问题具体分析、具体对待的辩证观点。诸如地理环境、气候变化、时令迁移和各人所处的社会地位、生活条件，以及职业、年龄、情志、体质等不同，多发病及其证候表现亦不一样。所以《内经》指出："故圣人杂合以治，各得其所宜，故治所以异而病皆愈者，得病之情，知治之大体也。"根据病情，确立标本逆从治则，选择扶正或祛邪，采用正治或反治，也是治疗中必须掌握的几个原则。如确立标本逆从治则，"有其在标而求之于标，有其在本而求之于本，有其在本而求之于标，有其在标而求之于本"；或"调其内"，或"治其外"，或"先调其内而后治其外"，或"先治其外而调其内"等法则。扶正有"形不足者，温之以气；精不足者，补之以味"等。祛邪有"其高者，因而越之；其下者，引而竭之；中满者，泻之于内；其有邪者，渍形以为汗；其在皮者，汗而发之"等多种方法。正治有"寒者热之，热者寒之"，"燥者濡之，急者缓之，散者收之"等多种法则；反治有"热因热用，寒因寒用，塞因塞用，通因通用"等法则。此外，还有某些特殊病证应"待衰而已"，有些险重证情当"按而收之"等治法。

制方遵君臣佐使的法度；用药则"有毒无毒，固宜常制"；善后调养可用"谷肉果菜"；服药分寒药热服，热药寒服；针刺治病泻时"疾而徐"，补时"徐而疾"，以及配合气功疗法等，也是施治中必须注意的重要问题。即如孕妇患病的用药法则和对病人作适当的开导工作等都有一定的临床意义。

从以上论治内容中，不难看到，以整体恒动观为指导，强调治病必求于本，坚持对不同病人具体分析、区别对待是《内经》治疗学的基本特点。

下

篇

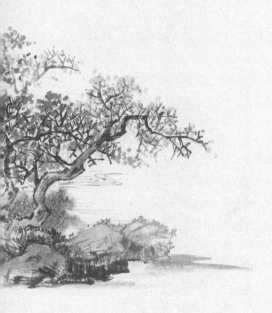

《素问》

四气调神大论篇第二

【题解】

"四气"，指春、夏、秋、冬四时气候。"调神"，指调精神。本篇主要讨论顺应四时气候的变化，以调养精神情志，从而达到健身防病之目的，故以"四气调神论"名篇。

【原文】

春三月，此谓发陈[1]，天地俱生，万物以荣，夜卧早起，广步于庭，被发缓形[2]，以使志生，生而勿杀，予而勿夺，赏而勿罚，此春气之应，养生之道也。逆之则伤肝，夏为寒变，奉长者少[3]。夏三月，此谓蕃秀[4]，天地气交[5]，万物华实[6]，夜卧早起，无厌于日[7]，使志无怒，使华英成秀[8]，使气得泄，若所爱在外[9]，此夏气之应，养长之道也。逆之则伤心，秋为痎疟，奉收者少，冬至重病[10]。秋三月，此谓容平[11]，天气以急[12]，地气以明[13]，早卧早起，与鸡俱兴，使志安宁，以缓秋刑[14]，收敛神气，使秋气平，无外其志，使肺气清，此秋气之应，养收之道也。逆之则伤肺，冬为飧泄，奉藏者少。冬三月，此谓闭藏，水冰地坼 [15]，无扰乎阳，早卧晚起，必待日光，使志若伏若匿，若有私意，若已有得，去寒就温，无泄皮肤，使气亟夺 [16]，此冬气之应，养藏之道也。逆之则伤肝，春为痿厥，奉生者少。

天气，清净光明者也，藏德不止，故不下也。天明则日月不明，邪害空窍，阳气者闭塞，地气者冒明，云雾不精，则上应白露不下。交通不表，万物命故不施，不施则名木多死。恶气不发，风雨不节，白露不下，则菀槁不荣。贼风数至，暴雨数起，天地四时不相保，与道相失，则未央绝灭。唯圣人从之，故身无奇病，万物不失，生气不竭 [17]。逆春气，则少阳不生，肝气内变 [18]。逆夏气，则太阳不长，心气内洞 [19]。逆秋气，则太阴 [20] 不收，肺气焦满 [21]。逆冬气，则少阴 [22] 不藏，肾气独沉 [23]。

夫四时阴阳者，万物之根本也。所以圣人春夏养阳，秋冬养阴，以从其根，故与万物沉浮于生长之门。逆其根，则伐其本，坏其真矣。故阴阳四时者，万物之终始也，死生之本也，逆之则灾害生，从之则苛疾不起，是谓得道。道者，圣人行之，患者佩之。从阴阳则生，逆之则死，从之则治，逆之则乱，反顺为逆，是谓内格 [24]。是故圣人不治已病治未病，不治已乱治未乱，此之谓也。夫病已成而后药 [25] 之，乱已成而后治之，譬犹渴而穿井，斗而铸锥 [26]，不亦晚乎！

【校注】

1. 发陈：发，即生发。陈，敷陈。王冰说："春阳上升，气潜发散，生育庶物，陈其姿容，故曰发陈也。"

2. 被发缓形：被，通"披"。此句谓披开束发，松缓衣带，让形体舒展。

3.奉长者少：奉，供给的意思。春生是夏长的根基，如果春天养生不好，提供给夏天养长的基础就差。下文奉收、奉藏、奉生之义相仿。

4.蕃秀：王冰说："蕃，茂也，盛也。秀，华也，美也。"蕃秀，形容自然界万物繁茂秀丽的状态。

5.天地气交：是天地阴阳之气上下交通结合的意思。张介宾说："岁气阴阳盛衰，其交在夏，故曰天地气交。"

6.华实：华，同"花"。华实，用作动词，犹言开花结实。

7.无厌于日：不要厌恶夏季日常天热。

8.使华英成秀：意思是要使人的神气像草木开花结实一样充盛饱满。

9.使气得泄，若所爱在外：使体内阳气宣发于外，以顺应夏季阳盛主事的规律。

10.冬至重病：丹波元简说："据前后文例，四字恐剩文。"当删之。

11.容平：容，盛受也。平，平定也。容平，是形容植物到了秋天，大都由华秀而成实，处于成熟、收成的阶段。

12.天气以急：秋气劲急之貌。

13.地气以明：物色清肃之象。

14.缓秋刑：即缓和秋天的肃杀之气。

15.坼：裂也。

16.使气亟夺：使阳气经常地夺失。

17.天气……生气而不竭：丹波元简说："自'天气者清净'（当是'天气，清静光明者也'）至'生气不竭'一百二十四字，与'四气调神'之义不相干，且文意不顺承，疑佗（他）

篇错简也。"

18. 肝气内变：变，变动也。此句是言逆春气则少阳之令不能生发，肝气被郁而内变为病。

19. 心气内洞：洞，空虚的意思。此句是言逆夏气则太阳之令不长，心气内虚为病。

20. 太阴：当作"少阴"。可参见第一章第五段注2。

21. 肺气焦满：此言逆秋气则少阴之令不收，肺气燥热壅满为病。

22. 少阴：当作"太阴"。参见第一章第五段注2。

23. 肾气独沉：独沉，《甲乙经》卷一第二及《太素》卷二《顺养》均作"浊沉"。浊，混乱也，引申为失常；沉，下坠也，引申为下泄。此句是言逆冬气则太阴之令不藏，肾气失常，精气下泄为病。

24. 内格：意思是说体内的功能活动与外在环境格拒而不相适应。

25. 药：读"瘵"，作"治疗"解。

26. 锥：《太素》卷二《顺养》作"兵"。兵，即武器。

金匮真言论篇第四

【题解】

"金匮"，是古代帝王收藏珍贵书籍的器具。"真言"，谓真切而重要的论述。因为本篇所论的阴阳五行等基本理论极为重要，故以"金匮真言论"名篇。

【原文】

黄帝问曰：天有八风[1]，经有五风[2]，何谓？岐伯对曰：八风发邪[3]，以为经风，触[4]五藏，邪气发病。所谓得四时之胜者，春胜长夏，长夏胜冬，冬胜夏，夏胜秋，秋胜春，所谓四时之胜也。东风生于春[5]，病在肝，俞[6]在颈项；南风生于夏，病在心，俞在胸胁；西风生于秋，病在肺，俞在肩背；北风生于冬，病在肾，俞在腰股；中央为土，病在脾，俞在脊。故春气[7]者病在头，夏气者病在藏[8]，秋气者病在肩背，冬气者病在四支。故春善病鼽衄[9]，仲夏善病胸胁，长夏善病洞泄寒中，秋善病风疟，冬善病痹厥。故冬不按跷[10]，春不鼽衄，春不病颈项，仲夏不病胸胁，长夏不病洞泄寒中，秋不病风疟，冬不病痹厥、飧泄而汗出也。夫精者，身之本也。故藏于精者，春不病温，夏暑汗不出者，秋成风疟[11]。此平人脉法也。

故曰：阴中有阴，阳中有阳[12]。平旦至日中，天之阳，阳中之阳也，日中至黄昏，天之阳，阳中之阴也；合夜[13]至鸡鸣，天之阴，阴中之阴也；鸡鸣至平旦，天之阴，阴中之阳也。故人亦应之。夫言人之阴阳，则外为阳，内为阴。言人身之阴阳，则背[14]为阳，腹[14]为阴。言人身之藏府中阴阳，则藏者为阴，府者为阳。肝心脾肺肾五藏皆为阴，胆胃大肠小肠膀胱三焦六府皆为阳。所以欲知阴中之阴、阳中之阳者，何也？为冬病在阴[15]，夏病在阳[16]，春病在阴[17]，秋病在阳[18]，皆视其所在，为施针石也。故背为阳，阳中之阳，心也；背为阳，阳中之阴，肺也；腹为阴，阴中之阴，肾也；腹为阴，阴中之阳，肝也；

腹为阴，阴中之至阴，脾也。此皆阴阳表里内外雌雄[19]相输应[20]也，故以应天之阴阳也。

帝曰：五藏应四时，各有收受[21]乎？岐伯曰：有。东方青色，入通于肝，开窍于目，藏精于肝，其病发惊骇；其味酸，其类草木，其畜鸡，其谷麦，其应四时，上为岁星[22]，是以春气在头也，其音角[23]，其数八[24]，是以知病之在筋也，其臭臊[25]。南方赤色，入通于心，开窍于耳，藏精于心，故病在五藏；其味苦，其类火，其畜羊，其谷黍，其应四时，上为荧惑星[22]，是以知病之在脉也，其音徵[23]，其数七[24]，其臭焦[25]。中央黄色，入通于脾，开窍于口，藏精于脾，故病在舌本；其味甘，其类土，其畜牛，其谷稷，其应四时，上为镇星[22]，是以知病之在肉也，其音宫[23]，其数五[24]，其臭香[25]。西方白色，入通于肺，开窍于鼻，藏精于肺，故病在背；其味辛，其类金，其畜马，其谷稻，其应四时，上为太白星[22]，是以知病之在皮毛也，其音商[23]，其数九[24]，其臭腥[25]。北方黑色，入通于肾，开窍于二阴，藏精于肾，故病在溪；其味咸，其类水，其畜彘[26]，其谷豆，其应四时，上为辰星[22]，是以知病之在骨也，其音羽[23]，其数六[24]，其臭腐[25]。故善为脉[27]者，谨察五藏六府，一逆一从[28]，阴阳、表里、雌雄之纪，藏之心意，合心于精[29]，非其人勿教，非其真勿授，是谓得道。

【校注】

1. 天有八风：是对自然界多种气候的概括。

2. 经有五风：五风，指肝、心、脾、肺、肾五藏之风病。经有五风，是说五藏的经脉均可因感受风邪而发为五藏风病。

3. 八风发邪：张介宾说："八风不得其正，则发为邪气。"

4.触：触冒、侵犯的意思。

5.东风生于春：即东风常出现在春季的意思。下文论南风、西风、北风等均仿此。

6.俞：俞穴，即针灸施治的穴位。

7.春气：指春季不正常的气候变化及其对人体的伤害作用。下文夏气、秋气、冬气等均以此类推。

8.藏：此处指五藏而以心为主。

9.衄衊：衄，鼻也。衄衊，即鼻出血。

10.冬不按𫏋：是说在冬季不要过度剧烈地运动，以防扰动筋骨，致使阳气泄而不藏。

11.秋成风疟：此句下疑有缺文。《新校正》："详此下义与上文不相接。"

12.阴中有阴，阳中有阳：谓阴中有阴阳，阳中有阴阳。

13.合夜：合，疑为"台"字之误。台，音胎，始也。台夜，即上文之"黄昏"。

14.背、腹：此处以背与腹上下相对而言。"背"可作膈上胸背部理解，"腹"可作膈下腹腰部理解。

15.冬病在阴：即冬病在肾。肾居膈下，属水，为阴中之阴，故谓"冬病在阴"。

16.夏病在阳：即夏病在心。心居膈上，属火，为阳中之阳，故谓"夏病在阳"。

17.春病在阴：即春病在肝，肝居膈下，属木，为阴中之阳，故谓"春病在阴"。

18.秋病在阳：即秋病在肺。肺居膈上，属金，为阳中之阴，故谓"秋病在阳"。

19 表里内外雌雄：表阳，里阴；内阴，外阳；雌阴，雄阳。这些相对名称都可以用阴阳加以概括。

20. 输应：相互联系、对应的意思。

21. 收受：张介宾说："收受者，言同气相求，各有所归也。"指相互影响、关联的意思

22. 岁星、荧惑星、镇星、太白星、辰星：分别是木星、火星、土星、金星、水星等五大行星的别名。

23. 角、徵、宫、商、羽：是古代五音，分别为木、火、土、金、水所主。

24. 八、七、五、九、六：八是木的成数，七是火的成数，五是土的生数，九是金的成数，六是水的成数。据《尚书·洪范》载："五行：一曰水，二曰火，三曰木，四曰金，五曰土。"还有"天一生水，地六成之；地二生火，天七成之；天三生木，地八成之；地四生金，天九成之；天五生土，地十成之"的说法。因此，就用一、二、三、四、五分别代表水、火、木、金、土的生数。在各生数上加土数五（因土能生万物），则得六、七、八、九、十，分别代表水、火、木、金、土的成数。所谓生数、成数，实际上是古人试图用数学方法，来论证天地、阴阳、万物之间存在着对立统一的辩证关系。

25. 臊、焦、香、腥、腐：是五种气味，分属木、火、土、金、水五行。

26. 彘：即猪。

27. 脉：此处作"诊病"解。

28. 一逆一从：五藏应四时为从，违四时为逆。

29. 合心于精：王冰说："心合精微，则深知通变矣。"

灵兰秘典论篇第八

【题解】

灵兰，是灵台兰室的简称，相传为黄帝藏书之所。秘典，是秘藏的经典著作。作者认为本篇的内容很有价值，应当珍贵地保存起来，永久地流传下去，故以"灵兰秘典论"名篇。

【原文】

黄帝问曰：愿闻十二藏[1]之相使[2]，贵贱[3]何如？岐伯对曰：悉乎哉问也！请遂言[4]之。心者，君主之官[5]也，神明出焉。肺者，相傅[6]之官，治节[7]出焉。肝者，将军之官，谋虑[8]出焉。胆者，中正[9]之官，决断[10]出焉。膻中[11]者，臣使[12]之官，喜乐出焉。脾胃者，仓廪之官，五味[13]出焉。大肠者，传道[14]之官，变化出焉。小肠者，受盛[15]之官，化物[16]出焉。肾者，作强[17]之官，伎巧[18]出焉。三焦者，决渎[19]之官，水道出焉。膀胱者，州都[20]之官，津液藏焉，气化[21]则能出矣。凡此十二官者，不得相失[22]也。故主明则下安，以此养生则寿，殁世不殆[23]，以为天下则大昌；主不明则十二官危，使道[24]闭塞而不通，形乃大伤，以此养生则殃，以为天下者，其宗大危[25]，戒之戒之！

至道在微[26]，变化无穷，孰知其原？窘乎哉！消者瞿瞿[27]，孰知其要？闵闵之当[28]，孰者为良[29]？恍惚[30]之数，

生于毫氂 [31]，毫氂之数，起于度量 [32]，千之万之，可以益大，推之大之，其形乃制 [33]。

黄帝曰：善哉！余闻精光 [34] 之道，大圣 [35] 之业，而宣明 [36] 大道，非斋戒 [37] 择吉日，不敢受也。黄帝乃择吉日良兆，而藏灵兰之室，以传保 [38] 焉。

【校注】

1. 十二藏：指心、肝、脾、肺、肾、膻中、胆、胃、大肠、小肠、三焦、膀胱十二个藏器。此分而言之，则为藏和府；合而言之，则皆可称藏。

2. 相使：相互为用之意。这里指十二藏府的功能及其相互关系。

3. 贵贱：即主次、主从之意。

4. 遂言：遂，尽也。遂言，即全部说完。

5. 官：此处作"任"字解。

6. 相傅：辅佐之意。

7. 治节：治理调节之意。

8. 谋虑：筹划、思考之意，属意识思维活动。

9. 中正：指处理事物刚毅正直，不偏不倚。

10. 决断：果敢地作出判断或决定。

11. 膻中：此处应看作心包络的别名。

12. 臣使：传达君主旨意的官员。

13. 五味：此处指饮食中的精微物质。

14. 传道：道，通"导"。传导，即传送、运输。

15. 受盛：即受纳，此处指小肠承受由胃传来的水谷。

16. 化物：指水谷经胃、小肠消化后的产物。

17.作强：精力充沛，强于劳作。

18.伎巧：伎，同"技"。巧，指技能、才智。

19.决渎：叠词同义，开通的意思。

20.州都：通"洲渚"，指水液汇聚的地方。

21.气化：广义者概括了人体内各种精微物质的化生、输布及其相互转化等运动形式；狭义则是指阳气对津液的蒸化。此处为后者。

22.相失：失去了相互间的协调配合。

23.殁世不殆：殁，终也。殁世，终身的意思。殆，危险的意思。

24.使道：气血流通的道路。

25.其宗大危：宗，指宗庙社稷。大危，非常危险。

26.至道在微：至道，最重要的道理，此处指医学理论。微，微妙深奥。

27.消者瞿瞿：消，消瘦之意。瞿瞿，惊疑的样子。此句谓形体消瘦的人感到疑惑惊恐。

28.闵闵之当：闵闵，忧虑的样子。当，作"时"讲。

29.孰者为良：吴考槃说："自'窘乎哉'以下，至'孰者为良'十九字，与上下字句意思不贯，当属衍文，可删。"《新校正》："详此四句，与《气交变大论》文重。"可知其为错简，如删去此十九字，则上下文可通。

30.恍惚：似有似无的意思。

31.毫氂：氂，同"厘"（厘）。毫氂，形容极其微小。

32.毫氂之数，起于度量：意思是说数目起始虽小，但积多以后，就要用尺度斗量了。

33. 其形乃制：形，事物的形态。制，规模，引申为显著。

34. 精光：精，精深、纯真。光，明白、晓畅。

35. 大圣之业：圣人从事的伟大事业。

36. 宣明：宣扬、发明。

37. 斋戒：虔诚的意思。

38. 传保：即妥善保存以流传后世。

异法方宜论篇第十二

【题解】

异法，言各种不同的治病方法。方，指地方、区域。宜，适合、相宜的意思。本篇讨论了居住在不同地区的人，由于自然环境及生活条件的不同影响，形成了生理上、体质上的不同特点，因而产生的病证各异，治疗时就必须分别采取相宜的方法和手段，才能取得满意的效果，故名"异法方宜论"。

【原文】

黄帝问曰：医之治病也，一病[1] 而治各不同，皆愈何也？岐伯对曰：地势[2] 使然也。故东方之域，天地之所始生也[3]。鱼盐之地，海滨傍水，其民食鱼而嗜咸，皆安其处，美其食，鱼者使人热中，盐者胜血[4]，故其民皆黑色疏理[5]，其病皆为痈疡，其治宜砭石。故砭石者，亦从东方来。西方者，金玉[6] 之域，沙石之处，天地之所收引也。其民陵居[7] 而多风，水土刚强⁸，其民不衣而褐荐⁹，其民华食¹⁰而脂肥¹¹，故邪不能伤其形体，其病生于内¹²，其治宜毒药¹³。故毒药者，亦从西方来。北方者，天地所闭藏之域也。其地高陵居，风寒冰冽¹⁴，其民乐野处¹⁵而乳食，藏寒生满病¹⁶，其治宜灸焫¹⁷。故灸焫者，亦从北方来。南方者，天地所长养，阳之所盛处也。其地下¹⁸，水土弱¹⁹，雾露之所聚也，其民嗜酸而食胕²⁰，故其民皆致理²¹而赤色，其病挛痹，其治宜微针²²。故九针²³者，亦从南方来。中央者，其地平以湿，天地所以生万物也众，其民食杂²⁴而不劳²⁵，故其病多痿厥寒热，其治宜导引按跷²⁶。故导引按跷者，亦从中央出也。故圣人杂合以治²⁷，各得其所宜，故治所以异而病皆愈者，得病之情²⁸，知治之大体也²⁹。

【校注】

1. 一病：同是疾病的意思。

2. 地势：即地理环境。具体包括地形、地质、水文、气候、物产等多种自然条件。

3. 天地之所始生也：始生，本指植物一年生化过程中的初生阶段，一般出现于春季。这里从五行归类联系，说明东方温暖的气候特点。以下四方义仿此。

4. 盐者胜血：盐味咸，"咸走血"，适食则养血，过食则伤血，故曰"盐者胜血"。

5. 疏理：疏，粗也。疏理，指皮肤粗糙。

6. 金玉：金，指金属。玉，指玉石。金玉，泛指矿物。

7. 陵居：指居住高原地带。

8. 水土刚强：指土质坚硬而干燥。

9. 褐荐：王冰说："褐谓毛布也，荐谓细草也。"

10. 华食：指以动物的乳、油、肉之类作出的精美食物。

11. 脂肥：指体内脂肪丰满。

12. 病生于内：指多由饮食、情志等所伤而致藏府生病。

13. 毒药：泛指治病的药物。

14. 冰冽：冰，音义同"凝"，冻结的意思。冽，即凛冽，形容寒冷之甚。

15. 乐野处：乐于野外居住，即游牧生活。

16. 藏寒生满病：满，应据《甲乙经》卷六第二、《太素》卷十九《知方地》等删。此句意谓疾病多由于内藏受寒而产生。

17. 灸焫：即用艾火熏灼的治疗方法。焫，同"爇"，烧也。

18. 地下：地势低下。

19. 水土弱：指土质疏松，水湿较重。

20. 胕：同"腐"。指经过发酵处理的食品，如豉酢曲酱之类。

21. 致理：致，细密之意。致理，指肤理细腻。

22. 微针：即《灵枢·九针十二原》所载之"九针"，此对粗大的砭石而言，故统称微针。

23. 九针：指镵针、圆针、锃针、锋针、铍针、圆利针、毫针、长针、大针等九种不同形状的金属针具，详见于《灵枢·九针十二原》。

24. 食杂：指食物品种繁多。

25. 不劳：指体力劳动不重。

26. 按跷：即按摩跷揉之术。

27. 杂合以治：指掌握多种方法灵活选用以治病。

28. 得病之情：指全面掌握了疾病的有关情况。

29. 知治之大体：懂得治病的基本原则，这里主要指明确了因地制宜的原则。

平人气象论篇第十八

【题解】

"平人"，指气血平和而无病之人；"气象"，是脉气搏动的形象。本篇是论切脉和"胃气"的专篇，首先讨论健康之人的脉动形象，并在此基础上，以胃气的多少存亡为依据，具体叙述了四时五藏的平脉、病脉、死脉的形象，故以"平人气象论"名篇。

【原文】

黄帝问曰：平人何如？岐伯对曰：人一呼脉再动[1]，一吸脉亦再动，呼吸定息脉五动，闰以太息[2]，命曰平人。平人者，不病也。常以不病调病人，医不病，故为病人平息以调之为法[3]。人一呼脉一动，一吸脉一动，曰少气。人一呼脉三动，一吸脉三动而躁，尺热曰病温，尺不热脉滑曰病风，脉涩曰痹。人一呼脉四动以上曰死，脉绝不至曰死，乍疏乍数[4]曰死。平人之常气禀于胃，胃者平人之常气也，人无胃气曰逆，逆者死。春胃微弦曰平，弦多胃少曰肝病，但弦无胃曰死，胃而有毛曰秋病，毛甚曰今病。藏真[5]散于肝，肝藏筋膜之气也。夏胃微钩[6]曰平，钩多胃少曰心病，但钩无胃曰死，胃而有石曰冬病，石甚曰今病。藏真通于心，心藏血脉之气也。长夏胃微耎弱曰平，弱多胃少曰脾病，但代无胃[7]曰死，耎弱有石曰冬病，弱甚曰今病。藏真濡于脾，脾藏肌肉之气也。秋胃微毛[8]曰平，毛多胃少曰肺病，但毛无胃曰死，毛而有弦曰春病，弦甚曰今病。藏真高于肺，以行荣卫阴阳也。冬胃微石[9]曰平，石多胃少曰肾病，但石无胃曰死，石而有钩曰夏病，钩甚曰今病。藏真下于肾，肾藏骨髓之气也。胃之大络，名曰虚里[10]，贯鬲络肺，出于左乳下，其动应衣[11]，脉宗气也[12]。盛喘数绝[13]者，则病在中；结而横，有积矣[14]；绝不至曰死。乳之下其动应衣，宗气泄也。

欲知寸口太过与不及，寸口之脉中手[15]短者，曰头痛。寸口脉中手长者，曰足胫痛。寸口脉中手促[16]上击[17]者，曰肩背痛。寸口脉沉而坚者，曰病在中。寸口脉浮而盛者，曰病在外。寸口脉沉而弱，曰病热及疝瘕少腹痛[18]。寸口脉沉而横，曰胁下有积，腹中有横积痛。寸口脉沉而喘，曰寒热。脉盛滑坚者，曰病在外。脉小实而坚者，病在内。脉小弱以涩，谓之久病。脉滑浮而疾者，谓之新病。脉急者，曰疝瘕少腹痛。脉滑曰风。脉涩曰痹。缓而滑曰热中[19]。盛而紧曰胀。脉从阴阳，病易已；脉逆阴阳，病难已。脉得四时之顺，曰病无他[20]；脉反四时及不间藏[21]，曰难已。臂多青脉，曰脱血。尺脉缓涩，谓之解㑊[22]。安卧脉盛，谓之脱血。尺涩脉滑，谓之多汗。尺寒脉细，谓之后泄。脉尺粗常热者[23]，谓之热中。

肝见庚辛死[24]，心见壬癸死，脾见甲乙死，肺见丙丁死，肾见戊己死，是谓真藏见皆死。颈脉动喘疾[25]，咳，曰水。目裹[26]微肿如卧蚕起之状[27]，曰水。溺黄赤安卧者，黄疸。已食如饥者，胃疸²⁸。面肿曰风。足胫肿曰水。目黄者曰黄疸。妇人手少阴脉²⁹动甚者，妊子也。脉有逆从四时，未有藏形³⁰，春夏而脉瘦，秋冬而脉浮大，命曰逆四时也。风热而脉静，泄而脱血脉实，病在中脉虚，病在外脉涩坚者，皆难治，命曰反四时也³¹。人以水谷为本，故人绝水谷则死，脉无胃气亦死。所谓无胃气者，但得真藏脉不得胃气也。所谓脉不得胃气者，肝不弦肾不石也³²。太阳脉至，洪大以长；少阳脉至，乍数乍疏，乍短乍长；阳明脉至，浮大而短³³。

夫平心脉来，累累如连珠³⁴，如循琅玕³⁵，曰心平，夏以胃气为本。病心脉来，喘喘连属³⁶，其中微曲³⁷，曰心病。死心脉来，前曲后居，如操带钩³⁸，曰心死。平肺脉来，厌厌聂聂³⁹，如落榆荚⁴⁰，曰肺平，秋以胃气为本。病肺脉来，不上不下，如循鸡羽⁴¹，曰肺病。死肺脉来，如物之浮，如风吹毛⁴²，曰肺死。平肝脉来，奭弱招招，如揭长竿末梢⁴³，曰肝平，春以胃气为本。病肝脉来，盈实而滑，如循长竿⁴⁴，曰肝病。死肝脉来，急益劲，如新张弓弦⁴⁵，曰肝死。平脾脉来，和柔相离，如鸡践地⁴⁶，曰脾平，长夏以胃气为本。病脾脉来，实而盈数，如鸡举足⁴⁷，曰脾病。死脾脉来，锐坚如乌之喙⁴⁸，如鸟之距⁴⁹，如屋之漏⁵⁰，如水之流⁵¹，曰脾死。平肾脉来，喘喘累累如钩⁵²，按之而坚，曰肾平，冬以胃气为本。病肾脉来，如引葛⁵³，按之益坚，曰肾病。死肾脉来，发如夺索⁵⁴，辟辟如弹石⁵⁵，曰肾死。

【校注】

1. 再动：跳动两次。

2. 闰以太息：闰，余数。太息，即深呼吸。此句谓深呼吸时，其脉动余数加起来可多一次（即一息五至）。

3. 平息以调之为法：指医生调匀自身的呼吸以计算病人的脉动至数，是诊脉的一个法则。

4. 乍疏乍数：指脉跳忽快忽慢，错乱无常。

5. 藏真：指五藏的真气。

6. 钩：即洪脉。

7. 但代无胃：即《玉机真藏论篇》所谓"真脾脉至，弱而乍数乍疏"。

8. 毛：即脉来轻虚以浮，指端感觉如按在毛上。

9. 石：即脉来如石沉水。

10. 虚里：在左乳下，心尖跳动处。

11. 衣：《甲乙经》卷四第一作"手"，可从。

12. 脉宗气也：张介宾说："宗，主也，本也。盖宗气积于膻中，化于水谷而出于胃也。"脉，此处作"诊"解。脉宗气也，是说虚里穴的搏动能反映宗气的盛衰和病变。

13. 盛喘数绝：指虚里搏动时洪盛数急而时有间断。

14. 结而横，有积矣：结，指脉动缓而中止。横，颜师古注《急就篇》说："横，充也，大也。"此指脉形充大。积，指气血瘀滞。

15. 中手：指脉跳应指，或称应手。

16. 促：脉急促。

17. 上击：脉浮而有力。

18. 寸口脉沉而弱，曰寒热及疝瘕少腹痛：《新校正》："按《甲乙经》，无此十五字。"当删。

19. 缓而滑曰热中：脉缓主脾病，滑主有热，故曰热中。

20. 曰病无他：张介宾说："虽曰有病，无他虞也。"

21. 不间藏：《难经·五十三难》："间藏者，传其所生也。"木、火、土、金、水五行顺次则相生，隔一则相克。间藏为传其所生，故不间藏为传其所克。

22. 解㑊：解，通"懈"。解㑊，是四肢怠惰、困倦难名的病证。

23. 脉尺粗常热者：丹波元简说："熊本无'脉'字。吴同。当删。"可从。

24. 肝见庚辛死：肝属木，庚辛属金，金为木之所不胜，故肝之真藏脉出现，至庚辛之日当死。下仿此。

25. 颈脉动喘疾：谓耳下及结喉傍人迎脉搏动明显而急促。

26. 目裹：即上下眼胞。

27. 如卧蚕起之状：形容眼胞皮色明润光泽。

28. 胃疸：丹波元简说："疸，'瘅'同，即前篇（指《素问·脉要精微论篇》）所说'消中'，后世所称'中消渴'也。"

29. 手少阴脉：指手少阴经神门穴处的脉。

30. 未有藏形：未见到四时与五藏相应的脉象。

31. 命曰反四时也：据《新校正》："此六字，应古错简，当去。"可从。

32. 肝不弦肾不石也：此句"不"通"丕"，大也。是说肝脉很弦，肾脉很石。

33. 太阳脉至……浮大而短：张介宾说："此论但言三阳而不及三阴，诸家疑为古文脱简者是也。"

34. 累累如连珠：脉来盈盛，像连珠一样调匀。累累，连贯成串貌。

35. 如循琅玕：琅玕，玉石而似珠者。此句形容脉象滑利。

36. 喘喘连属：指脉来急促而连续不断。

37. 其中微曲：张介宾说："即钩多胃少之义。"

38. 前曲后居，如操带钩：张介宾说："前曲者，谓轻取则坚强而不柔；后居者，谓重取则牢实而不动。如持革带之钩，而全失充和之气，是但钩无胃也。"

39. 厌厌聂聂：吴昆说："翩翩之状，浮薄而流利也。"

40. 如落榆荚：张介宾说："轻浮和缓貌，即微毛之义也。"

41. 如循鸡羽：马莳说："鸡羽两傍虽虚，而中央颇有坚意。"

42：如风吹毛：形容脉来飘浮不定，散乱无绪。

43. 耎弱招招，如揭长竿末梢：招，通"迢"，长也。揭，举也。此句是形容脉象弦长而柔软和缓。

44. 盈实而滑，如循长竿：张介宾说："盈实而滑，弦之甚过也；如循长竿，无末梢之和软也。亦弦多胃少之义。"

45. 急益劲，如新张弓弦：张介宾说："劲，强急也。如新张弓弦，弦之甚也。亦但弦无胃之义。"

46. 和柔相离，如鸡践地：张介宾说："和柔，雍容不迫也。相离，匀净分明也。如鸡践地，从容轻缓也。"

47. 如鸡举足：汪机说："践地，是鸡不惊而徐行也。举足，被惊时疾行也。"

48. 如乌之喙：喙，即乌鸦嘴。此句形容脉象坚硬而锐利。

49. 如鸟之距：鸟距，即鸟爪。此句形容脉象坚锐而钩曲。

50. 如屋之漏：张介宾说："点滴无伦也。"

51. 如水之流：张介宾说："去而不返也。"

52. 喘喘累累如钩：形容脉虽沉而圆滑流利，充实如钩脉。

53. 如引葛：葛，即葛藤。张介宾说："脉如引葛，坚搏牵连也。"

54. 夺索：形容坚劲而长的脉象。

55. 辟辟如弹石：高世栻说："辟辟，来去不伦也。如弹石，圆硬不软也。"

阳明脉解篇第三十

【题解】

本篇主要内容是解释阳明经脉病证的机理及预后等问题，所以名为"阳明脉解篇"。

【原文】

黄帝问曰：足阳明之脉病，恶人[1]与火，闻木音则惕然而惊。钟鼓不为动，闻木音而惊，何也？愿闻其故。岐伯对曰：阳明者胃脉也，胃者土也，故闻木音而惊者，土恶木也。帝曰：善。其恶火何也？岐伯曰：阳明主肉，其脉血气盛，邪客之则热，热甚则恶火。帝曰：其恶人何也？岐伯曰：阳明厥则喘而惋[2]，惋则恶人。帝曰：或喘而死者，或喘而生者，何也？岐伯曰：厥逆连藏则死，连经则生[3]。帝曰：善。病甚则弃衣而走，登高而歌，或至不食数日，踰垣[4]上屋，所上之处，皆非其素所能，病反能者，何也？岐伯曰：四支者，诸阳之本也[5]，阳盛则四支实，实则能登高也。帝曰：其弃衣而走者，何也？岐伯曰：热盛于身，故弃衣欲走也。帝曰：其妄言骂詈[6]、不避亲疏而歌者，何也？岐伯曰：阳盛则使人妄言骂詈、不避亲疏而不欲食，不欲食故妄走也[7]。

【校注】

1. 恶人：恶，厌恶，讨厌。恶人，讨厌与别人接触。

2. 阳明厥则喘而惋：厥，气逆也。惋，闷也。阳明气逆，阻于肺则气喘，扰于心则烦闷。

3. 厥逆连藏则死，连经则生：阳明的厥逆之气深入五藏则病情恶化而转重，故曰"死"；若仅限于经脉，则病情稳定而较轻，故曰"生"。

4. 踰垣：跳越过墙。

5. 四支者，诸阳之本也：阳主动，四肢为人体运动的主要部分。四肢的活动状态能反映阳气的盛衰，故称为"诸阳之本"。

6. 詈：诽谤诅咒。

7. 不欲食，不欲食故妄走也：《素问识》："吴本，十字改为'歌也'二字。简按：问语乃然，当从吴。"

逆调论篇第三十四

【题解】

调，调和。逆调，失于调和。本篇论述了人体阴阳、营卫、经脉、藏气失于调和所致的几种病证，故名"逆调论"。

【原文】

黄帝问曰：人身非常[1]温也，非常热也，为之热而烦满者，何也？岐伯对曰：阴气少而阳气胜，故热而烦满也。帝曰：人身非衣寒也，中非[2]有寒气也，寒从中生者何？岐伯曰：是人多痹气[3]也，阳气少，阴气多，故身寒如从水中出。帝曰：人有四支热，逢风寒[4]如炙如火[5]者，何也？岐伯曰：是人者阴气虚，阳气盛，四支者阳也，两阳相得[6]而阴气虚少，少水[7]不能灭盛火[8]，而阳独治[9]，独治者不能生长也，独胜而止耳；逢风而如炙如火者，是人当肉烁[10]也。

帝曰：人有身寒，汤火不能热，厚衣不能温，然不冻慄[11]，是为何病？岐伯曰：是人者，素肾气胜，以水为事[12]，太阳气衰，肾脂枯不长[13]，一水不能胜两火[14]，肾者水也，而生于骨[15]，肾不生则髓不能满，故寒甚至骨也。所以不能冻慄者，肝一阳也，心二阳也，肾孤藏也，一水不能胜二火[16]，故不能冻慄，病名曰骨痹，是人当挛节[17]也。

帝曰：人之肉苛[18]者，虽近衣絮，犹尚苛也，是谓何疾？岐伯曰：荣气虚，卫气实也[19]。荣气虚则不仁，卫气虚则不用，荣卫俱虚，则不仁且不用，肉如故也，人身与志不相有[20]，曰死。

帝曰：人有逆气不得卧[21]而息有音者，有不得卧而息无音者，有起居如故而息有音者，有得卧行而喘者，有不得卧不能行而喘者，有不得卧卧而喘者，皆何藏使然？愿闻其故。岐伯曰：不得卧而息有音者，是阳明之逆也。足三阳者下行，今逆而上行，故息有音也。阳明者胃脉也，胃者六府之海，其气亦下行，阳明逆不得从其道，故不得卧也。《下经》[22]曰：胃不和则卧不安，此之谓也。夫起居如故而息有音者，此肺之络脉逆也，络脉不得随经上下[23]，故留经而不行[24]，络脉之病人也微，故起居如故而息有音也。夫不得卧卧则喘者，是水气之客也。夫水者，循津液而流也[25]；肾者水藏，主津液，主卧与喘[26]也。帝曰：善。

【校注】

1. 常：通"裳"。古代称下半身的衣服为"裳"。下句同。

2. 中非：当作"非中"。中，伤也。

3. 痹气：吴昆说："痹气者，气不流畅而痹着也。"

4. 寒：据下文"逢风而如炙如火"句，"寒"字当是"而"字。

5. 如炙如火：下"如"字当读"于"。如炙如火，即"如炙于火"。《太素》卷三十《肉烁》正作"如炙于火"。下同。

6. 两阳相得：阴虚阳盛之体又感受阳邪之风，内外阳热相合，此即"两阳相得"。

7. 少水：指虚少之阴气。

8. 盛火：指亢盛之阳气。

9. 治：王冰说："治者，王也。"即旺盛、亢盛的意思。

10. 肉烁：烁，王冰说："言消也。"肉烁，指肌肉消瘦干枯。

11. 冻慄：寒冷而战慄。

12. 以水为事：张琦说："以水为事，涉水游泳之类。恃其肾气胜，而冒涉寒水。"

13. 太阳气衰，肾脂枯不长：指水寒之气伤肾，导致肾阳衰而精髓无由滋长。

14. 一水不能胜两火：高世栻说："七字在下，误重于此，衍文也。"

15. 而生于骨：应据《太素》卷二十八《痹论》改作"而主骨"。

16. 肝一阳也，心二阳也，肾孤藏也，一水不能胜二火：高世栻说："肾水生肝木，肝为阴中之阳，故肝一阳也。少阴合心火，心为阳中之阳，故心二阳也。肾为阴中之阴，故肾孤藏也。一阳二阳，火也；孤藏，水也。今一水不能胜二火，故虽寒甚至骨而不能冻慄也。"

17. 挛节：骨节拘挛。

18. 肉苛：指肌肉顽麻沉重，感觉不灵。

19. 荣气虚，卫气实也：丹波元简说："下文云：'荣气虚则不仁，卫气虚则不用，荣卫俱虚则不仁且不用。'则此七字不相冒，恐是衍文。"

20. 人身与志不相有：对于身形的刺激，神志不能感觉，神志也不能支配身形的活动，这就是"人身与志不相有"。

21. 卧：躺也。此处不是指睡眠。

22.《下经》：古医籍。

23. 络脉不得随经上下：络脉之气失调，不得随经脉之气上下贯通。

24. 留经而不行：指气血只行于经脉而不行于络脉。

25. 夫水者，循津液而流也：指水邪沿着津液运行的道路流溢为患。

26. 主卧与喘：张介宾说："水病者，其本在肾，其末在肺，故为不得卧、卧则喘者，标本俱病也。"

咳论篇第三十八

【题解】

本篇集中讨论了咳嗽的病因、病机、证候分类、传变及治疗等内容，故以"咳论"名篇。

【原文】

黄帝问曰：肺之令人咳，何也？岐伯对曰：五藏六府皆令人咳，非独肺也。帝曰：愿闻其状。岐伯曰：皮毛者肺之合也，皮毛先受邪气，邪气以从其合也[1]。其寒饮食入胃，从肺脉上至于肺则肺寒。肺寒则外内合邪，因而客之[2]，则为肺咳。五藏各以其时受病[3]，非其时各传以与之[4]。人与天地相参[5]，故五藏各以治时感于寒则受病，微则为咳，甚者为泄为痛。乘秋则肺先受邪，乘春则肝先受之，乘夏则心先受之，乘至阴则脾先受之，乘冬则肾先受之。

帝曰：何以异之[6]？岐伯曰：肺咳之状，咳而喘息有音，甚则唾血。心咳之状，咳则心痛，喉中介介[7]如梗状，甚则咽肿喉痹。肝咳之状，咳则两胁下痛，甚则不可以转，转则两胠[8]下满。脾咳之状，咳则右胁下痛[9]，阴阴[10]引肩背，甚则不可以动，动则咳剧。肾咳之状，咳则腰背相引而痛，甚则咳涎[11]。帝曰：六府之咳奈何？安所受病？岐伯曰：五藏之久咳，乃移于六府。脾咳不已，则胃受之；胃咳之状，咳而呕，呕甚则长虫¹²出。肝咳不已，则胆受之；胆咳之状，咳呕胆汁。肺咳不已，则大肠受之；大肠咳状，咳而遗失¹³。心咳不已，则小肠受之；小肠咳状，咳而失气，气与咳俱失¹⁴。肾咳不已，则膀胱受之；膀胱咳状，咳而遗溺。久咳不已，则三焦受之；三焦咳状，咳而腹满，不欲食饮。此皆聚于胃，关于肺¹⁵，使人多涕唾¹⁶而面浮肿气逆¹⁷也。

帝曰：治之奈何？岐伯曰：治藏者治其俞¹⁸，治府者治其合¹⁹，浮肿者治其经²⁰。帝曰：善。

【校注】

1. 邪气以从其合也：外感邪气由于皮毛同肺相合的联系而从皮毛侵入肺府。

2. 外内合邪，因而客之：从皮毛而入的外邪同由胃上传的寒邪相合，然后停留于肺。

3. 五藏各以其时受病：其时，即后文的"治时"，就是各藏所主的时令。此句谓五藏各在其所主的时令（季、月、日或时辰）感邪受病，如后文"乘秋则肺先受邪，乘春则肝先受之"之类。

4. 非其时各传以与之：非肺藏所主时令患咳病，则分别是其他四藏传邪气给肺所致。

5. 参：参合、应验。

6. 异之：区别五藏六府之咳。

7. 介介：同"吤吤"，梗阻之意。

8. 胠：腋下之处。

9. 右胁下痛：脾居大腹而气行于右，故脾病右胁下痛。

10. 阴阴：幽隐不显貌。此处形容疼痛隐隐而不明显。

11. 咳涎：咳吐痰涎。

12. 长虫：蛔虫。

13. 遗失：应据《甲乙经》卷九第三、《太素》卷二十九《咳论》改作"遗矢"。矢，通"屎"。遗矢，即大便失禁。

14. 气与咳俱失：失，泄出。此句意思是咳嗽时伴失气。失气，俗谓放屁。

15. 此皆聚于胃，关于肺：聚，指邪气聚留。关，《尚书大传》郑玄注："关，犹入也。"本句聚、关二字为互文，意思是多种咳证总由邪气侵入肺胃所致。

16. 涕唾：此处指痰涎。

17. 气逆：此处应理解为肺胃气逆所致的喘息、呕恶等证候。

18. 治其俞：指针灸患者背部足太阳经脉上的五藏俞穴。

19. 合：指下肢足三阳经脉上的六府合穴，即足三里（胃）、上巨虚（大肠）、下巨虚（小肠）、委阳（三焦）、委中（膀胱）、阳陵泉（胆）。

20. 经：指肺胃两经的穴位，如列缺、尺泽、足三里、丰隆等。

举痛论篇第三十九

【题解】

本篇前半部分列举了多种疼痛的临床特点及其机理，后半部分讨论了九气致病的临床表现和病理。由于本篇首论诸痛证机理，故以"举痛论"名篇。

【原文】

黄帝问曰：余闻善言天者，必有验于人；善言古者，必有合于今；善言人者，必有厌于己[1]。如此，则道不惑而要数极[2]，所谓明也。今余问于夫子，令言而可知，视而可见，扪而可得，令验于己而发蒙解惑，可得而闻乎？岐伯再拜稽首对曰：何道之问也？帝曰：愿闻人之五藏卒痛，何气使然？岐伯对曰：经脉流行不止，环周不休，寒气入经而稽迟[3]，泣而不行，客于脉外则血少，客于脉中则气不通，故卒然而痛。帝曰：其痛或卒然而止者，或痛甚不休者，或痛甚不可按者，或按之而痛止者，或按之无益者，或喘动应手[4]者，或心与背相引而痛者，或胁肋与少腹相引而痛者，或腹痛引阴股者，或痛宿昔而成积者，或卒然痛死不知人、有少间复生者，或痛而呕者，或腹痛而后泄者，或痛而闭不通者，凡此诸痛，各不同形，别之奈何？岐伯曰：寒气客于脉外则脉寒，脉寒则缩踡[5]，缩踡则脉绌急[6]，绌急则外引小络，故卒然而痛，得炅[7]则痛立止，因重中于寒，则痛久矣。寒气客于经脉之中，与炅气相搏则脉满，满则痛而不可按也；寒气稽留，炅气从上，则脉充大而血气乱，故痛甚不可按也。寒气客于肠胃之间、膜原[8]之下，血不得散，小络急引故痛；按之则血气散，故按之痛止。寒气客于侠脊之脉[9]则深，按之不能及，故按之无益也。寒气客于冲脉，冲脉起于关元。随腹直上，寒气客则脉不通，脉不通则气因之，故喘动应手矣。寒气客于背俞之脉[10]则脉泣，脉泣则血虚，血虚则痛，其俞注于心，故相引而痛；按之则热气至，热气至则痛止矣。

寒气客于厥阴之脉，厥阴之脉者络阴器系于肝，寒气客于脉中，则血泣脉急，故胁肋与少腹相引痛矣。厥气客于阴股，寒气上及少腹，血泣在下相引，故腹痛引阴股。寒气客于小肠膜原之间、络血之中，血泣不得注于大经，血气稽留不得行，故宿昔而成积矣。寒气客于五藏，厥逆上泄[11]，阴气竭，阳气未入[12]，故卒然痛死不知人，气复反则生矣。寒气客于肠胃，厥逆上出，故痛而呕也。寒气客于小肠，小肠不得成聚[13]，故后泄腹痛矣。热气留于小肠，肠中痛，瘅热[14]焦渴则坚干不得出，故痛而闭不通矣。帝曰：所谓言而可知者也。视而可见奈何？岐伯曰：五藏六府固尽有部[15]，视其五色，黄赤为热，白为寒，青黑为痛，此所谓视而可见者也。帝曰：扪而可得奈何？岐伯曰：视其主病之脉，坚而血及陷下者[16]，皆可扪而得也。

帝曰：善。余知百病生于气[17]也，怒则气上，喜则气缓，悲则气消，恐则气下，寒则气收，炅则气泄，惊则气乱，劳则气耗，思则气结，九气不同，何病之生？岐伯曰：怒则气逆，甚则呕血及飧泄，故气上矣。喜则气和志达，荣卫通利，故气缓[18]矣。悲则心系急，肺布叶举[19]，而上焦不通，荣卫不散，热气在中，故气消矣。恐则精却，却则上焦闭，闭则气还，还则下焦胀，故气不行[20]矣。寒则腠理闭，气不行，故气收矣。炅则腠理开，荣卫通，汗大泄，故气泄。惊则心无所倚，神无所归，虑无所定，故气乱矣。劳则喘息汗出，外内皆越[21]，故气耗矣。思则心有所存，神有所归，正气留而不行，故气结[22]矣。

【校注】

1. 善言天者……必有厌于己：这三句属于对文，验、合、厌，同义，皆为验证的意思。

2. 道不惑而要数极：道，道理。要数，法则。道不惑而要数极，即对医学道理能明白而无疑惑，对基本法则能精通无遗。

3. 稽迟：留滞。

4. 喘动应手：丹波元简说："盖此指腹中筑动而言。"

5. 缩踡：收缩而不伸展。

6. 绌急：绌，屈曲；急，拘急。

7. 炅：即热。

8. 膜原：王冰说："谓膈募之原系。"指膈下肠胃之间的系膜。

9. 侠脊之脉：指分布在脊背两侧深部的冲脉。

10. 背俞之脉：指足太阳之脉。

11. 厥逆上泄：指寒邪厥逆，逼阳上越。

12. 阴气竭，阳气未入：竭，读作"遏"。阴寒阻遏于里，因而阳气不能入内。

13. 不得成聚：指小肠受盛失职，水谷下趋大肠。

14. 瘅热：此处可作"盛热"解。

15. 固尽有部：指五藏六府的气色在面部各有一定的部位。

16. 坚而血及陷下者：坚而血，指邪盛而络脉隆起；陷下，指气血不足而络脉下陷。

17. 百病生于气：张介宾说："气之在人，和则为正气，不和则为邪气，凡表里虚实，逆顺缓急，无不因气而至，故百病皆生于气。"

18. 气缓：当指和达通利太过而神气涣慢的病理。

19. 肺布叶举：肺叶张大上举。

20.气不行：《新校正》："详'气不行'，当作'气下行'。"

21.外内皆越：马莳说："夫喘则内气越，汗出则外气越，故以之而耗散也。"

22.气结：张介宾说："思之无已，则系恋不释，神留不散，故气结也。"

《灵枢经》

营气第十六

【题解】

本篇主要讨论营气的来源、特性及其在人体内的运行规律，故以"营气"名篇。

【原文】

黄帝曰：营气之道，内谷为宝[1]。谷入于胃，乃传之肺，流溢于中，布散于外；精专[2]者行于经隧，常营无已，终而复始，是谓天地之纪。故气从太阴[3]出，注手阳明，上行[4]注足阳明，下行至跗上，注大指间，与太阴合，上行抵髀[5]。从脾注心中，循手少阴出腋下臂，注水上指，合手太阳，上行乘[6]腋出颐内，注目内眦，上巅下项，合足太阳，循脊下尻，下行注小指之端，循足心注足少阴，上行注肾，从肾注心，外散于胸中。循心主脉出腋下臂，出两筋之间，入掌中，出中指之端，还注小指次指之端，合手少阳，上行注膻中，散于三焦，从三焦注胆，出胁注足少阳，下行至跗上，复从跗注大指间，合足厥阴，上行至肝，从肝上注肺，上循喉咙，入颃颡之窍，究于畜门[7]。其支别者，上额循巅下项中，循脊入骶，是督脉也；

络阴器，上过毛中，入脐中，上循腹里，入缺盆，下注肺中，复出太阴。此营气之所行也。逆顺[8]之常也。

【校注】

1.内谷为宝：内，音义同"纳"，即受纳之义。宝，宝贵、重要的意思。

2.精专：精纯专一。此处是指水谷精气中最富有营养的部分。

3.气从太阴出：气，指营气。太阴，指手太阴肺经。出，发出。

4.上行：此后应据《甲乙经》卷一第十及《太素》卷十二首篇补"至面"二字。

5.髀：应据《甲乙经》卷一第十及《太素》卷十二首篇改为"脾"字。

6.乘：经脉向上传行曰"乘"。

7.究于畜门：究，作"终止"解。畜，音义同"嗅"。畜门，指后鼻道通向脑的门户。

8.逆顺：相对而言。营气在表里的两经中运行方向相反，若一经为顺，另一经则为逆。因此"逆顺"都属正常的循行。

水胀第五十七

【题解】

本篇分别讨论了水肿、肤胀、鼓胀、肠覃、石瘕等病的证候鉴别、病因病机及治疗，而以论水和胀为起始，故以"水胀"名篇。

【原文】

黄帝问于岐伯曰：水与肤胀、鼓胀、肠覃[1]、石瘕[2]、石水[3]何以别之？岐伯答曰：水始起也，目窠[4]上微肿，如新卧起之状，其颈脉动，时咳，阴股间[5]寒，足胫瘇[6]，腹乃大，其水已成矣。以手按其腹，随手而起，如裹水之状[7]，此其候也。黄帝曰：肤胀何以候之？岐伯曰：肤胀者，寒气客于皮肤之间，䐔䐔然不坚[8]，腹大，身尽肿，皮厚[9]，按其腹，窅而不起[10]，腹色不变，此其候也。鼓胀何如？岐伯曰：腹胀身皆大，大与肤胀等也，色苍黄[11]，腹筋起[12]，此其候也。肠覃何如？岐伯曰：寒气客于肠外，与卫气相搏，气[13]不得荣，因有所系[14]，癖而内著[15]，恶气[16]乃起，瘜肉[17]乃生。其始生也，大如鸡卵，稍以益大[18]，至其成[19]，如怀子之状，久者离岁[20]，按之则坚，推之则移，月事以时下，此其候也。石瘕何如？岐伯曰：石瘕生于胞[21]中，寒气客于子门[22]，子门闭塞，气不得通，恶血[23]当泻不泻，衃[24]以留止，日以益大，状如怀子，月事不以时下，皆生于女子，可导而下[25]。黄帝曰：肤胀鼓胀可刺邪[26]？岐伯曰：先泻其胀之血络[27]，后调其经，刺去其血络也[28]。

【校注】

1.肠覃：覃，通"蕈"。丹波元简说："《玉篇》：蕈，地菌也。肠中垢滓凝聚生瘜肉，犹湿气蒸郁，生蕈于土木，故谓肠蕈。"

2.石瘕：为生长于妇女腹内的一种积块，以其坚硬如石而得名。

3. 石水：本篇对石水有问无答，疑有缺失。《素问·阴阳别论篇》："阴阳结邪，多阴少阳，曰石水，少腹肿。"《灵枢·邪气藏府病形》："（肾脉）微大为石水，起脐下至小腹䐜䐜然，上至胃脘，死不治。"

4. 目窠：本指眼窝，此处指眼胞。

5. 阴股间：阴器和大腿内侧之间。

6. 瘒：肿足曰瘒。

7. 如裹水之状：杨上善说："腹如囊盛水状。"即按压腹部有水液波动感。

8. 鼟鼟然不坚：丹波元简说："鼟字亦从鼓从空，盖中空之义。"坚，硬也。气动而无形，故解按之空而实。

9. 皮厚：张介宾说："有水则皮泽而薄，无水则皮厚。"可见皮厚是对水肿的皮薄光泽而言。

10. 窅而不起：窅，深远，凹陷。张介宾说："窅而不起，按之有窝也。"

11. 色苍黄：肤色青黄晦滞。

12. 腹筋起：腹部青筋（实乃瘀滞的血络）扩张突起。

13. 气：此前应据《甲乙经》卷八第四、《千金方》卷二十一第四等补"正"字。

14. 因有所系：系，《玉篇》："留滞也。"正气不能充养之处，则邪气因而停留。

15. 癖而内著：癖，通"僻"，偏也。癖而内著，就是邪气偏留、积聚于腹内。

16. 恶气：指变生肠覃的毒气、浊气。

17. 瘜肉：《说文》："瘜，寄肉也。"瘜肉，就是寄生于身体局部的肿块。

18. 稍以益大：稍，微也。稍以益大，指不知不觉地增大。

19. 至其成：此后应据《甲乙经》卷八第四、《太素》卷二十九《胀论》补"也"字，与前"其始生也"为对文。

20. 久者离岁：杨上善说："离，历也。"久者离岁，谓生长缓慢的肠覃可经历数年之久。

21. 胞：此处指女子胞。

22. 子门：女子胞的门户，即子宫颈口。

23. 恶血：此处指应下而未下的经血。

24. 衃：用作动词，凝结血液之意。

25. 导而下：导，引也，通也。导而下，就是引导衃血下行而去的治法。

26. 邪：音义同"耶"，语气助词。

27. 胀之血络：指外现肿胀的血络。

28. 刺去其血络也：应据《甲乙经》卷八第四、《太素》卷二十九《胀论》在"刺"前补"亦"，"络"改作"脉"。亦刺去其血脉也，就是也要祛除经脉中的瘀血。

附

篇

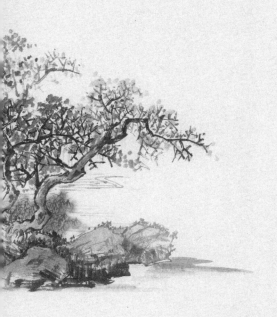

《内经》运气七篇

　　《读古医书随笔》言："现在流行的《黄帝内经素问》一书中所载的《天元纪大论》《五运行大论》《六微旨大论》《气交变大论》《五常政大论》《六元正纪大论》《至真要大论》等七篇，其成书年代，是在东汉初期光武刘秀的建武以后，东汉末期灵、献时代的东汉之季。其内容专门论述了中医学中古代的五运六气学说。第一次全面阐述了我国古代的气象病理学说，讨论了气候反常导致人体发生的数百个病证，以及对这些病证的治疗原则。"在此附录运气七篇，并简略说明之。

天元纪大论篇第六十六
(《 素 问 》)

　　黄帝问曰：天有五行，御[1]五位，以生寒暑燥湿风。人有五藏，化五气，以生喜怒思忧恐。论言五运相袭而皆治之，终期之日，周而复始，余已知之矣。愿闻其与三阴三阳之候奈何合之？鬼臾区稽首再拜对曰：昭乎哉问也。夫五运阴阳者，天地之道也，万物之纲纪，变化之父母，生杀之本始，神明之府也，可不通乎。故物生谓之化，物极谓之变，阴阳不测谓之神，神用无方谓之圣。夫变化之为用也，在天为玄²，在人为道，在地为化，化生五味，道生智，玄生神。神在天为风，在地为木；在天为热，在地为火；在天为湿，在地为土；在天为燥，在地为金；在天为寒，在地为水。故在天为气，在地成形，形气相感，而化生万物矣。然天地者，万物之上下也。左右者，阴阳之道路也。水火者，阴阳之征兆也。金木者，生成之终始也。气有多少，形有盛衰，上下相召³而损益彰矣。帝曰：愿闻五运之主时也如何？鬼臾区曰：五气运行，各终期日，非独主时也。帝曰：请问其所谓也。鬼臾区曰：臣积考《太始天元册》文曰：太虚廖廓，肇基化元，万物资始，五运终天，布气真灵，揔统坤元⁴，九星悬朗，七曜周旋。曰阴曰阳，曰柔曰刚，幽显既位，寒暑弛张，生生化化，品物咸章，臣斯十世，此之谓也。

帝曰：善。何谓气有多少，形有盛衰？鬼臾区曰：阴阳之气，各有多少，故曰三阴三阳也。形有盛衰，谓五行之治，各有太过不及也。故其始也，有余而往，不足随之；不足而往，有余从之。知迎知随，气可与期。应天为天符⁵，承岁为岁直⁶，三合⁷为治。帝曰：上下相召奈何？鬼臾区曰：寒暑燥湿风火，天之阴阳也，三阴三阳上奉之。木火土金水火，地之阴阳也，生长化收藏下应之。天以阳生阴长，地以阳杀阴藏。天有阴阳，地亦有阴阳。木火土金水火，地之阴阳也，生长化收藏。故阳中有阴，阴中有阳。所以欲知天地之阴阳者，应天之气，动而不息，故五岁而右迁；应地之气，静而守位，故六期而环会。动静相召，上下相临，阴阳相错，而变由生也。帝曰：上下周纪，其有数乎？鬼臾区曰：天以六为节，地以五为制。周天气者，六期为一备；终地纪者，五岁为一周。君火以明，相火以位⁸。五六相合而七百二十气，为一纪，凡三十岁；千四百四十气，凡六十岁，而为一周，不及太过，斯皆见矣。帝曰：夫子之言，上终天气，下毕地纪，可谓悉矣。余愿闻而藏之，上以治民，下以治身，使百姓昭著，上下和亲，德泽下流，子孙无忧，传之后世，无有终时，可得闻乎？鬼臾区曰：至数之机，迫迮以微⁹，其来可见，其往可追，敬之者昌，慢之者亡，无道行私，必得夭殃，谨奉天道，请言真要。帝曰：善言始者，必会于终，善言近者，必知其远，是则至数极而道不惑，所谓明矣。愿夫子推而次之，令有条理，简而不匮，久而不绝，易用难忘，为之纲纪。至数之要，愿尽闻之。鬼臾区曰：昭乎哉问！明乎哉道！如鼓之应桴，响之应声也。臣闻之，甲乙之岁，土运统之；乙庚之岁，金运统之；丙辛之岁，水运统之；丁壬之岁，木运统之；戊癸之岁，火运统之。帝曰：其于三阴三阳，合之奈何？鬼臾区曰：子午之岁，上见少阴；丑未之岁，上见太阴；寅申之岁，上见少阳；卯酉之岁，上见阳明；辰戌之岁，上见太阳；巳亥之岁，上见厥阴。少阴所谓标也，厥阴所谓终也。厥阴之上，风气主之；少阴之上，热气主之；太阴之上，湿气主之；少阳之上，相火主之；阳明之上，燥气主之；太阳之上，寒气主之。所谓本也，是谓六元。帝曰：光乎哉道，明乎哉论！请著之玉版，藏之金匮，署曰《天元纪》。

按：本篇重点论述了五运、六气演变的一般规律，并指出五运、六气的变化是四时气候演变以及自然万物生长的元始和纲领，故篇名为"天元纪大论"。内容包括天干、地支为推演五运、六气的工具；六气与六经的关系；五运、六气演变的一般规律；五运、六气的演变与天地阴阳、四时气候的联系。

注：

1. 御：主御、统领的意思。

2. 玄：幽远之义。

3. 上下相召：指天地之气相互感应。

4. 揔统坤元：揔，同"总"；统，统领、主管；坤元，万物化生之本元。

5. 天符：中运与司天之气一致。

6. 岁直：又称为岁会，中运与岁支之气相同。

7. 三合：中运之气、司天之气、岁支之气均相同。

8. 君火以明，相火以位：一本无此八字。

9. 迫迮以微：迮（zuò），近也。近乎微妙。

五运行大论篇第六十七

（《素问》）

黄帝坐明堂，始正天纲，临观八极，考建五常[1]，请天师而问之曰：论言天地之动静，神明为之纪，阴阳之升降，寒暑彰其兆。余闻五运之数于夫子，夫子之所言，正五气之各主岁尔，首甲定运，余因论之。鬼臾区曰：土主甲己，金主乙庚，水主丙辛，木主丁壬，火主戊癸。子午之上，少阴主之；丑未之上，太阴主之；寅申之上，少阳主之；卯酉之上，阳明主之；

辰戌之上，太阳主之；巳亥之上，厥阴主之。不合阴阳，其故何也？岐伯曰：是明道也，此天地之阴阳也。夫数之可数者，人中之阴阳也，然所合，数之可得者也。夫阴阳者，数之可十，推之可百，数之可千，推之可万。天地阴阳者，不以数推以象之谓也。帝曰：愿闻其所始也。岐伯曰：昭乎哉问也！臣览《太始天元册》文，丹天之气经于牛女戊分；黅天之气经于心尾己分，苍天之气经于危室柳鬼，素天之气经于亢氐昂毕，玄天之气经于张翼娄胃。所谓戊己分者，奎壁角轸，则天地之门户也。夫候之所始，道之所生，不可不通也。帝曰：善。论言天地者，万物之上下；左右者，阴阳之道路，未知其所谓也。岐伯曰：所谓上下者，岁上下见阴阳之所在也。左右者，诸上见厥阴，左少阴右太阳；见少阴，左太阴右厥阴；见太阴，左少阳右少阴；见少阳，左阳明右太阴；见阳明，左太阳右少阳；见太阳，左厥阴右阳明。所谓面北而命其位，言其见也。帝曰：何谓下？岐伯曰：厥阴在上则少阳在下，左阳明右太阴；少阴在上则阳明在下，左太阳右少阳；太阴在上则太阳在下，左厥阴右阳明；少阳在上则厥阴在下，左少阴右太阳；阳明在上则少阴在下，左太阴右厥阴；太阳在上则太阴在下，左少阳右少阴。所谓面南而命其位，言其见也。上下相遘²，寒暑相临，气相得则和，不相得则病。帝曰：气相得而病者何也？岐伯曰：以下临上，不当位也。帝曰：动静何如？岐伯曰：上者右行，下者左行，左右周天，余而复会也。帝曰：余闻鬼臾区曰：应地者静，今夫子乃言下者左行，不知其所谓也？愿闻何以生之乎？岐伯曰：天地动静，五行迁复，虽鬼臾区其上候而已，犹不能遍明。夫变化之用，天垂象，地成形，七曜纬虚³，五行丽地⁴。地者，所以载生成之形类也。虚者，所以列应天之精气也。形精之动，犹根本之与枝叶也，仰观其象，虽远可知也。帝曰：地之为下否乎？岐伯曰：地为人之下，太虚之中者也。帝曰：冯乎？岐伯曰：大气举之也。燥以干之，暑以蒸之，风以动之，湿以润之，寒以坚之，火以温之。故风寒在下，燥热在上，湿气在中，火游行其间，寒暑六入，故令虚而生化也。故燥胜则地干，暑胜则地热，风胜则地动，湿胜则地泥，寒胜则地裂，火胜则地固矣。帝曰：天地之气，何以候之？岐伯曰：天地之气，胜复之作，不形于诊。《脉法》曰：天地之变，无以脉诊，此之谓也。帝曰：间气何如？岐伯曰：随气所在，期于左右。帝曰：期之奈何？岐伯曰：从其气则和，违其气则病。不当其位者病，迭移其位者病，失守其位者危，尺寸反者死，阴阳交者死。先立其年，以知其气，左右应见，然后乃可以言死生之逆顺。帝曰：寒暑燥湿风火，在人合之奈何？其于万物何以生化？岐伯曰：东方生风，风生木，木生酸，酸生肝，肝生筋，筋生心。其在天为玄，在人为道，在地为化。化生五味，道生智，玄生神，化生气。神在天为风，在地为木，在体为筋，在气为柔，在藏为肝。其性为暄，其德为和，其用为动，其色为苍，其化为荣，其虫毛，其政为散，其令宣发，其变摧拉，其眚为陨，其味为酸，其志为怒。怒伤肝，悲胜怒；风伤肝，燥胜风；酸伤筋，辛胜酸。

南方生热，热生火，火生苦，苦生心，心生血，血生脾。其在天为热，在地为火，在体为脉，在气为息，在藏为心。其性为暑，其德为湿，其用为燥，其色为赤，其化为茂，其虫羽，其政为明，其令郁蒸，其变炎烁，其眚燔焫，其味为苦，其志为喜。喜伤心，恐胜喜；热伤气，寒胜热；苦伤气，咸胜苦。

中央生湿，湿生土，土生甘，甘生脾，脾生肉，肉生肺。其在天为湿，在地为土，在体为肉，在气为充，在藏为脾。其性静兼，其德为濡，其用为化，其色为黄，其化为盈，其虫倮，其政为谧，其令云雨，其变动注，其眚淫溃，其味为甘，其志为思。思伤脾，怒胜思；湿伤肉，风胜湿；甘伤脾，酸胜甘。

西方生燥，燥生金，金生辛，辛生肺，肺生皮毛，皮毛生肾。其在天为燥，在地为金，在体为皮毛，在气为成，在藏为肺，其性为凉，其德为清，其用为固，其色为白，其化为敛，其虫介，其政为劲，其令雾露，其变肃杀，其眚苍落，其味为辛，其志为忧。忧伤肺，喜胜忧；热伤皮毛，寒胜热；辛伤皮毛，苦胜辛。

北方生寒，寒生水，水生咸，咸生肾，肾生骨髓，髓生肝。其在天为寒，在地为水，在体为骨，在气为坚，在藏为肾。其性为凛，其德为寒，其用为□⁵，其色为黑，其化为肃，其虫鳞，其政为静，其令□□⁶，其变凝冽，其眚冰雹，其味为咸，其志为恐。恐伤肾，思胜恐；寒伤血，燥胜寒；咸伤血，甘胜咸。五气更立，各有所先，非其位则邪，当其位则正。帝曰：病生之变何如？岐伯曰：气相得则微，不相得则甚。帝曰：主岁何如？岐伯曰：气有余，则制己所胜而侮所不胜；其不及，则己所不胜侮而乘之，己所胜轻而侮之。侮反受邪，侮而受邪，寡于畏也。帝曰：善。

按：本篇重点讨论了五运六气之五气五运的演变规律及其对人体的影响，故篇名为"五运行大论"。文中论述了五气是如何分布在天空的；司天、在泉及左右间气的变化规律；五运六气的变化对自然万物的影响。

注：

1. 考建五常：考察建立五行之气的运行规律。

2. 上下相遘：上，客气也；下，主气也；相遘，遘（gòu），相交，即客主加临。

3. 七曜纬虚：日月五星围绕于太空之中。

4. 五行丽地：金、木、水、火、土五行附着于地。

5. 其用为□：原脱"藏"字，补上。

6. 其令□□：原脱"霰雪"二字，补之。

六微旨大论篇第六十八

（《素问》）

黄帝问曰：呜呼远哉！天之道也，如迎浮云，若视深渊，视深渊尚可测，迎浮云莫知其极。夫子数言谨奉天道，余闻而藏之，心私异之，不知其所谓也。愿夫子溢志尽言其事，令终不灭，久而不绝，天之道可得闻乎？岐伯稽首再拜对曰：明乎哉问天之道也！此因天之序，盛衰之时也。帝曰：愿闻天道六六之节盛衰何也？岐伯曰：上下有位[1]，左右有纪。故少阳之右，阳明治之；阳明之右，太阳治之；太阳之右，厥阴治之；厥阴之右，少阴治之；少阴之右，太阴治之；太阴之右，少阳治之。此所谓气之标，盖南面而待也。故曰：因天之序，盛衰之时，移光定位，正立而待之。此之谓也。少阳之上，火气治之，中见厥阴；阳明之上，燥气治之，中见太阴；太阳之上，寒气治之，中见少阴；厥阴之上，风气治之，中见少阳；少阴之上，热气治之，中见太阳；太阴之上，湿气治之，中见阳明。所谓本也，本之下，中之见也，见之下，气之标也[2]，本标不同，气应异象。帝曰：其有至而至[3]，有至而不至，有至而太过，何也？岐伯曰：至而至者和；至而不至，来气不及也；未至而至，来气有余也。帝曰：至而不至，未至而至如何？岐伯曰：应则顺，否则逆，逆则变生，变则病。帝曰：善。请言其应。岐伯曰：物生其应也，气脉其应也。

帝曰：善。愿闻地理之应六节气位何如？岐伯曰：显明[4]之右，君火之位也；君火之右，退行一步，相火治之；复行一步，土气治之；复行一步，金气治之；复行一步，水气治之；复行一步，木气治之；复行一步，君火治之。相火之下，水气承之；水位之下，土气承之；土位之下，风气承之；风位之下，金气承之；金位之下，火气承之；君火之下，阴精承之。帝曰：何也？岐伯曰：亢则害，承乃制，制则生化，外列盛衰，害则败乱，生化大病。帝曰：盛衰何如？岐伯曰：非其位则邪，当其位则正，邪则变甚，正则微。帝曰：何谓当位？岐伯曰：木运临卯，火运临午，土运临四季，金运临酉，水运临子，所谓岁会，气之平也。帝曰：非位何如？岐伯曰：岁不与会也。帝曰：土运之岁，上见太阴；火运之岁，上见少阳、少阴；金运之岁，上见阳明；木运之岁，上见厥阴；水运之岁，上见太阳，奈何？岐伯曰：天之与会也，故《天元册》曰天符。天符岁会何如？岐伯曰：太一天符之会也。帝曰：其贵贱何如？岐伯曰：天符为执法，岁位为行令，太一天符为贵人。帝曰：

邪之中也奈何？岐伯曰：中执法者，其病速而危；中行令者，其病徐而持[5]；中贵人者，其病暴而死。帝曰：位之易也何如？岐伯曰：君位臣则顺，臣位君则逆。逆则其病近，其害速；顺则其病远，其害微；所谓二火也。帝曰：善。愿闻其步何如？岐伯曰：所谓步者，六十度而有奇。故二十四步积盈百刻而成日也。

帝曰：六气应五行之变何如？岐伯曰：位有终始，气有初中，上下不同，求之亦异也。帝曰：求之奈何？岐伯曰：天气始于甲，地气始于子，子甲相合，命曰岁立，谨候其时，气可与期。帝曰：愿闻其岁，六气始终，早晏何如？岐伯曰：明乎哉问也！甲子之岁，初之气，天数始于水下一刻，终于八十七刻半；二之气，始于八十七刻六分，终于七十五刻；三之气，始于七十六刻，终于六十二刻半；四之气，始于六十二刻六分，终于五十刻；五之气，始于五十一刻，终于三十七刻半；六之气，始于三十七刻六分，终于二十五刻。所谓初六，天之数也。乙丑岁，初之气，天数始于二十六刻，终于一十二刻半。二之气，始于一十二刻六分，终于水下百刻；三之气，始于一刻，终于八十七刻半；四之气，始于八十七刻六分，终于七十五刻；五之气，始于七十六刻，终于六十二刻半；六之气，始于六十二刻六分，终于五十刻。所谓六二，天之数也。丙寅岁，初之气，天数始于五十一刻，终于三十七刻半；二之气，始于三十七刻六分，终于二十五刻；三之气，始于二十六刻，终于一十二刻半；四之气，始于一十二刻六分，终于水下百刻；五之气，始于一刻，终于八十七刻半；六之气，始于八十七刻六分，终于七十五刻。所谓六三，天之数也。丁卯岁，初之气，天数始于七十六刻，终于六十二刻半；二之气，始于六十二刻六分，终于五十刻；三之气，始于五十一刻，终于三十七刻半；四之气，始于三十七刻六分，终于二十五刻；五之气，始于二十六刻，终于一十二刻半；六之气，始于一十二刻六分，终于水下百刻。所谓六四，天之数也。次戊辰岁，初之气，复始于一刻，常如是无已，周而复始。帝曰：愿闻其岁候何如？岐伯曰：悉乎哉问也！日行一周，天气始于一刻，日行再周，天气始于二十六刻，日行三周，天气始于五十一刻。日行四周，天气始于七十六刻，日行五周，天气复始于一刻，所谓一纪也。是故寅午戌岁气会同，卯未亥岁气会同，辰申子岁气会同，巳酉丑岁气会同，终而复始。帝曰：愿闻其用也。岐伯曰，言天者求之本，言地者求之位，言人者求之气交。帝曰：何谓气交？岐伯曰：上下之位，气交之中，人之居也。故曰：天枢之上，天气主之；天枢之下，地气主之；气交之分，人气从之，万物由之。此之谓也。帝曰：何谓初中？岐伯曰：初凡三十度而有奇，中气同法。帝曰：初中何也？岐伯曰：所以分天地也。帝曰：愿卒闻之。岐伯曰：初者地气也，中者天气也。帝曰：其升降何如？岐伯曰：气之升降，天地之更用也。帝曰：愿闻其用何如？岐伯曰：升已而降，降者谓天；降已而升，升者谓地。天气下降，气流于地；地气上升，气腾于天。故高下相召，升降相因，而变作矣。

帝曰：善。寒湿相遘，燥热相临，风火相值，其有闻乎？岐伯曰：气有胜复，胜复之作，有德有化，有用有变，变则邪气居之。帝曰：何谓邪乎？岐伯曰：夫物之生从于化，物之极由乎变，变化之相薄，成败之所由也。故气有往复，用有迟速，四者之有，而化而变，风之来也。帝曰：迟速往复，风所由生，而化而变，故因盛衰之变耳。成败倚伏游乎中何也？岐伯曰：成败倚伏生乎动，动而不已，则变作矣。帝曰：有期乎？岐伯曰：不生不化，静之期也。帝曰：不生化乎？岐伯曰：出入废则神机化灭，升降息则气立孤危。故非出入，则无以生长壮老已；非升降，则无以生长化收藏。是以升降出入，无器不有。故器者生化之宇，器散则分之，生化息矣。故无不出入，无不升降。化有小大，期有近远。四者之有而贵常守，反常则灾害至矣。故曰：无形无患。此之谓也。帝曰：善。有不生不化乎？岐伯曰：悉乎哉问也！与道合同，惟真人也。帝曰：善。

按：本篇重点论述了五运六气之天道六六之节，地理与六节相应。在《内经》之《素问·六节藏象论篇第九》指出了六节之大纲，而在本篇中则进一步详述了六气的精微要旨，故篇名为"六微旨大论"。篇文中阐述了标本中气的关系；地理应六节气位以及亢害承制的具体内容；天符、岁会、太乙天符的含义；一年中六气终始的具体时间；升降出入的意义。

注：

1. 上下有位：指六气的司天、在泉都有一定的位置。

2. 气之标也：气，指六气；气之标，即三阴、三阳为六气之标。

3. 至而至：前一"至"字指时令、季节；后一"至"字指应时之气。

4. 显明：日出之所，正东方，按节气即春分节。

5. 其病徐而持：一作"其病徐而特"。

气交变大论篇第六十九

（《素问》）

黄帝问曰：五运更治，上应天期，阴阳往复，寒暑迎随，真邪相薄，内外分离，六经波荡[1]，五气倾移[2]，太过不及，专胜兼并[3]，愿言其始，而有常名，可得闻乎？岐伯稽首再拜对曰：昭乎哉问也！是明道也。此上帝所贵，先师传之，臣虽不敏，往闻其旨。帝曰：余闻得其人不教，是谓失道，传非其人，慢泄天宝。余诚菲德，未足以受至道；然而众子哀其不终，愿夫子保于无穷，流于无极，余司其事，则而行之奈何？岐伯曰：请遂言之也。《上经》曰：夫道者，上知天文，下知地理，中知人事，可以长久，此之谓也。帝曰：何谓也？岐伯曰：本气位也。位天者，天文也。位地者，地理也。通于人气之变化者，人事也。故太过者先天，不及者后天，所谓治化而人应之也。帝曰：五运之化，太过何如？岐伯曰：岁木太过，风气流行，脾土受邪。民病飧泄食减，体重烦冤，肠鸣腹支满，上应岁星。甚则忽忽[4]善怒，眩冒巅疾。化气不政，生气独治，云物飞动，草木不宁，甚而摇落，反胁痛而吐甚，冲阳绝者死不治，上应太白星。

岁火太过，炎暑流行，金肺受邪。民病疟，少气咳喘，血溢血泄注下，溢燥耳聋，中热肩背热，上应荧惑星。甚则胸中痛，胁支满，胁痛，膺背肩胛间痛，两臂内痛，身热骨痛而为浸淫。收气不行，长气独明，雨水霜寒，上应辰星。上临少阴少阳，火燔焫，水泉涸，物焦槁，病反谵妄狂越，咳喘息鸣，下甚血溢泄不已，太渊绝者死不治，上应荧惑星。

岁土太过，雨湿流行，肾水受邪。民病腹痛，清厥意不乐，体重烦冤、上应镇星。甚则肌肉痿，足痿不收，行善瘛，脚下痛，饮发中满食减，四肢不举。变生得位，藏气伏，化气独治之，泉涌河衍，涸泽生鱼，风雨大至，土崩溃，鳞见于陆，病腹满溏泄肠鸣，反下甚而太溪绝者死不治，上应岁星。

岁金太过，燥气流行，肝木受邪。民病两胁下少腹痛，目赤痛眦疡，耳无所闻。肃杀而甚，则体重烦冤，胸痛引背，两胁满且痛引少腹，上应太白星。甚则喘咳逆气，肩背痛；尻阴股膝髀腨胻足皆病，上应荧惑星。收气峻，生气下，草木敛，苍干雕陨，病反暴痛，胠胁不可反侧，咳逆甚而血溢，太冲绝者死不治。上应太白星。

岁水太过，寒气流行，邪害心火。民病身热烦心躁悸，阴厥[5]上下中寒，谵妄心痛，寒气早至，上应辰星。甚则腹大胫肿，喘咳，寝汗出憎风，大雨至，埃雾朦郁，上应镇星。上临太阳，则[6]雨冰雪，霜不时降，湿气变物，病反腹满肠鸣，溏泄食不化，渴而妄冒，神门绝者死不治，上应荧惑、辰星。

帝曰：善。其不及何如？岐伯曰：悉乎哉问也！岁木不及，燥乃大行，生气失应，草木晚荣，肃杀而甚，则刚木辟著，柔[7]萎苍干，上应太白星，民病中清，胠胁痛，少腹痛，肠鸣溏泄，凉雨时至，上应太白星，其谷苍。上临阳明，生气失政，草木再荣，化气乃急，上应太白、镇星，其主苍早。复则炎暑流火[8]，湿性燥，柔脆草木焦槁，下体再生，华实齐化，病寒热疮疡痱胗痈痤，上应荧惑、太白，其谷白坚。白露早降，收杀气行，寒雨害物，虫食甘黄，脾土受邪，赤气后化，心气晚治，上胜肺金，白气乃屈，其谷不成，咳而鼽，上应荧惑，太白星。

岁火不及，寒乃大行，长政不用，物荣而下。凝惨而甚，则阳气不化，乃折荣美，上应辰星，民病胸中痛，胁支满，两胁痛，膺背肩胛间及两臂内痛，郁冒朦昧，心痛暴喑，胸腹大，胁下与腰背相引而痛，甚则屈不能伸，髋髀如别，上应荧惑、辰星，其谷丹。复则埃郁，大雨且至，黑气乃辱，病鹜溏腹满，食饮不下，寒中肠鸣，泄注腹痛，暴挛痿痹，足不任身，上应镇星、辰星，玄谷不成。

岁土不及，风乃大行，化气不令，草木茂荣。飘扬而甚，秀而不实，上应岁星，民病飧泄霍乱，体重腹痛，筋骨繇复，肌肉𥆧酸，善怒，藏气举事，蛰虫早附，咸病寒中，上应岁星、镇星，其谷黅。复则收政严峻，名木苍雕，胸胁暴痛，下引少腹，善太息，虫食甘黄，气客于脾，黅谷乃减，民食少失味，苍谷乃损，上应太白、岁星。上临厥阴，流水不冰，蛰虫来见，藏气不用，白乃不复，上应岁星，民乃康。

岁金不及，炎火乃行，生气乃用，长气专胜，庶物以茂，燥烁以行，上应荧惑星，民病肩背瞀重，鼽嚏血便注下，收气乃后，上应太白星，其谷坚芒。复则寒雨暴至，乃零冰雹霜雪杀物，阴厥且格，阳反上行，头脑户痛，延及囟顶发热，上应辰星，丹谷不成，民病口疮，甚则心痛。

岁水不及，湿乃大行，长气反用，其化乃速，暑雨数至，上应镇星，民病腹满身重，濡泄寒疡流水，腰股痛发，腘腨股膝不便，烦冤足痿清厥，脚下痛，甚则跗肿，藏气不政，肾气不衡，上应辰星，其谷秬[9]。上临太阴，则大寒数举，蛰虫早藏，地积坚冰，阳光不治，民病寒疾于下，甚则腹满浮肿，上应镇星，其主黅谷。复则大风暴发，草偃木零，生长不鲜，面色时变，筋骨并辟，肉𥆧瘛，目视𥇀𥇀，物疏璺[10]，肌肉胗发，气并膈中，痛于心腹，黄气乃损，其谷不登，上应岁星。

帝曰：善。愿闻其时也。岐伯曰：悉哉问也！木不及，春有鸣条律畅之化，则秋有雾露清凉之政，春有惨凄残贼之胜，则夏有炎暑燔烁之复，其眚东，其藏肝，其病内舍胠胁，外在关节。火不及，夏有炳明光显之化，则冬有严肃霜寒之政，夏有惨凄凝冽之胜，则不时有埃昏大雨之复，其眚南，其藏心，其病内舍膺胁，外在经络。土不及，四维有埃云润泽之化，则春有鸣条鼓拆之政，四维发振拉飘腾之变，则秋有肃杀霖霪之复，其眚四维，其藏脾，其病内舍心腹，外在肌肉四肢。金不及，夏有光显郁蒸之令，则冬有严凝整肃之应，夏有炎烁燔燎之变，则秋有冰雹霜雪之复，其眚西，其藏肺，其病内舍膺胁肩背，外在皮毛。水不及，四维有湍润埃云之化，则不时有和风生发之应，四维发埃昏骤注之变，则不时有飘荡振拉之复。其眚北，其藏肾，其病内舍腰脊骨髓，外在溪谷踹膝。夫五运之政，犹权衡也，高者抑之，下者举之，化者应之，变者复之，此生长化成收藏之理，气之常也，失常则天地四塞矣。故曰：天地之动静，神明为之纪，阴阳之往复，寒暑彰其兆，此之谓也。

帝曰：夫子之言五气之变，四时之应，可谓悉矣。夫气之动乱，触遇而作，发无常会，卒然灾合，何以期之？岐伯曰：夫气之动变，固不常在，而德化政令灾变，不同其候也。帝曰：

何谓也？岐伯曰：东方生风，风生木，其德敷和，其化生荣，其政舒启，其令风，其变振发，其灾散落。南方生热，热生火，其德彰显，其化蕃茂，其政明曜，其令热，其变销烁，其灾燔焫。中央生湿，湿生土，其德溽蒸，其化丰备，其政安静，其令湿，其变骤注，其灾霖溃。西方生燥，燥生金，其德清洁，其化紧敛，其政劲切，其令燥，其变肃杀，其灾苍陨。北方生寒，寒生水，其德凄沧，其化清谧，其政凝肃，其令寒，其变溧洌，其灾冰雪霜雹。是以察其动也，有德有化，有政有令，有变有灾，而物由之，而人应之也。帝曰：夫子之言岁候，其不及太过，而上应五星。今夫德化政令，灾眚变易，非常而有也，卒然而动，其亦为之变乎。岐伯曰：承天而行之，故无妄动，无不应也。卒然而动者，气之交变也，其不应焉。故曰：应常不应卒。此之谓也。黄帝曰：其应奈何？岐伯曰：各从其气化也。帝曰：其行之徐疾逆顺何如？岐伯曰：以道留久，逆守而小，是谓省下。以道而去，去而速来，曲而过之，是谓省遗过也。久留而环，或离或附，是谓议灾与其德也。应近则小，应远则大。芒而大倍常之一，其化甚；大常之二，其眚既发也。小常之一，其化减；小常之二，是谓临视，省下之过与其德也。德者福之，过者伐之。是以象之见也，高而远则小，下而近则大，故大则喜怒迩，小则祸福远。岁运太过，则运星北越，运气相得，则各行以道。故岁运太过，畏星失色而兼其母，不及，则色兼其所不胜。肖者瞿瞿，莫知其妙，闵闵之当，孰者为良，妄行无征，示畏侯王。帝曰：其灾应何如？岐伯曰：亦各从其化也，故时至有盛衰，凌犯有逆顺，留守有多少，形见有善恶，宿属有胜负，征应有吉凶矣。帝曰：其善恶何谓也？岐伯曰：

有喜有怒，有忧有丧，有泽有燥，此象之常也，必谨察之。帝曰：六者高下异乎？岐伯曰：象见高下，其应一也，故人亦应之。帝曰：善。其德化政令之动静损益皆何如？岐伯曰：夫德化政令灾变，不能相加也。胜复盛衰，不能相多也。往来小大，不能相过也，用之升降，不能相无也。各从其动而复之耳。帝曰：其病生何如？岐伯曰：德化者气之祥，政令者气之章，变易者复之纪，灾眚者伤之始，气相胜者和，不相胜者病，重感于邪则甚也。帝曰：善。所谓精光之论，大圣之业，宣明大道，通于无穷，穷于无极也。余闻之，善言天者，必应于人，善言古者，必验于今，善言气者，必彰于物，善言应者，同天地之化，善言化言变者，通神明之理，非夫子孰能言至道欤！乃择良兆而藏之灵室，每旦读之，命曰《气交变》，非斋戒不敢发，慎传也。

按：天气下降，地气上升，上下交合谓之"气交"；变，指五运太过、不及的变化。本篇论述了五运在气交中太过、不及的变化，故篇名为"气交变大论"。内容有五运太过、不及所造成的自然变化及其对人体的影响；五运的德、化、政、令对自然界的影响及其与疾病发生的关系。

注：

1. 六经波荡：六经气血动荡不宁。

2. 五气倾移：五藏气血失去平衡协调。

3. 专胜兼并：专胜，五运主岁太过；兼并，五运主岁不及。

4. 忽忽，精神失守貌。

5. 阴厥：虚寒性厥冷。

6. 则：原脱，据《五常政大论》新校正引补。

7. 柔：原作"悉"，据守山阁本改。

8. 复则炎暑流火：张介宾注："复者，子为其母而报复也，木衰金亢，火则复之，故为炎暑流火。"

9. 秬（jù）：黑黍。

10. 疏坹：器皿破而未碎，只有裂纹。

五常政大论篇第七十

（《素问》）

黄帝问曰：太虚寥廓，五运回薄[1]，衰盛不同，损益相从，愿闻平气何如而名？何如而纪也？岐伯对曰：昭乎哉问也！木曰敷和，火曰升明，土曰备化，金曰审平，水曰静顺。帝曰：其不及奈何？岐伯曰：木曰委和，火曰伏明，土曰卑监，金曰从革，水曰涸流。帝曰：太过何谓？岐伯曰：木曰发生，火曰赫曦，土曰敦阜，金曰坚成，水曰流衍。

帝曰：三气之纪，愿闻其候。岐伯曰：悉乎哉问也！敷和之纪，木德周行，阳舒阴布，五化宣平，其气端，其性随，其用曲直，其化生荣，其类草木，其政发散，其候温和，其令风，其藏肝，肝其畏清，其主目，其谷麻，其果李，其实核，其应春，其虫毛，其畜犬，其色苍，其养筋，其病里急支满，其味酸，其音角，其物中坚，其数八。

升明之纪，正阳而治，德施周普，五化均衡，其气高，其性速，其用燔灼，其化蕃茂，其类火，其政明曜，其候炎暑，其令热，其藏心，心其畏寒，其主舌，其谷麦，其果杏，其实络，其应夏，其虫羽，其畜马，其色赤，其养血，其病瞤瘛，其味苦，其音徵，其物脉，其数七。

备化之纪，气协天休，德流四政，五化齐修，其气平，其性顺，其用高下，其化丰满，其类土，其政安静，其候溽蒸，其令湿，其藏脾，脾其畏风，其主口，其谷稷，其果枣，其实肉，其应长夏，其虫倮，其畜牛，其色黄，其养肉，其病否 [2]，其味甘，其音宫，其物肤，其数五。

审平之纪，收而不争，杀而无犯，五化宣明，其气洁，其性刚，其用散落，其化坚敛，其类金，其政劲肃，其候清切，其令燥，其藏肺，肺其畏热，其主鼻，其谷稻，其果桃，其实壳，其应秋，其虫介，其畜鸡，其色白，其养皮毛，其病咳，其味辛，其音商，其物外坚，其数九。

静顺之纪，藏而勿害，治而善下，五化咸整，其气明，其性下，其用沃衍，其化凝坚，其类水，其政流演，其候凝肃，其令寒，其藏肾，肾其畏湿，其主二阴，其谷豆，其果栗，其实濡，其应冬，其虫鳞，其畜彘，其色黑，其养骨髓，其病厥，其味咸，其音羽，其物濡，其数六。故生而勿杀，长而勿罚，化而勿制，收而勿害，藏而勿抑，是谓平气。

委和之纪，是谓胜生，生气不政，化气乃扬，长气自平，收令乃早，凉雨时降，风云并兴，草木晚荣，苍干雕落，物秀而实，肤肉内充，其气敛，其用聚，其动缓戾拘缓，其发惊骇，其藏肝，其果枣李，其实核壳，其谷稷稻，其味酸辛，其色白苍，其畜犬鸡，其虫毛介，其主雾露凄沧，其声角商，其病摇动注恐，从金化也，少角与判商同，上角与正角同，上商与正商同，其病肢废痈肿疮疡，其甘虫，邪伤肝也，上宫与正宫同，萧飋肃杀则炎赫沸腾，眚于三，所谓复也，其主飞蠹蛆雉，乃为雷霆。

伏明之纪，是谓胜长，长气不宣，藏气反布，收气自政，化令乃衡，寒清数举，暑令乃薄，承化物生，生而不长，成实而稚，遇化已老，阳气屈伏，蛰虫早藏，其气郁，其用暴，其动彰伏变易，其发痛，其藏心，其果栗桃，其实络濡，其谷豆稻，其味苦咸，其色玄丹，其畜马彘，其虫羽鳞，其主冰雪霜寒，其声徵羽，其病昏惑悲忘，从水化也，少徵与少羽同，上商与正商同，邪伤心也，凝惨凛冽则暴雨霖霆，眚于九，其主骤注雷霆震惊，沉黔淫雨。

卑监之纪，是谓减化，化气不令，生政独彰，长气整，雨乃愆，收气平，风寒并兴，草木荣美，秀而不实，成而秕也，其气散，其用静定，其动疡涌分溃痈肿，其发濡滞，其藏脾，其果李栗，其实濡核，其谷豆麻，其味酸甘，其色苍黄，其畜牛犬，其虫倮毛，其主飘怒振发，其声宫角，其病留满否塞，从木化也，少宫与少角同，上宫与正宫同，上角与正角同，其病飧泄，邪伤脾也，振拉飘扬则苍干散落，其眚四维，其主败折虎狼，清气乃用，生政乃辱。

从革之经，是谓折收，收气乃后，生气乃扬，长化合德，火政乃宣，庶类以蕃，其气扬，其用躁切，其动铿禁瞀厥，其发咳喘，其藏肺，其果李杏，其实壳络，其谷麻麦，其味苦辛，其色白丹，其畜鸡羊，其虫介羽，其主明曜炎烁，其声商徵，其病嚏咳鼽衄，从火化也，少商与少徵同，上商与正商同，上角与正角同，邪伤肺也，炎光赫烈则冰雪霜雹，眚于七，其主鳞伏彘鼠，岁气早至，乃生大寒。

涸流之纪，是谓反阳，藏令不举，化气乃昌，长气宣布，蛰虫不藏，土润水泉减，草木条茂，荣秀满盛，其气滞，其用渗泄，其动坚止，其发燥槁，其藏肾，其果枣杏，其实濡肉，其谷黍稷，其味甘咸，其色黔玄，其畜彘牛，其虫鳞倮，其主埃郁昏翳，其声羽宫，其病痿厥坚下，从土化也，少羽与少宫同，上宫与正宫同，其病癃闭³，邪伤肾也，埃昏骤雨则振拉摧拔，眚于一，其主毛显狐狢，变化不藏。故乘危而行，不速而至，暴虐无德，灾反及之，微者复微，甚者复甚，气之常也。

发生之纪，是谓启陈⁴，土疏泄，苍气达，阳和布化，阴气乃随，生气淳化，万物以荣，其化生，其气美，其政散，其令条舒，其动掉眩巅疾，其德鸣靡启坼，其变振拉摧拔，其谷麻稻，其畜鸡犬，其果李桃，其色青黄白，其味酸甘辛，其象春，其经足厥阴少阳，其藏肝脾，其虫毛介，其物中坚外坚，其病怒，太角与上商同，上徵则其气逆，其病吐利，不务其德则收气复，秋气劲切，甚则肃杀，清气大至，草木雕零，邪乃伤肝。

赫曦之纪，是谓蕃茂，阴气内化，阳气外荣，炎暑施化，物得以昌，其化长，其气高，其政动，其令鸣显，其动炎灼妄扰，其德暄暑郁蒸，其变炎烈沸腾，其谷麦豆，其畜羊彘，其果杏栗，其色赤白玄，其味苦辛咸，其象夏，其经手少阴太阳，手厥阴少阳，其藏心肺，其虫羽鳞，其物脉濡，其病笑疟疮疡血流狂妄目赤，上羽与正徵同，其收齐，其病痉，上徵而收气后也，暴烈其政，藏气乃复，时见凝惨，甚则雨水霜雹切寒，邪伤心也。

敦阜之纪，是谓广化，厚德清静，顺长以盈，至阴内实，物化充成，烟埃朦郁，见于厚土，大雨时行，湿气乃用，燥政乃辟，其化圆，其气丰，其政静，其令周备，其动濡积并稸，其德柔润重淖，其变震惊飘骤崩溃，其谷稷麻，其畜牛犬，其果枣李，其色黅玄苍，其味甘咸酸，其象长夏，其经足太阴阳明，其藏脾肾，其虫倮毛，其物肌核，其病腹满四肢不举，大风迅至，邪伤脾也。

坚成之纪，是谓收引，天气洁，地气明，阳气随，阴治化，燥行其政，物以司成，收气繁布，化洽不终，其化成，其气削，其政肃，其令锐切，其动暴折疡疰，其德雾露萧瑟，其变肃杀凋零，其谷稻黍，其畜鸡马，其果桃杏，其色白青丹，其味辛酸苦，其象秋，其经手太阴阳明，其藏肺肝，其虫介羽，其物壳络，其病喘喝胸凭 5 仰息，上徵与正商同，其生齐，其病咳，政暴变则名木不荣，柔脆焦首，长气斯救，大火流，炎烁且至，蔓将槁，邪伤肺也。

流衍之纪，是谓封藏，寒司物化，天地严凝，藏政以布，长令不扬，其化凛，其气坚，其政谧，其令流注，其动漂泄沃涌，其德凝惨寒雾，其变冰雪霜雹，其谷豆稷，其畜彘牛，其果栗枣，其色黑丹黅，其味咸苦甘，其象冬，其经足少阴太阳，其藏肾心，其虫鳞倮，其物濡满，其病胀，上羽而长气不化也。政过则化气大举，而埃昏气交，太雨时降，邪伤肾也。故曰：不恒其德，则所胜来复，政恒其理，则所胜同化。此之谓也。

帝曰：天不足西北，左寒而右凉，地不满东南，右热而左温，其故何也？岐伯曰：阴阳之气，高下之理，太少之异也。东南方，阳也，阳者其精降于下，故右热而左温。西北方，阴也，阴者其精奉于上，故左寒而右凉。是以地有高下，气有温凉，高者气寒，下者气热，故适寒凉者胀，之温热者疮，下之则胀已，汗之则疮已，此腠理开闭之常，太少之异耳。帝曰：其于寿夭何如？岐伯曰：阴精所奉其人寿，阳精所降其人夭。帝曰：善。其病也，治之奈何？岐伯曰：西北之气散而寒之，东南之气收而温之，所谓同病异治也。故曰：气寒气凉，治以寒凉，行水渍之。气温气热，治以温热，强其内守。必同其气，可使平也，假者反之。

帝曰：善。一州之气，生化寿夭不同，其故何也？岐伯曰：高下之理，地势使然也。崇高则阴气治之，污下则阳气治之，阳胜者先天，阴胜者后天，此地理之常，生化之道也。帝曰：其有寿夭乎？岐伯曰：高者其气寿，下者其气夭，地之小大异也，小者小异，大者大异。故治病者，必明天道地理，阴阳更胜，气之先后，人之寿夭，生化之期，乃可以知人之形气矣。

帝曰：善。其岁有不病，而藏气不应不用者何也？岐伯曰：天气制之，气有所从也。帝曰：愿卒闻之。岐伯曰：少阳司天，火气下临，肺气上从，白起金用，草木眚，火见燔焫，革金且耗，大暑以行，咳嚏鼽衄鼻窒，曰疡，寒热胕肿。风行于地，尘沙飞扬，心痛胃脘痛，厥逆膈不通，其主暴速。阳明司天，燥气下临，肝气上从，苍起木用而立，土乃眚，凄沧数至，木伐草萎，胁痛目赤，掉振鼓栗，筋痿不能久立。暴热至，土乃暑，阳气郁发，小便变，寒热如疟，甚则心痛，火行于稿，流水不冰，蛰虫乃见。太阳司天，寒气下临，心气上从，而火且明，丹起金乃眚，寒清时举，胜则水冰，火气高明，心热烦，嗌干善渴，鼽嚏，喜悲数欠，热气妄行，寒乃复，霜不时降，善忘，甚则心痛。土乃润，水丰衍，寒客至，沉阴化，湿气变物，水饮内稸，中满不食，皮㾆肉苛，筋脉不利，甚则胕肿身后痈。厥阴司天，风气下临，脾气上从，而土且隆，黄起水乃眚，土用革，体重肌肉萎，食减口爽，风行太虚，云物摇动，目转耳鸣。火纵其暴，地乃暑，大热消烁，赤沃下，蛰虫数见，流水不冰，其发机速。少阴司天，热气下临，肺气上从，白起金用，草木眚，喘呕寒热，嚏鼽衄鼻窒，大暑流行，甚则疮疡燔灼，金烁石流。地乃燥清，凄沧数至，胁痛善太息，肃杀行，草木变。太阴司天，湿气下临，肾气上从，黑起水变，埃冒云雨，胸中不利，阴痿气大衰而不起不用。当其时反腰椎痛，动转不便也，厥逆。地乃藏阴，大寒且至，蛰虫早附，心下否痛，地裂冰坚，少腹痛，时害于食，乘金则止水增，味乃咸，行水减也。

帝曰：岁有胎孕不育，治之不全，何气使然？岐伯曰：六气五类，有相胜制也，同者盛之，异者衰之，此天地之道，生化之常也。故厥阴司天，毛虫静，羽虫育，介虫不成；在泉，毛虫育，倮虫耗，羽虫不育。少阴司天，羽虫静，介虫育，毛虫不成；在泉，羽虫育，介虫耗不育。太阴司天，倮虫静，鳞虫育，羽虫不成；在泉，倮虫育，鳞虫不成。少阳司天，羽虫静，毛虫育，倮虫不成；在泉，羽虫育，介虫耗，毛虫不育。阳明司天，介虫静，羽虫育，介虫不成；在泉，介虫育，毛虫耗，羽虫不成。太阳司天，鳞虫静，倮虫育；在泉，鳞虫耗，倮虫不育。诸乘所不成之运，则甚也。故气主有所制，岁立有所生，地气制己胜，天气制胜己，天制色，地制形，五类衰盛，各随其气之所宜也。故有胎孕不育，治之不全，此气之常也，所谓中根也。根于外者亦五，故生化之别，有五气五味五色五类五宜也。帝曰：何谓也？岐伯曰：根于中者，命曰神机，神去则机息。根于外者，命曰气立，气止则化绝。故各有制，各有胜，各有生，各有成。故曰：不知年之所加，气之同异，不足以言生化。此之谓也。

　　帝曰：气始而生化，气散而有形，气布而蕃育，气终而象变，其致一也。然而五味所资，生化有薄厚，成熟有少多，终始不同，其故何也？岐伯曰：地气制之也，非天不生，地不长也。帝曰：愿闻其道。岐伯曰：寒热燥湿，不同其化也。故少阳在泉，寒毒不生，其味辛，其治苦酸，其谷苍丹。阳明在泉，湿毒不生，其味酸，其气湿，其治辛苦甘，其谷丹素。太阳在泉，热毒不生，其味苦，其治淡咸，其谷黔秬。厥阴在泉，清毒不生，其味甘，其治酸苦，其谷苍赤，其气专，其味正。少阴在泉，寒毒不生，其味辛，其治辛苦甘，其谷白丹。太阴在泉，燥毒不生，其味咸，其气热，其治甘咸，其谷黔秬。化淳则咸守，气专则辛化而俱治。故曰：补上下者从之，治上下者逆之，以所在寒热盛衰而调之。故曰：上取下取，内取外取，以求其过。能毒者[6]以厚药，不胜毒者以薄药。此之谓也。气反者，病在上，取之下；病在下，取之上；病在中，旁取之。治热以寒，温而行之；治寒以热，凉而行之；治温以清，冷而行之；治清以温，热而行之。故消之削之，吐之下之，补之泻之，久新同法。帝曰：病在中而不实不坚，且聚且散，奈何？岐伯曰：悉乎哉问也！无积者求其藏，虚则补之，药以祛之，食以随之，行水渍之，和其中外，可使毕已。帝曰：有毒无毒，服有约乎？岐伯曰：病有久新，方有大小，有毒无毒，固宜常制矣。大毒治病，十去其六，常毒治病，十去其七，小毒治病，十去其八，无毒治病，十去其九，谷肉果菜，食养尽之，无使过之，伤其正也。不尽，行复如法，必先岁气，无伐天和，无盛盛，无虚虚，而遗人天殃，无致邪，无失正，绝人长命。帝曰：其久病者，有气从不康，病去而瘠，奈何？岐伯曰：昭乎哉圣人之问也！化不可代，时不可违。夫经络以通，血气以从，复其不足，与众齐同，养之和之，静以待时，谨守其气，无使倾移，其形乃彰，生气以长，命曰圣王。故大要曰：无代化，无违时，必养必和，待其来复。此之谓也。帝曰：善。

按：本篇论述了五运平气、不及、太过所出现的气候、物候、多发疾病及与其相关联的一些情况；次论地势高低的气候特点及其对人体健康的影响；最后论述了六气司天在泉时气象、物候特点，好发疾病及其治疗原则。因篇文中首论五运正常的政令，故篇名为"五常政大论"。

注：

1. 五运回薄：五运循环运行不息。

2. 否：即痞塞不通。

3. 癃闭：癃，小便不利；闭，大便不通。

4. 启陈：与《素问·四气调神大论篇第二》中"发陈"同义，即王冰注："春阳上升，气潜发散，生育庶物，陈其资容，故曰发陈也。"

5. 凭：满也。

6. 能毒者：耐受毒药之人。

六元正纪大论篇第七十一

(《素问》)

黄帝问曰：六化六变[1]，胜复淫治，甘苦辛咸酸淡先后，余知之矣。夫五运之化，或从五气[2]，或逆天气，或从天气而逆地气，或从地气而逆天气，或相得，或不相得，余未能明其事。欲通天之纪，从地之理，和其运，调其化，使上下合德，无相夺伦，天地升降，不失其宜，五运宣行，勿乖其政，调之正味，从逆奈何？岐伯稽首再拜对曰：昭乎哉问也，此天地之纲纪，变化之渊源，非圣帝孰能穷其至理欤！臣虽不敏，请陈其道，令终不灭，久而不易。帝曰：愿夫子推而次之，从其类序，分其部主，别其宗司，昭其气数，明其正化，可得闻乎？岐伯曰：先立其年以明其气，金木水火土运行之数，寒暑燥湿风火临御之化，则天道可见，民气可调，阴阳卷舒，近而无惑，数之可数者，请遂言之。帝曰：太阳之政奈何？岐伯曰：辰戌之纪也。

太阳　太角　太阴　壬辰　壬戌　其运风，其化鸣紊启拆，其变振拉摧拔，其病眩掉目瞑。

太角（初正）　少徵　太宫　少商　太羽（终）

太阳　太徵　太阴　戊辰　戊戌同正徵。其运热，其化暄暑郁燠，其变炎烈沸腾，其病热郁。

太徵　少宫　太商　少羽（终）　少角（初）

太阳　太宫　太阴　甲辰岁会（同天符）　甲戌岁会（同天符）　其运阴埃,其化柔润重泽,其变震惊飘骤,其病湿下重。

太宫　少商　太羽（终）　太角（初）　少徵

太阳　太商　太阴　庚辰　庚戌　其运凉,其化雾露萧飂,其变肃杀雕零,其病燥背瞀胸满。

太商　少羽（终）　少角（初）　太徵　少宫

太阳　太羽　太阴　丙辰天符　丙戌天符。其运寒,其化凝惨溧冽,其变冰雪霜雹,其病大寒留于溪谷。

太羽（终）　太角（初）　少徵　太宫　少商

凡此太阳司天之政,气化运行先天,天气肃,地气静,寒临太虚,阳气不令,水土合德,上应辰星镇星。其谷玄黅。其政肃,其令徐。寒政大举,泽无阳焰,则火发待时。少阳中治,时雨乃涯,止极雨散,还于太阴,云朝北极,湿化乃布,泽流万物,寒敷于上,雷动于下,寒湿之气,持于气交。民病寒湿,发肌肉萎,足痿不收,濡泻血溢。初之气,地气迁,气乃大温,草乃早荣,民乃厉,温病乃作,身热头痛呕吐,肌腠疮疡。二之气,大凉反至,民乃惨,草乃遇寒,火气遂抑,民病气郁中满,寒乃始。三之气,天政布,寒气行,雨乃降。民病寒,反热中,痈疽注下,心热瞀闷,不治者死。四之气,风湿交争,风化为雨,乃长乃化乃成。民病大热少气,肌肉萎足痿,注下赤白。五之气,阳复化,草乃长乃化乃成,民乃舒。终之气,地气正,湿令行,阴凝太虚,埃昏郊野,民乃惨凄,寒风以至,反者孕乃死。故岁宜苦以燥之温之[3],必折其郁气,先资其化源,抑其运气,扶其不胜,无使暴过而生其疾,食岁谷以全其真,避虚邪以安其正。适气同异，多少制之，同寒湿者燥热化，异寒湿者燥湿化，故同者多之，异者少之，用寒远寒，用凉远凉，用温远温，用热远热，食宜同法。有假者反常，反是者病，所谓时也。

帝曰：善。阳明之政奈何？岐伯曰：卯酉之纪也。

阳明　少角　少阴　清热胜复同，同正商。丁卯岁会　丁酉　其运风清热。

少角（初正）　太徵　少宫　太商　少羽（终）

阳明　少徵　少阴　寒雨胜复同，同正商。癸卯（同岁会）癸酉（同岁会）　其运热寒雨。

少徵　太宫　少商　太羽（终）　太角（初）

阳明　少宫　少阴　风凉胜复同。己卯　己酉　其运雨风凉。

少宫　太商　少羽（终）　少角（初）　太徵

阳明　少商　少阴　热寒胜复同，同正商。乙卯天符　乙酉岁会，太一天符。其运凉热寒。

少商　太羽（终）　太角（初）　少徵　太宫

阳明　少羽　少阴　雨风胜复同，同少宫。辛卯　辛酉其运寒雨风。

少羽（终）　少角（初）　太徵　少宫　太商

凡此阳明司天之政，气化运行后天，天气急，地气明，阳专其令，炎暑大行，物燥以坚，淳风乃治，风燥横运，流于气交，多阳少阴，云趋雨府，湿化乃敷。燥极而泽，其谷白丹，间谷命太者，其耗白甲品羽，金火合德，上应太白荧惑。其政切，其令暴，蛰虫乃见，流水不冰，民病咳嗌塞，寒热发，暴振溧癃闭，清先而劲，毛虫乃死，热后而暴，介虫乃殃，其发躁，胜复之作，扰而大乱，清热之气，持于气交。初之气，地气迁，阴始凝，气始肃，水乃冰，寒雨化。其病中热胀，面目浮肿，善眠，鼽衄嚏欠呕，小便黄赤，甚则淋。二之气，阳乃布，民乃舒，物乃生荣。厉大至，民善暴死。三之气，天政布，凉乃行，燥热交合，燥极而泽，民病寒热。四之气，寒雨降。病暴仆，振慄谵妄，少气嗌干引饮，及为心痛痈肿疮疡疟寒之疾，骨痿血便。五之气，春令反行，草乃生荣，民气和。终之气，阳气布，候反温，蛰虫来见，流水不冰，民乃康平，其病温。故食岁谷以安其气，食间谷以去其邪，岁宜以咸以苦以辛，汗之清之散之，安其运气，无使受邪，折其郁气，资其化源。以寒热轻重少多其制，同热者多天化，同清者多地化，用凉远凉，用热远热，用寒远寒，用温远温，食宜同法。有假者反之，此其道也。反是者，乱天地之经，扰阴阳之纪也。

帝曰：善。少阳之政奈何？岐伯曰：寅申之纪也。

少阳　太角　厥阴　壬寅（同天符）　壬申（同天符）
其运风鼓，其化鸣紊启坼，其变振拉摧拔，其病掉眩支胁惊骇。

太角（初正）　少徵　太宫　少商　太羽（终）

少阳　太徵　厥阴　戊寅天符　戊申天符　其运暑，其化暄嚣郁燠，其变炎烈沸腾，其病上热郁血溢血泄心痛。

太徵　少宫　太商　少羽（终）　少角（初）

少阳　太宫　厥阴　甲寅　甲申　其运阴雨，其化柔润重泽，其变震惊飘骤，其病体重胕肿痞饮。

太宫　少商　太羽（终）　太角（初）　少徵

少阳　太商　厥阴　庚寅　庚申　同正商　其运凉，其化雾露清切，其变肃杀凋零，其病肩背胸中。

太商　少羽（终）　少角（初）　太徵　少宫

少阳　太羽　厥阴　丙寅　丙申　其运寒肃，其化凝惨凓冽，其变冰雪霜雹，其病寒浮肿。

太羽（终）　太角（初）　少徵　太宫　少商

凡此少阳司天之政，气化运行先天，天气正，地气扰，风乃暴举，木偃沙飞，炎火乃流，阴行阳化，雨乃时应，火木同德，上应荧惑岁星。其谷丹苍，其政严，其令扰。故风热参布，云物沸腾，太阴横流，寒乃时至，凉雨并起。民病寒中，外发疮疡，内为泄满。故圣人遇之，和而不争。往复之作，民病寒热疟泄，聋瞑呕吐，上怫肿色变。初之气，地气迁，风胜乃摇，寒乃去，候乃大温，草木早荣。寒来不杀，温病乃起，其病气怫于上，血溢目赤，咳逆头痛，血崩胁满，肤腠中疮。二之气，火反郁，白埃四起，云趋雨府，风不胜湿，雨乃零，民乃康。其病热郁于上，咳逆呕吐，疮发于中，胸嗌不利，头痛身热，昏愦脓疮。三之气，天政布，炎暑至，少阳临上，雨乃涯。民病热中，聋瞑血溢，脓疮咳呕，鼽衄渴嚏欠，喉痹目赤，善暴死。四之气，凉乃至，炎暑间化，白露降，民气和平，其病满身重。五之气，阳乃去，寒乃来，雨乃降，气门乃闭，刚木早雕，民避寒邪，君子周密。终之气，地气正，风乃至，万物反生，霜雾以行。其病关闭不禁，心痛，阳气不藏而咳。抑其运气，赞[4]所不胜，必折其郁气，先取化源，暴过不生，苛疾不起。故岁宜咸辛宜酸，渗之泄之，渍之发之，观气寒温以调其过，同风热者多寒化，异风热者少寒化，用热远热，用温远温，用寒远寒，用凉远凉，食宜同法，此其道也。有假者反之，反是者病之阶也。

帝曰：善。太阴之政奈何？岐伯曰：丑未之纪也。

太阴　少角　太阳　清热胜复同，同正宫。丁丑　丁未
其运风清热。

少角（初正）　太徵　少宫　太商　少羽（终）

太阴　少徵　太阳　寒雨胜复同。癸丑　癸未　其运热
寒雨。

少徵　太宫　少商　太羽（终）　太角

太阴　少宫　太阳　风清胜复同，同正宫。己丑太一天符
己未太一天符　其运雨风清。

少宫　太商　少羽（终）　少角（初）　太徵

太阴　少商　太阳　热寒胜复同。乙丑　乙未　其运凉
热寒。

少商　太羽（终）　太角（初）　少徵　太宫

太阴　少羽　太阳　雨风胜复同，同正宫。辛丑（同岁会）
辛未（同岁会）　其运寒雨风。

少羽（终）　少角（初）　太徵　少宫　太商

凡此太阴司天之政，气化运行后天，阴专其政，阳气退辟，
大风时起，天气下降，地气上腾，源野昏霿，白埃四起，云奔
南极，寒雨数至，物成于差夏[5]。民病寒湿，腹满身䐜愤胕肿，
痞逆寒厥拘急。湿寒合德，黄黑埃昏，流行气交，上应镇星辰
星。其政肃，其令寂，其谷黅玄。故阴凝于上，寒积于下，寒
水胜火，则为冰雹，阳光不治，杀气乃行。故有余宜高，不及
宜下，有余宜晚，不及宜早，土之利，气之化也，民气亦从之，
间谷命其太也。初之气，地气迁，寒乃去，春气正，风乃来，

生布万物以荣，民气条舒，风湿相薄，雨乃后。民病血溢，筋络拘强，关节不利，身重筋萎。二之气，大火正，物承化，民乃和，其病温厉大行，远近咸若，湿蒸相薄，雨乃时降。三之气，天政布，湿气降，地气腾，雨乃时降，寒乃随之。感于寒湿，则民病身重胕肿，胸腹满。四之气，畏火临，溽蒸化，地气腾，天气痞隔，寒风晓暮，蒸热相薄，草木凝烟，湿化不流，则白露阴布，以成秋令。民病腠理热，血暴溢疟，心腹满热胪胀，甚则胕肿。五之气，惨令已行，寒露下，霜乃早降，草木黄落，寒气及体，君子周密，民病皮腠。终之气，寒大举，湿大化，霜乃积，阴乃凝，水坚冰，阳光不治。感于寒，则病人关节禁固，腰椎痛，寒湿推于气交而为疾也。必折其郁气，而取化源，益其岁气，无使邪胜，食岁谷以全其真，食间谷以保其精。故岁宜以苦燥之温之，甚者发之泄之。不发不泄，则湿气外溢，肉溃皮拆而水血交流。必赞其阳火，令御甚寒，从气异同，少多其判也，同寒者以热化，同湿者以燥化，异者少之，同者多之，用凉远凉，用寒远寒，用温远温，用热远热，食宜同法。假者反之，此其道也，反是者病也。

帝曰：善。少阴之政奈何？岐伯曰：子午之纪也。

少阴　太角　阳明　壬子　壬午　其运风鼓，其化鸣紊启拆，其变振拉摧拔，其病支满。

太角（初正）　少徵　太宫　少商　太羽（终）

少阴　太徵　阳明　戊子天符　戊午太一天符　其运炎暑，其化暄曜郁燠，其变炎烈沸腾，其病上热血溢。

太徵　少宫　少商　少羽（终）　少角（初）

少阴　太宫　阳明　甲子　甲午　其运阴雨，其化柔润时雨，其变震惊飘骤，其病中满身重。

太宫　少商　太羽（终）　太角（初）　少徵

少阴　太商　阳明　庚子（同天符）　庚午（同天符）
同正商　其运凉劲，其化雾露萧瑟，其变肃杀凋零，其病下清。

太商　少羽（终）　少角（初）　太徵　少宫

少阴　太羽　阳明　丙子岁会　丙午　其运寒，其化凝惨
溧冽，其变冰雪霜雹，其病寒下。

太羽（终）　太角（初）　少徵　太宫　少商

凡此少阴司天之政，气化运行先天，地气肃，天气明，寒
交暑，热加燥，云驰雨府，湿化乃行，时雨乃降，金火合德，
上应荧惑太白。其政明，其令切，其谷丹白。水火寒热持于气
交而为病始也，热病生于上，清病生于下，寒热凌犯而争于中，
民病咳喘，血溢血泄鼽嚏，目赤眦疡，寒厥入胃，心痛腰痛，
腹大嗌干肿上。初之气，地气迁，燥将去，寒乃始，蛰复藏，
水乃冰，霜复降，风乃至，阳气郁，民反周密，关节禁固，腰
脽痛，炎暑将起，中外疮疡。二之气，阳气布，风乃行，春气
以正，万物应荣，寒气时至，民乃和。其病淋，目瞑目赤，气
郁于上而热。三之气，天政布，大火行，庶类蕃鲜，寒气时至。
民病气厥心痛，寒热更作，咳喘目赤。四之气，溽暑至，大雨
时行，寒热互至。民病寒热，嗌干黄瘅，鼽衄饮发。五之气，
畏火临，暑反至，阳乃化，万物乃生乃长荣，民乃康，其病温。
终之气，燥令行，余火内格，肿于上，咳喘，甚则血溢。寒气
数举，则霜雾翳，病生皮腠，内舍于胁，下连少腹而作寒中，
地将易也。必抑其运气，资其岁胜，折其郁发，先取化源，无
使暴过而生其病也。食岁谷以全真气，食间谷以辟虚邪。岁宜

咸软之，而调其上，甚则以苦发之；以酸收之，而安其下，甚则以苦泄之。适气同异而多少之，同天气者以寒清化，同地气者以温热化，用热远热，用凉远凉，用温远温，用寒远寒，食宜同法。有假则反，此其道也，反是者病作矣。

帝曰：善。厥阴之政奈何？岐伯曰：巳亥之纪也。

厥阴　少角　少阳　清热胜复同，同正角。丁巳天符　丁亥天符　其运风清热。

少角（初正）　太徵　少宫　太商　少羽（终）

厥阴　少徵　少阳　寒雨胜复同。癸巳（同岁会）　癸亥（同岁会）　其运热寒雨。

少徵　太宫　少商　太羽（终）　太角（初）

厥阴　少宫　少阳　风清胜复同，同正角。己巳　己亥　其运雨风清。

少宫　太商　少羽（终）　少角（初）　太徵

厥阴　少商　少阳　热寒胜复同，同正角。乙巳　乙亥　其运凉热寒。

少商　太羽（终）　太角（初）　少徵　太宫

厥阴　少羽　少阳　雨风胜复同。辛巳　辛亥　其运寒雨风。

少羽（终）　少角（初）　太徵　少宫　太商

凡此厥阴司天之政，气化运行后天，诸同正岁，气化运行同天，天气扰，地气正，风生高远，炎热从之，云趋雨府，湿化乃行，风火同德，上应岁星荧惑。其政挠，其令速，其谷苍丹，间谷言太者，其耗文角品羽。风燥火热，胜复更作，蛰虫来见，流水不冰，热病行于下，风病行于上，风燥胜复形于中。初之气，寒始肃，杀气方正，民病寒于右之下。二之气，寒不去，华雪水冰，杀气施化，霜乃降，名草上焦，寒雨数至，阳复化，民病热于中。三之气，天政布，风乃时举，民病泣出耳鸣掉眩。四之气，暑湿热相薄，争于左之上，民病黄瘅而为胕肿。五之气，燥湿更胜，沉阴乃布，寒气及体，风雨乃行。终之气，畏火司令，阳乃大化，蛰虫出见，流水不冰，地气大发，草乃生，人乃舒，其病温厉。必折其郁气，资其化源，赞其运气，无使邪胜。岁宜以辛调上，以咸调下，畏火之气，无妄犯之。用温远温，用热远热，用凉远凉，用寒远寒，食宜同法。有假反常，此之道也，反是者病。

帝曰：善。夫子言可谓悉矣，然何以明其应乎？岐伯曰：昭乎哉问也！夫六气者。行有次，止有位，故常以正月朔日平旦视之。睹其位而知其所在矣。运有余，其至先，运不及，其至后，此天之道，气之常也。运非有余非不足，是谓正岁，其至当其时也。帝曰：胜复之气，其常在也，灾眚[6]时至，候也奈何？岐伯曰：非气化者，是谓灾也。帝曰：天地之数，终始奈何？岐伯曰：悉乎哉问也！是明道也。数之始，起于上而终于下，岁半之前，天气主之，岁半之后，地气主之，上下交互，气交主之，岁纪毕矣。故曰：位明气月可知乎，所谓气也。帝曰：余司其事，则而行之，不合其数何也？岐伯曰：气用多少，化治有盛衰，衰盛多少，同其化也。帝曰：愿闻同化何如？岐伯曰：风温春化同，热熏昏火夏化同，胜与复同，燥清烟露秋化同，云雨昏暝埃长夏化同，寒气霜雪冰冬化同，此天地五运六气之化，更用盛衰之常也。帝曰：五运行同天化者，命曰天符，余知之矣。愿闻同地化者何谓也？岐伯曰：太过而同天化者三，不及而同天化者亦三，太过而同地化者三，不及而同地化者亦三，此凡二十四岁也。帝曰：愿闻其所谓也。岐伯曰：甲辰甲戌太宫下加太阴，壬寅壬申太角下加厥阴，庚子庚午太商下加阳明，如是者三。癸巳癸亥少徵下加少阳，辛丑辛未少羽下加太阳，癸卯癸酉少徵下加少阴，如是者三。戊子戊午太徵上临少阴，戊寅戊申太徵上临少阳，丙辰丙戌太羽上临太阳，如是者三。丁巳丁亥少角上临厥阴，乙卯乙酉少商上临阳明，己丑己未少宫上临太阴，如是者三。除此二十四岁，则不加不临也。帝曰：加者何谓？岐伯曰：太过而加同天符，不及而加同岁会也。帝曰：临者何谓？岐伯曰：太过不及，皆曰天符，而变行有多少，病形有微甚，生死有早晏耳。帝曰：夫子言用寒远寒，用热远热，余未知其然也，愿闻何谓远？岐伯曰：热不犯热，寒无犯寒，从者和，逆者病，不可不敬畏而远之，所谓时兴六位也。帝曰：温凉如何？岐伯曰：司气以热，用热无犯，司气以寒，用寒无犯，司气以凉，用凉无犯，司气以温，用温无犯，间气同其主无犯，异其主则小犯之，是谓四畏，必谨察之。帝曰：善。其犯者何如？岐伯曰：天气反时，则可依时，及胜其主则可犯，以平为期，而不可过，是谓邪气反胜者。故曰：无失天信，无逆气宜，无翼其胜，无赞其复，是谓至治。

帝曰：善。五运气行主岁之纪，其有常数乎？岐伯曰：臣请次之。

甲子　甲午岁

上少阴火　中太宫土运　下阳明金　热化二，雨化五，燥化四，所谓正化日也。其化上咸寒，中苦热，下酸热，所谓药食宜也。

乙丑　乙未岁

上太阴土　中少商金运　下太阳水　热化寒化胜复同，所谓邪气化日也。灾七宫。湿化五，清化四，寒化六，所谓正化日也。其化上苦热，中酸和，下甘热，所谓药食宜也。

丙寅　丙申岁

上少阳相火　中太羽水运　下厥阴木　火化二，寒化六，风化三，所谓正化日也。其化上咸寒，中咸温，下辛温，所谓药食宜也。

丁卯（岁会）　丁酉岁

上阳明金　中少角木运　下少阴火　清化热化胜复同，所谓邪气化日也。灾三宫。燥化九，风化三，热化七，所谓正化日也。其化上苦小温，中辛和，下咸寒，所谓药食宜也。

戊辰　戊戌岁

上太阳水　中太徵火运　下太阴土　寒化六，热化七，湿化五，所谓正化日也。其化上苦温，中甘和，下甘温，所谓药食宜也。

己巳　己亥岁

上厥阴木　中少宫土运　下少阳相火　风化清化胜复同，所谓邪气化日也。灾五宫。风化三，湿化五，火化七，所谓正化日也。其化上辛凉，中甘和，下咸寒，所谓药食宜也。

庚午（同天符）　庚子岁（同天符）

上少阴火　中太商金运　下阳明金　热化七，清化九，燥化九，所谓正化日也。其化上咸寒，中辛温，下酸温，所谓药食宜也。

辛未（同岁会）　辛丑岁（同岁会）

上太阴土　中少羽水运　下太阳水　雨化风化胜复同，所谓气化日也。灾一宫。雨化五，寒化一，所谓正化日也。其化上苦热，中苦和，下苦热，所谓药食宜也。

壬申（同天符）　壬寅岁（同天符）

上少阳相火　中太角木运　下厥阴木　火化二，风化八，所谓正化日也。其化上咸寒，中酸和，下辛凉，所谓药食宜也。

癸酉（同岁会）　癸卯岁（同岁会）

上阳明金　中少徵火运　下少阴火　寒化雨化胜复同，所谓邪气化日也。灾九宫。燥化九，热化二，所谓正化日也。其化上苦小温，中咸温，下咸寒，所谓药食宜也。

甲戌（岁会同天符）　甲辰岁（岁会同天符）

上太阳水　中太宫土运　下太阴土　寒化六，湿化五，正化日也。其化上苦热，中苦温，下苦温，药食宜也。

乙亥　乙巳岁

上厥阴木，中少商金运，下少阳相火，热化寒化胜复同，邪气化日也。灾七宫。风化八，清化四，火化二，正化度也。其化上辛凉，中酸和，下咸寒，药食宜也。

丙子（岁会）　丙午岁

上少阴火　中太羽水运　下阳明金　热化二，寒化六，清化四，正化度也。其化上咸寒，中咸热，下酸温，药食宜也。

丁丑　丁未岁

上太阴土　中少角木运　下太阳水　清化热化胜复同，邪气化度也。灾三宫。雨化五，风化三，寒化一，正化度也。其化上苦温，中辛温，下甘热，药食宜也。

戊寅　戊申岁（天符）

上少阳相火　中太徵火运　下厥阴木　火化七，风化三，正化度也。其化上咸寒，中甘和，下辛凉，药食宜也。

　　己卯　己酉岁

　　上阳明金　中少宫土运　下少阴火　风化清化胜复同，邪气化度也。灾五宫。清化九，雨化五，热化七，正化度也。其化上苦小温，中甘和，下咸寒，药食宜也。

　　庚辰　庚戌岁

　　上太阳水　中太商金运　下太阴土　寒化一，清化九，雨化五，正化度也。其化上苦热，中辛温，下甘热，药食宜也。

　　辛巳　辛亥岁

　　上厥阴木　中少羽水运　下少阳相火　雨化风化胜复同，邪气化度也。灾一宫。风化三，寒化一，火化七，正化度也。其化上辛凉，中苦和，下咸寒，药食宜也。

　　壬午　壬子岁

　　上少阴火　中太角木运　下阳明金　热化二，风化八，清化四，正化度也。其化上咸寒，中酸凉，下酸温，药食宜也。

　　癸未　癸丑岁

　　上太阴土　中少徵火运　下太阳水　寒化雨化胜复同，邪气化度也。灾九宫。雨化五，火化二，寒化一，正化度也。其化上苦温，中咸温，下甘热，药食宜也。

　　甲申　甲寅岁

　　上少阳相火　中太宫土运　下厥阴木　火化二，雨化五，风化八，正化度也。其化上咸寒，中咸和，下辛凉，药食宜也。

　　乙酉（太一天符）　乙卯岁（天符）

　　上阳明金　中少商金运　下少阴火　热化寒化胜复同，邪气化度也。灾七宫。燥化四，清化四，热化二，正化度也。其化上苦小温，中苦和，下咸寒，药食宜也。

丙戌（天符）　丙辰岁（天符）

上太阳水　中太羽水运　下太阴土　寒化六，雨化五，正化度也。其化上苦热，中咸温，下甘热，药食宜也。

丁亥（天符）　丁巳岁（天符）

上厥阴木　中少角木运　下少阳相火　清化热化胜复同，邪气化度也。灾三宫。风化三，火化七，正化度也。其化上辛凉，中辛和，下咸寒，药食宜也。

戊子（天符）　戊午岁（太一天符）

上少阴火　中太徵火运　下阳明金　热化七，清化九，正化度也。其化上咸寒，中甘寒，下酸温，药食宜也。

己丑（太一天符）　己未岁（太一天符）

上太阴土　中少宫土运　下太阳水　风化清化胜复同，邪气化度也。灾五宫。雨化五，寒化一，正化度也。其化上苦热，中甘和，下甘热，药食宜也。

庚寅　庚申岁

上少阳相火　中太商金运　下厥阴木　火化七，清化九，风化三，正化度也。其化上咸寒，中辛温，下辛凉，药食宜也。

辛卯　辛酉岁

上阳明金　中少羽水运　下少阴火　雨化风化胜复同，邪气化度也。灾一宫。清化九，寒化一，热化七，正化度也。其化上苦小温，中苦和，下咸寒，药食宜也。

壬辰　壬戌岁

上太阳水　中太角木运　下太阴土　寒化六，风化八，雨化五，正化度也。其化上苦温，中酸和，下甘温，药食宜也。

癸巳（同岁会）　癸亥（同岁会）

上厥阴木　中少徵火运　下少阳相火　寒化雨化胜复同，邪气化度也。灾九宫。风化八，火化二，正化度也。其化上辛凉，中咸和，下咸寒，药食宜也。

凡此定期之纪，胜复正化，皆有常数，不可不察。故知其要者，一言而终，不知其要，流散无穷，此之谓也。

帝曰：善。五运之气，亦复岁乎？岐伯曰：郁极乃发，待时而作也。帝曰：请问其所谓也？岐伯曰：五常之气，太过不及，其发异也。帝曰：愿卒闻之。岐伯曰：太过者暴，不及者徐，暴者为病甚，徐者为病持。帝曰：太过不及，其数何如？岐伯曰：太过者其数成，不及者其数生，土常以生也。帝曰：其发也何如？岐伯曰：土郁之发，岩谷震惊，雷殷气交，埃昏黄黑，化为白气，飘骤高深，击石飞空，洪水乃从，川流漫衍，田牧土驹。化气乃敷，善为时雨，始生始长，始化始成。故民病心腹胀，肠鸣而为数后，甚则心痛胁䐜，呕吐霍乱，饮发注下，胕肿身重。云奔雨府，霞拥朝阳，山泽埃昏，其乃发也，以其四气。云横天山，浮游生灭，怫之先兆。金郁之发，天洁地明，风清气切，大凉乃举，草数浮烟，燥气以行，霜雾数起，杀气来至，草木苍干，金乃有声。故民病咳逆，心胁满引少腹，善暴痛，不可反侧，嗌干面尘色恶。山泽焦枯，土凝霜卤，怫乃发也，其气五。夜零白露，林莽声凄，怫之兆也。水郁之发，阳气乃辟，阴气暴举，大寒乃至，川泽严凝，寒雾结为霜雪，甚则黄黑昏翳，流行气交，乃为霜杀，水乃见祥。故民病寒客心痛，腰脽痛，大关节不利，屈伸不便，善厥逆，痞坚腹满。阳光不治，空积沉阴，白埃昏瞑，而乃发也，其气二火前后。

太虚深玄，气犹麻散，微见而隐，色黑微黄，怫之先兆也。木郁之发，太虚埃昏，云物以扰，大风乃至，屋发折木，木有变。故民病胃脘当心而痛，上至两胁，膈咽不通，食饮不下，甚者耳鸣眩转，目不识人，善暴僵仆。太虚苍埃，天山一色，或气浊色，黄黑郁若，横云不起雨，而乃发也，其气无常。长川草偃，柔叶呈阴，松吟高山，虎啸岩岫，怫之先兆也。火郁之发，太虚肿翳，大明不彰，炎火行，大暑至，山泽燔燎，材木流津，广厦腾烟，土浮霜卤，止水乃减，蔓草焦黄，风行惑言，湿化乃后。故民病少气，疮疡痈肿，胁腹胸背，面首四肢，䐜愤胪胀，疡痱呕逆，瘈疭骨痛，节乃有动，注下温疟，腹中暴痛，血溢流注，精液乃少，目赤心热，甚则瞀闷懊侬，善暴死。刻终大温，汗濡玄府，其乃发也，其气四。动复则静，阳极反阴，湿令乃化乃成。华发水凝，山川冰雪，焰阳午泽，怫之先兆也。有怫之应而后报也，皆观其极而乃发也，木发无时，水随火也。谨候其时，病可与期，失时反岁，五气不行，生化收藏，政无恒也。帝曰：水发而雹雪，土发而飘骤，木发而毁折，金发而清明，火发而曛昧，何气使然？岐伯曰：气有多少，发有微甚，微者当其气，甚者兼其下，征其下气而见可知也。帝曰：善。五气之发，不当位者何也？岐伯曰：命其差。帝曰：差有数乎？岐伯曰：后皆三十度而有奇也。帝曰：气至而先后者何？岐伯曰：运太过则其至先，运不及则其至后，此候之常也。帝曰：当时而至者何也？岐伯曰：非太过非不及，则至当时，非是者眚也。帝曰：善。气有非时而化者何也？岐伯曰：太过者当其时，不及者归其己胜也。帝曰：四时之气，至有早晏高下左右，其候何如？岐伯曰：行有逆顺，至有迟速，故太过者化先天，不及者化后天。帝曰：愿闻其行何谓也？岐伯曰：春气西行，夏气北行，秋气东行，冬气南行。故春气始于下，秋气始于上，夏气始于中，冬气始于标。春气始于左，秋气始于右，冬气始于后，夏气始于前。此四时正化之常。故至高之地，冬气常在，至下之地，春气常在，必谨察之。帝曰：善。

黄帝问曰：五运六气之应见，六化之正，六变之纪何如？岐伯对曰：夫六气正纪，有化有变，有胜有复，有用有病，不同其候，帝欲何乎？帝曰：愿尽闻之。岐伯曰：请遂言之。夫气之所至也，厥阴所至为和平，少阴所至为暄，太阴所至为埃溽，少阳所至为炎暑，阳明所至为清劲，太阳所至为寒雾，时化之常也。厥阴所至为风府为璺启[7]，少阴所至为火府为舒荣，太阴所至为雨府为员盈，少阳所至为热府为行出，阳明所至为司杀府为庚苍，太阳所至为寒府为归藏，司化之常也。厥阴所至为生为风摇，少阴所至为荣为形见，太阴所至为化为云雨，少阳所至为长为番鲜，阳明所至为收为雾露，太阳所至为藏为周密，气化之常也。厥阴所至为风生，终为肃；少阴所至为热生，中为寒；太阴所至为湿生，终为注雨；少阳所至为火生，终为蒸溽；阳明所至为燥生，终为凉；太阳所至为寒生，中为温。德化之常也。厥阴所至为毛化，少阴所至为羽化，太阴所至为倮化，少阳所至为羽化，阳明所至为介化，太阳所至为鳞化，德化之常也。厥阴所至为生化，少阴所至为荣化，太阴所至为濡化，少阳所至为茂化，阳明所至为坚化，太阳所至为藏化，布政之常也。厥阴所至为飘怒大凉，少阴所至为大暄寒，太阴所至为雷霆骤注烈风，少阳所至为飘风燔燎霜凝，阳明所至为散落温，太阳所至为寒雪冰雹白埃，气变之常也。厥阴所至为挠动为迎随，少阴所至为高明焰为曛，太阴所至为沉阴为白埃为晦暝，少阳所至为光显为彤云为曛，阳明所至为烟埃为霜为劲切为凄鸣，太阳所至为刚固为坚芒为立，令行之常也。厥阴所至为里急，少阴所至为疡胗身热，太阴所至为积饮痞隔，少阳所至为嚏呕为疮疡，阳明所至为浮虚，太阳所至为屈伸不利，病之常也。厥阴所至为支痛，少阴所至为惊惑恶寒战栗谵妄，太阴所至为稸满，少阳所至为惊躁瞀昧暴病，阳明所至为鼽尻阴股膝髀腨䯏足病，太阳所至为腰痛，病之常也。厥阴所至为緛戾，少阴所至为悲妄衄蔑，太阴所至为中满霍乱吐下，少阳所至为喉痹耳鸣呕涌，阳明所至为皴揭，太阳所至为寝汗痉，病之常也。厥阴所至为胁痛呕泄，少阴所至为语笑，太阴所至为重胕肿，少阳所至为暴注瞤瘛暴死，阳明所至为鼽嚏，太阳所至为流泄禁止，病之常也。凡此十二变者，报德以德，报化以化，报政以政，报令以令，气高则高，气下则下，气后则后，气前则前，气中则中，气外则外，位之常也。故风胜则动，热胜则肿，燥胜则干，寒胜则浮，湿胜则濡泄，甚则水闭胕肿，随气所在，以言其变耳。帝曰：愿闻其用也。岐伯曰：夫六气之用，各归不胜而为化，故太阴雨化，施于太阳；太阳寒化，施于少阴；少阴热化，施于阳明；阳明燥化，施于厥阴；厥阴风化，施于太阴。各命其所在以征之也。帝曰：自得其位何如？岐伯曰：自得其位，常化也。帝曰：愿闻所在也。岐伯曰：命其位而方月可知也。

帝曰：六位之气盈虚何如？岐伯曰：太少异也，太者之至徐而常，少者暴而亡。帝曰：天地之气，盈虚何如？岐伯曰：天气不足，地气随之，地气不足，天气从之，运居其中而常先也。恶所不胜，归所同和，随运归从而生其病也。故上胜则天气降而下，下胜则地气迁而上，多少而差其分，微者小差，甚者大差，甚则位易气交易，则大变生而病作矣。《大要》曰：甚纪五分，微纪七分，其差可见。此之谓也。帝曰：善。论言热无犯热，寒无犯寒。余欲不远寒不远热奈何？岐伯曰：悉乎哉问也！发表不远热，攻里不远寒。帝曰：不发不攻而犯寒犯热何如？岐伯曰：寒热内贼，其病益甚。帝曰：愿闻无病者何如？岐伯曰：无者生之，有者甚之。帝曰：生者何如？岐伯曰：不远热则热至，不远寒则寒至，寒至则坚痞腹满，痛急下利之病生矣，热至则身热，吐下霍乱，痈疽疮疡，瞀郁注下，䐜瘛肿胀，呕鼽衄头痛，骨节变肉痛，血溢血泄，淋闭之病生矣。帝曰：治之奈何？岐伯曰：时必顺之，犯者治以胜也。黄帝问曰：妇人重身，毒之何如？岐伯曰：有故无殒，亦无殒也。帝曰：愿闻其故何谓也？岐伯曰：大积大聚，其可犯也，衰其大半而止，过者死。帝曰：善。郁之甚者治之奈何？岐伯曰：木郁达之，火郁发之，土郁夺之，金郁泄之，水郁折之，然调其气，过者折之，以其畏也，所谓泻之。帝曰：假者何如？岐伯曰：有假其气，则无禁也。所谓主气不足，客气胜也。帝曰：至哉圣人之道！天地大化运行之节，临御之纪，阴阳之政，寒暑之令，非夫子孰能通之！请藏之灵兰之室，署曰《六元正纪》，非斋戒不敢示，慎传也。

按：六元，指风、火、湿、热、燥、寒六种气候变化的本元，也就是主岁的六气；正，即政；纪，即记事。三十年为一纪，六十年为一周。本篇主要记录了六十年内，六气司天、在泉、五运主岁时的气象、物候、灾异变化规律，故篇名为"六元正纪大论"。具体内容包括六十年内运气合治及运气胜复正化的具体情况；五运、六气的同化；五运、六气来临的先后次序；六气十二变的有关内容；五气郁发的物象及致病情况。

注：

1. 六化六变：六气在一年中的正常变化，称为六化；其异常变化，称为六变。

2. 五气：新校正云："详'五气'疑作'天气，则与上下文相协。"

3. 故岁宜苦以燥之燥之温之：按新校正云，此九字当在"避虚邪以安其正"句下。

4. 赞：同"赞"，辅佐之意。

5. 差夏：立秋之后，即夏末秋初。

6. 眚：灾异。

7. 坼启：坼，裂纹；王冰注："坼，微裂也；启，开坼也。"

至真要大论篇第七十四

(《素 问》)

黄帝问曰：五气交合，盈虚更作，余知之矣。六气分治，司天地者，其至何如？岐伯再拜对曰：明乎哉问也！天地之大纪，人神之通应也。帝曰：愿闻上合昭昭，下合冥冥奈何？岐伯曰：此道之所主，工之所疑也。帝曰：愿闻其道也。岐伯曰：

厥阴司天，其化以风；少阴司天，其化以热；太阴司天，其化以湿；少阳司天，其化以火；阳明司天，其化以燥；太阳司天，其化以寒。以所临藏位，命其病者也。帝曰：地化奈何？岐伯曰：司天同候，间气皆然。帝曰：间气何谓？岐伯曰：司左右者，是谓间气也。帝曰：何以异之？岐伯曰：主岁者纪岁，间气者纪步也。帝曰：善。岁主奈何？岐伯曰：厥阴司天为风化，在泉为酸化，司气为苍化，间气为动化。少阴司天为热化，在泉为甘化，司气为黔化，间气为柔化。少阳司天为火化，在泉为苦化，司气为丹化，间气为明化。阳明司天为燥化，在泉为辛化，司气为素化，间气为清化。太阳司天为寒化，在泉为咸化，司气为玄化，间气为藏化。故治病者，必明六化分治，五味五色所生，五藏所宜，乃可以言盈虚病生之绪也。帝曰：厥阴在泉而酸化先，余知之矣。风化之行也何如？岐伯曰：风行于地，所谓本也，余气同法。本乎天者，天之气也，本乎地者，地之气也，天地合气，六节分而万物化生矣。故曰：谨候气宜，无失病机。此之谓也。帝曰：其主病何如？岐伯曰：司岁备物，则无遗主矣。帝曰：先岁物何也？

　　岐伯曰：天地之专精也。帝曰：司气者何如？岐伯曰：司气者主岁同，然有余不足也。帝曰：非司岁物何谓也？岐伯曰：散也，故质同而异等也，气味有薄厚，性用有躁静，治保有多少，力化有浅深，此之谓也。帝曰：岁主藏害何谓？岐伯曰：以所不胜命之，则其要也。帝曰：治之奈何？岐伯曰：上淫于下，所胜平之，外淫于内，所胜治之。帝曰：善。平气何如？岐伯曰：谨察阴阳所在而调之，以平为期，正者正治，反者反治。帝曰：夫子言察阴阳所在而调之，论言人迎与寸口相应，若引绳小大齐等，命曰平，阴之所在寸口何如？岐伯曰：视岁南北，可知之矣。帝曰：愿卒闻之。岐伯曰：北政之岁，少阴在泉，则寸口不应；厥阴在泉，则右不应；太阴在泉，则左不应。南政之岁，少阴司无，则寸口不应；厥阴司天，则右不应；太阴司天，则左不应。诸不应者，反其诊则见矣。帝曰：尺候何如？岐伯曰：北政之岁，三阴在下，则寸不应；三阴在上，则尺不应。南政之岁，三阴在天，则寸不应；三阴在泉，则尺不应。左右同。故曰：知其要者，一言而终，不知其要，流散无穷。此之谓也。

帝曰：善。天地之气，内淫而病何如？岐伯曰：岁厥阴在泉，风淫所胜，则地气不明，平野昧，草乃早秀。民病洒洒振寒，善伸数欠，心痛支满，两胁里急，饮食不下，膈咽不通，食则呕，腹胀善噫，得后与气，则快然如衰，身体皆重。岁少阴在泉，热淫所胜，则焰浮川泽，阴处反明。民病腹中常鸣，气上冲胸，喘不能久立，寒热皮肤痛，目瞑齿痛颇肿，恶寒发热如疟，少腹中痛腹大，蛰虫不藏。岁太阴在泉，草乃早荣，湿淫所胜，则埃昏岩谷，黄反见黑，至阴之交。民病饮积，心痛，耳聋浑浑焞焞，嗌肿喉痹，阴病血见，少腹痛肿，不得小便，病冲头痛，目似脱，项似拔，腰似折，髀不可以回，腘如结，腨如别。岁少阳在泉，火淫所胜，则焰明郊野，寒热更至。民病注泄赤白，少腹痛溺赤，甚则血便。少阴同候。岁阳明在泉，燥淫所胜，则霿雾清暝。民病喜呕，呕有苦，善太息，心胁痛不能反侧，甚则嗌干面尘，身无膏泽，足外反热。岁太阳在泉，寒淫所胜，则凝肃惨栗。民病少腹控睾，引腰脊，上冲心痛，血见，嗌痛颔肿。帝曰：善。治之奈何？岐伯曰：诸气在泉，风淫于内，治以辛凉，佐以苦，以甘缓之，以辛散之。热淫于内，治以咸寒，佐以甘苦，以酸收之，以苦发之。湿淫于内，治以苦热，佐以酸淡，以苦燥之，以淡泄之。火淫于内，治以咸冷，佐以苦辛，以酸收之，以苦发之。燥淫于内，治以苦温，佐以甘辛，以苦下之。寒淫于内，治以甘热，佐以苦辛，以咸泻之，以辛润之，以苦坚之。帝曰：善。天气之变何如？岐伯曰：厥阴司天，风淫所胜，则太虚埃昏，云物以扰，寒生春气，流水不冰。民病胃脘当心而痛，上支两胁，膈咽不通，饮食不下，舌本强，食则呕，冷泄腹胀，溏泄瘕水闭，蛰虫不去，病本于脾。冲阳绝，死不治。少阴司天，热淫所胜，怫热至，火行其政。民病胸中烦热，嗌干，右胠满，皮肤痛，寒热咳喘，大雨且至，唾血血泄，鼽衄嚏呕，溺色变，甚则疮疡胕肿，肩背臂臑及缺盆中痛，心痛肺䐜，腹大满，膨膨而咳喘，病本于肺。尺泽绝，死不治。太阴司天，湿淫所胜，则沉阴且布，雨变枯槁，胕肿骨痛阴痹，阴痹者按之不得，腰脊头项痛，时眩，大便难，阴气不用，饥不欲食，咳唾则有血，心如悬，病本于肾。太溪绝，死不治。少阳司天，火淫所胜，则温气流行，金政不平。民病头痛，发热恶寒而疟，热上皮肤痛，色变黄赤，传而为水，身面胕肿，腹满仰息，泄注赤白，疮疡咳唾血，烦心胸中热，甚则鼽衄，病本于肺。天府绝，死不治。阳明司天，燥淫所胜，则木乃晚荣，草乃晚生，筋骨内变，民病左胠胁痛，寒清于中，感而疟，大凉革候，咳，腹中鸣，注泄鹜溏，名木敛，生菀于下，草焦上首，心胁暴痛，不可反侧，嗌干面尘腰痛，丈夫㿗疝，妇人少腹痛，目昧眦疡，疮痤痈，蛰虫来见，病本于肝。太冲绝，死不治。太阳司天，寒淫所胜，则寒气反至，水且冰，血变于中，发为痈疡，民病厥心痛，呕血血泄鼽衄，善悲时眩仆。运火炎烈，雨暴乃雹，胸腹满，手热肘挛腋肿，心澹澹[1]大动，胸胁胃脘不安，面赤目黄，善噫嗌干，甚则色炲，渴而欲饮，病本于心。神门绝，死不治。所谓动气，知其藏也。帝曰：善。治之奈何？岐伯曰：司天之气，风淫所胜，平以辛凉，佐以苦甘，以甘缓之，以酸泻之。热淫所胜，平以咸寒，佐以苦甘，以酸收之。湿淫所胜，平以苦热，佐以酸辛，以苦燥之，以淡泄之。湿上甚而热，治以苦温，佐以甘辛，以汗为故而止。火淫所胜，平以酸冷，佐以苦甘，以酸收之，以苦发之，以酸复之，热淫同。燥淫所胜，平以苦湿，佐以酸辛，以苦下之。寒淫所胜，平以辛热，佐以甘苦，以咸泻之。帝曰：善。邪气反胜，治之奈何？岐伯曰：风司于地，清反胜之，治以酸温，佐以苦甘，以辛平之。热司于地，寒反胜之，治以甘热，佐以苦辛，以咸平之。湿司于地，热反胜之，治以苦冷，佐以咸甘，以苦平之。火司于地，寒反胜之，治以甘热，佐以苦辛，以咸平之。燥司于地，热反胜之，治以平寒，佐以苦甘，以酸平之，以和为利。寒司于地，热反胜之，治以咸冷，佐以甘辛，以苦平之。帝曰：其司天邪胜何如？岐伯曰：风化于天，清反胜之，治以酸温，佐以甘苦。热化于天，寒反胜之，治以甘温，佐以苦酸辛。湿化于天，热反胜之，治以苦寒，佐以苦酸。火化于天，寒反胜之，治以甘热，佐以苦辛。燥化于天，热反胜之，治以辛寒，佐以苦甘。寒化于天，热反胜之，治以咸冷，佐以苦辛。

帝曰：六气相胜奈何？岐伯曰：厥阴之胜，耳鸣头眩，愦愦[2]欲吐，胃膈如寒，大风数举，倮虫不滋，胠胁气并，化而为热，小便黄赤，胃脘当心而痛，上支两胁，肠鸣飧泄，少腹痛，注下赤白，甚则呕吐，膈咽不通。少阴之胜，心下热善饥，脐下反动，气游三焦，炎暑至，木乃津，草乃萎，呕逆躁烦，腹满痛溏泄，傅为赤沃[3]。太阴之胜，火气内郁，疮疡于中，流散于外，病在肤胁，甚则心痛热格，头痛喉痹项强，独胜则湿气内郁，寒迫下焦，痛留顶，互引眉间，胃满，雨数至，燥[4]化乃见，少腹满，腰椎重强，内不便，善注泄，足下温，头重足胫胕肿，饮发于中，胕肿于上。少阳之胜，热客于胃，烦心心痛，目赤欲呕，呕酸善饥，耳痛溺赤，善惊谵妄，暴热消烁，草萎水涸，介虫乃屈，少腹痛，下沃赤白。阳明之胜，清发于中，左肤胁痛溏泄，内为嗌塞，外发癫疝，大凉肃杀，华英改容，毛虫乃殃，胸中不便，嗌塞而咳。太阳之胜，凝凓且至，非时水冰，羽乃后化，痔疟发，寒厥入胃，则内生心痛，阴中乃疡，隐曲不利，互引阴股，筋肉拘苛，血脉凝泣，络满色变，或为血泄，皮肤痞肿，腹满食减，热反上行，头项囟顶脑户中痛，目如脱，寒入下焦，传为濡泻。帝曰：治之奈何？岐伯曰：厥阴之胜，治以甘清，佐以苦辛，以酸泻之。少阴之胜，治以辛寒，佐以苦咸，以甘泻之。太阴之胜，治以咸热，佐以辛甘，以苦泻之。少阳之胜，治以辛寒，佐以甘咸，以甘泻之。阳明之胜，治以酸温，佐以辛甘，以苦泄之。太阳之胜，治以甘热，佐以辛酸，以咸泻之。帝曰：六气之复何如？岐伯曰：悉乎哉问也！厥阴之复，少腹坚满，里急暴痛，偃木飞沙，倮虫不荣，厥心痛，汗发呕吐，饮食不入，入而复出，筋骨掉眩清厥，甚则入脾，食痹而吐。冲阳绝，死不治。少阴之复，燠热内作，烦躁鼽嚏，少腹绞痛，火见燔焫，嗌燥，分注时止，气动于左，上行于右，咳，皮肤痛，暴喑心痛，郁冒不知人，乃洒淅恶寒，振栗谵妄，寒已而热，渴而欲饮，少气骨痿，隔肠不便，外为浮肿哕噫。赤气后化，流水不冰，热气大行，介虫不复，病痱胗疮疡，痈疽痤痔，甚则入肺，咳而鼻渊。天府绝，死不治。太阴之复，湿变乃举，体重中满，食饮不化，阴气上厥，胸中不便，饮发于中，咳喘有声，大雨时行，鳞见于陆，头顶痛重，而掉瘛尤甚，呕而密默，唾吐清液，甚则入肾，窍泻无度。太溪绝，死不治。少阳之复，大热将至，枯燥燔热，介虫乃耗，惊瘈咳衄，心热烦躁，便数憎风，厥气上行，面如浮埃，目乃瞤瘛；火气内发，上为口糜呕逆，血溢血泄，发而为疟，恶寒鼓栗，寒极反热，溢络焦槁，渴引水浆，色变黄赤，少气脉萎，化而为水，传为胕肿，甚则入肺，咳而血泄。尺泽绝，死不治。阳明之复，清气大举，森木苍干，毛虫乃厉。病生胠胁，气归于左，善太息，甚则心痛痞满，腹胀而泄，呕苦咳哕烦心，病在膈中头痛，甚则入肝，惊骇筋挛。太冲绝，死不治。太阳之复，厥气上行，水凝雨冰，羽虫乃死，心胃生寒，胸膈不利，心痛否满，头痛善悲，时眩仆，食减，腰脽反痛，屈伸不便，地裂冰坚，阳光不治，少腹控睾，引腰脊，上冲心，唾出清水，及为哕噫，甚则入心，善忘善悲。神门绝，死不治。帝曰：善。治之奈何？岐伯曰：厥阴之复，治以酸寒，佐以甘辛，以酸泻之，以甘缓之。少阴之复，治以咸寒，佐以苦辛，以甘泻之，以酸收之，辛苦发之，以咸软之。太阴之复，治以苦热，佐以酸辛，以苦泻之，燥之，泄之。少阳之复，治以咸冷，佐以苦辛，以咸软之，以酸收之，辛苦发之。发不远热[5]，无犯温凉。少阴同法。阳明之复，治以辛温，佐以苦甘，以苦泄之，以苦下之，以酸补之。太阳之复，治以咸热，佐以甘辛，以苦坚之。

治诸胜复，寒者热之，热者寒之，温者清之，清者温之，散者收之，抑者散之，燥者润之，急者缓之，坚者软之，脆者坚之，衰者补之，强者泻之，各安其气，必清必静，则病气衰去，归其所宗，此治之大体也。

帝曰：善。气之上下何谓也？岐伯曰：身半以上，其气三矣，天之分也，天气主之。身半以下，其气三矣，地之分也，地气主之。以名命气，以气命处，而言其病。半，所谓天枢也。故上胜而下俱病者，以地名之。下胜而上俱病者，以天名之。所谓胜至，报气屈伏而未发也。复至则不以天地异名，皆如复气为法也。帝曰：胜复之动，时有常乎？气有必乎？岐伯曰：时有常位，而气无必也。帝曰：愿闻其道也。岐伯曰：初气终三气，天气主之，胜之常也。四气尽终气，地气主之，复之常也。有胜则复，无胜则否。帝曰：善。复已而胜何如？岐伯曰：胜至则复，无常数也，衰乃止耳。复已而胜，不复则害，此伤生也。帝曰：复而反病何也？岐伯曰：居非其位，不相得也。大复其胜则主胜之，故反病也。所谓火燥热也。帝曰：治之何如？岐伯曰：夫气之胜也，微者随之，甚者制之。气之复也，和者平之，暴者夺之。皆随胜气，安其屈伏，无问其数，以平为期，此其道也。帝曰：善。客主之胜复奈何？岐伯曰：客主之气，胜而无复也。帝曰：其逆从何如？岐伯曰：主胜逆，客胜从，天之道也。帝曰：其生病何如？岐伯曰：厥阴司天，客胜则耳鸣掉眩，甚则咳；主胜则胸胁痛，舌难以言。少阴司天，客胜则鼽嚏颈项强，肩背瞀热，头痛少气，发热耳聋目瞑，甚则胕肿血溢，疮疡咳喘。主胜则心热烦躁，甚则胁痛支满。太阴司天，客胜则首面胕肿，呼吸气喘；主胜则胸腹满，食已而眚。少阳司天，客胜则丹胗外发，及为丹熛疮疡，呕逆喉痹，头痛嗌肿，耳聋血溢，内为瘛疭；主胜则胸满咳仰息，甚而有血，手热。阳明司天，清复内余，则咳衄嗌塞，心膈中热，咳不止而白血出者死⁶。太阳司天，客胜则胸中不利，出清涕，感寒则咳；主胜则喉嗌中鸣。厥阴在泉，客胜则大关节不利，内为痉强拘瘛，外为不便；主胜则筋骨繇并，腰腹时痛。少阴在泉，客胜则腰痛，尻股膝髀腨胻足痛，瞀热以酸，胕肿不能久立，溲便变；主胜则厥气上行，心痛发热，膈中，众痹皆作，发于胠胁，魄汗不藏，四逆而起。太阴在泉，客胜则足痿下重，便溲不时；湿客下焦，发而濡泻，及为肿隐曲之疾；主胜则寒气逆满，食饮不下，甚则为疝。少阳在泉，客胜则腰腹痛而反恶寒，甚则下白溺白；主胜则热反上行而客于心，心痛发热，格中而呕。少阴同候。阳明在泉，客胜则清气动下，少腹坚满而数便泻；主胜则腰重腹痛，少腹生寒，下为鹜溏，则寒厥于肠，上冲胸中，甚则喘不能久立。太阳在泉，寒复内余，则腰尻痛，屈伸不利，股胫足膝中痛。帝曰：善。治之奈何？岐伯曰：高者抑之，下者举之，有余折之，不足补之，佐以所利，和以所宜，必安其主客，适其寒温，同者逆之，异者从之。帝曰：治寒以热，治热以寒，气相得者逆之，不相得者从之，余以知之矣。其于正味何如？岐伯曰：木位之主，其泻以酸，其补以辛。火位之主，其泻以甘，其补以咸。土位之主，其泻以苦，其补以甘。金位之主，其泻以辛，其补以酸。水位之主，其泻以咸，其补以苦。厥阴之客，以辛补之，以酸泻之，以甘缓之。少阴之客，以咸补之，以甘泻之，以咸收之。太阴之客，以甘补之，以苦泻之，以甘缓之。少阳之客，以咸补之，以甘泻之，以咸软之。阳明之客，以酸补之，以辛泻之，以苦泄之。太阳之客，以苦补之，以咸泻之，以苦坚之，以辛润之。开发腠理，致津液通气也。帝曰：善。愿闻阴阳之三也何谓？岐伯曰：气有多少，异用也。帝曰：阳明何谓也？岐伯曰：两阳合明也。帝曰：厥阴何也？岐伯曰：两阴交尽也。

　　帝曰：气有多少，病有盛衰，治有缓急，方有大小，愿闻其约奈何？岐伯曰：气有高下，病有远近，证有中外，治有轻重，适其至所为故也。大要曰：君一臣二，奇之制也；君二臣四，偶之制也；君二臣三，奇之制也；君二臣六，偶之制也。故曰：近者奇之，远者偶之，汗者不以奇，下者不以偶，补上治上制以缓，补下治下制以急，急则气味厚，缓则气味薄，适其至所，此之谓也。病所远而中道气味之者，食而过之，无越其制度也。是故平气之道，近而奇偶，制小其服也。远而奇偶，制大其服也。大则数少，小则数多，多则九之，少则二之。奇之不去则偶之，是谓重方。偶之不去，则反佐以取之，所谓寒热温凉，反从其病也。帝曰：善。病生于本，余知之矣。生于标者，治之奈何？岐伯曰：病反其本，得标之病，治反其本，得标之方。帝曰：善。六气之胜，何以候之？岐伯曰：乘其至也，清气大来，燥之胜也，风木受邪，肝病生焉。热气大来，火之胜也，金燥受邪，肺病生焉。寒气大来，水之胜也，火热受邪，心病生焉。湿气大来，土之胜也，寒水受邪，肾病生焉。风气大来，木之胜也，土湿受邪，脾病生焉。所谓感邪而生病也。乘年之虚，则邪甚也。失时之和，亦邪甚也。遇月之空，亦邪甚也。重感于邪，则病危矣。有胜之气，其来必复也。帝曰：其脉至何如？岐伯曰：厥阴之至其脉弦，少阴之至其脉钩，太阴之至其脉沉，少阳之至大而浮，阳明之至短而涩，太阳之至大而长。至而和则平，至而甚则病，至而反者病，至而不至者病，未至而至者病。阴阳易者危。

帝曰：六气标本，所从不同奈何？岐伯曰：气有从本者，有从标本者，有不从标本者也。帝曰：愿卒闻之。岐伯曰：少阳太阴从本，少阴太阳从本从标，阳明厥阴，不从标本从乎中也。故从本者化生于本，从标本者有标本之化，从中者以中气为化也。帝曰：脉从而病反者，其诊何如？岐伯曰：脉至而从，按之不鼓，诸阳皆然。帝曰：诸阴之反，其脉何如？岐伯曰：脉至而从，按之鼓甚而盛也。是故百病之起有生于本者，有生于标者，有生于中气者，有取本而得者，有取标而得者，有取中气而得者，有取标本而得者，有逆取而得者，有从取而得者。逆，正顺也，若顺，逆也。故曰：知标与本，用之不殆，明知逆顺，正行无问，此之谓也。不知是者，不足以言诊，足以乱经。故《大要》曰：粗工嘻嘻，以为可知，言热未已，寒病复始，同气异形，迷诊乱经。此之谓也。夫标本之道，要而博，小而大，可以言一而知百病之害，言标与本，易而无损，察本与标，气可令调，明知胜复，为万民式，天之道毕矣。帝曰：胜复之变，早晏何如？岐伯曰：夫所胜者，胜至已病，病已愠愠，而复已萌也。夫所复者，胜尽而起，得位而甚，胜有微甚，复有少多，胜和而和，胜虚而虚，天之常也。帝曰：胜复之作，动不当位，或后时而至，其故何也？岐伯曰：夫气之生，与其化衰盛异也。寒暑温凉盛衰之用，其在四维[7]。故阳之动，始于温，盛于暑；阴之动，始于清，盛于寒。春夏秋冬，各差其分。故《大要》曰：彼春之暖，为夏之暑，彼秋之忿，为冬之怒，谨按四维，斥候皆归，其终可见，其始可知。此之谓也。帝曰：差有数乎？岐伯曰：又凡三十度也。帝曰：其脉应皆何如？岐伯曰：差同正法，待时而去也。脉要曰：春不沉，夏不弦，冬不涩，秋不数，是谓四塞。沉甚曰病，弦甚曰病，涩甚曰病，数甚曰病，参见曰病，复见曰病，未去而去曰病，去而不去曰病，反者死。故曰：气之相守司也，如权衡之不得相失也。夫阴阳之气，清净则生化治，动则苛疾起，此之谓也。帝曰：幽明何如？岐伯曰：两阴交尽故曰幽，两阳合明故曰明，幽明之配，寒暑之异也。帝曰：分至何如？岐伯曰：气至之谓至，气分之谓分，至则气同，分则气异，所谓天地之正纪也。帝曰：夫子言春秋气始于前，冬夏气始于后，余已知之矣。然六气往复，主岁不常也，其补泻奈何？岐伯曰：上下所主，随其攸利，正其味，则其要也。左右同法。《大要》曰：少阳之主，先甘后咸；阳明之主，先辛后酸；太阳之主，先咸后苦；厥阴之主，先酸后辛；少阴之主，先甘后咸；太阴之主，先苦后甘。佐以所利，资以所生，是谓得气。

　　帝曰：善。夫百病之生也，皆生于风寒暑湿燥火，以之化之变也。经言盛者泻之，虚则补之，余锡以方士，而方士用之尚未能十全，余欲令要道必行，桴鼓相应，犹拔刺雪污，工巧神圣，可得闻乎？岐伯曰：审察病机，无失气宜，此之谓也。帝曰：愿闻病机何如？岐伯曰：诸风掉眩，皆属于肝。诸寒收引，皆属于肾。诸气膹郁，皆属于肺。诸湿肿满，皆属于脾。诸热瞀瘛，皆属于火。诸痛痒疮，皆属于心。诸厥固泄，皆属于下。诸痿喘呕，皆属于上。诸禁鼓栗，如丧神守，皆属于火。诸痉项强，皆属于湿。诸逆冲上，皆属于火。诸胀腹大，皆属于热。诸燥狂越，皆属于火。诸暴强直，皆属于风。诸病有声，鼓之如鼓，皆属于热。诸病胕肿疼酸惊骇，皆属于火。诸转反戾，水液浑浊，皆属于热。诸病水液，澄彻清冷，皆属于寒。诸呕吐酸，暴注下迫，皆属于热。故《大要》曰：谨守病机，各司其属，有者求之，无者求之，盛者责之，虚者责之，必先五胜，疏其血气，令其调达，而致和平。此之谓也。

帝曰：善。五味阴阳之用何如？岐伯曰：辛甘发散为阳，酸苦涌泄为阴，咸味涌泄为阴，淡味渗泄为阳。六者或收或散，或缓或急，或燥或润，或软或坚，以所利而行之，调其气使其平也。帝曰：非调气而得者，治之奈何？有毒无毒，何先何后？愿闻其道。岐伯曰：有毒无毒，所治为主，适大小为制也。帝曰：请言其制。岐伯曰：君一臣二，制之小也；君一臣三佐五，制之中也；君一臣三佐九，制之大也。寒者热之，热者寒之，微者逆之，甚者从之，坚者削之，客者除之，劳者温之，结者散之，留者攻之，燥者濡之，急者缓之，散者收之，损者温之，逸者行之，惊者平之，上之下之，摩之浴之，薄之劫之，开之发之，适事为故[8]。帝曰：何谓逆从？岐伯曰：逆者正治，从者反治，从少从多，观其事也。帝曰：反治何谓？岐伯曰：热因寒用，寒因热用[9]，塞因塞用，通因通用，必伏其所主，而先其所因，其始则同，其终则异，可使破积，可使溃坚，可使气和，可使必已。帝曰：善。气调而得者何如？岐伯曰：逆之从之，逆而从之，从而逆之，疏气令调，则其道也。帝曰：善。病之中外何如？岐伯曰：从内之外者，调其内；从外之内者，治其外；从内之外而盛于外者，先调其内而后治其外；从外之内而盛于内者，先治其外而后调其内；中外不相及，则治主病。帝曰：

善。火热复，恶寒发热，有如疟状，或一日发，或间数日发，其故何也？岐伯曰：胜复之气，会遇之时，有多少也。阴气多而阳气少，则其发日远；阳气多而阴气少，则其发日近。此胜复相薄，盛衰之节，疟亦同法。帝曰：论言治寒以热，治热以寒，而方士不能废绳墨而更其道也。有病热者寒之而热，有病寒者热之而寒，二者皆在，新病复起，奈何治？岐伯曰：诸寒之而热者取之阴，热之而寒者取之阳，所谓求其属也。帝曰：善。服寒而反热，服热而反寒，其故何也？岐伯曰：治其王气是以反也。帝曰：不治王而然者何也？岐伯曰：悉乎哉问也。不治五味属也。夫五味入胃，各归所喜，故酸先入肝，苦先入心，甘先入脾，辛先入肺，咸先入肾，久而增气，物化之常也。气增而久，夭之由也。帝曰：善。方制君臣何谓也？岐伯曰：主病之谓君，佐君之谓臣，应臣之谓使，非上下三品之谓也。帝曰：三品何谓？岐伯曰：所以明善恶之殊贯也。帝曰：善。病之中外何如？岐伯曰：调气之方，必别阴阳，定其中外，各守其乡，内者内治，外者外治，微者调之，其次平之，盛者夺之，汗者下之，寒热温凉，衰之以属，随其攸利，谨道如法，万举万全，气血正平，长有天命。帝曰：善。

　　按：本篇重点讨论了六气司天、在泉、胜气、复气、标本寒热等病理变化所出现的病症、诊断及其治疗原则；正治法与反治法的含义及作用；病机十九条的具体内容；同时还讨论了治方法则、药物服法、禁忌等内容。作者认为本篇内容非常真切而又重要，故篇名为"至真要大论"。

　　注：

　　1.心澹澹：心中悸动不宁貌。

2. 愦愦：烦乱不安貌。

3. 赤沃：血痢、尿血之类疾病。

4. 燥：《类经》卷第二十七作"湿"。

5. 发不远热：《六元正纪大论》作"发表不远热"。

6. 而白血出者死："而"字当为"面"字的坏文。

7. 四维：此指初、夏、秋、冬四时。

8. 适事为故：以适合病情为准则。

9. 热因寒用、寒因热用：应为"热因热用，寒因寒用。"

《内经》十三方

　　《内经》中的治疗，多以针刺法为主，对方药的运用，仅提出了十三个，一般称为"十三方"。这十三方中，就其所用药物来说，已包括了动物、植物、矿物三类；就其剂型来说，有汤剂，有丸剂，有散剂，有膏剂，有丹剂；就其效用来说，有用作治疗，有用作预防；就其用法来说，有内服，有外用；就其组方来说，有大、中、小之方制。十三方方药虽少，但这是我国运用方药防治疾病的较早记载，对后世方剂学的发展，有着深远的影响。其中某些药物和剂型的制作工艺，以及服用方法，至今在临床上仍有一定的意义。现将十三方附录于后，并略加说明。

一、汤液醪醴

《素问·汤液醪醴论篇第十四》：黄帝问曰：为五谷汤液及醪醴奈何？岐伯对曰：必以稻米，炊之稻薪，稻米者完，稻薪者坚。帝曰：何以然？岐伯曰：此得天地之和，高下之宜，故能至完；伐取得时，故能至坚也。

按：古代用五谷煎煮而成汤液，作为五藏的滋养剂。五谷熬煮后经发酵，便成醪醴，用作五藏的治疗剂。这种汤液醪醴，对后世医学发展有深远的意义。例如现代所用的汤剂，以及方剂中所用的粳米，剂型中的酒剂等等，都是从汤液醪醴发展而来的。

二、生铁洛饮

按：方见第六章第一〇二段。洛，通"落"。生铁落性寒质重，功能泻火降逆，以生铁落水煎剂给病人服用，治疗阳气厥逆的病证。

三、左角发酒

《素问·缪刺论篇第六十三》：邪客于手足少阴、太阴、足阳明之络。此五络皆会于耳中，上络左角，五络俱竭，令人身脉皆动，而形无知也，其状若尸，或曰尸厥。……鬄其左角之发方一寸，燔治，饮以美酒一杯。不能饮者灌之，立已。

按：手足少阴、太阴和足阳明五络，皆会于耳，上于额角。若邪气侵犯，五络闭塞不通，因而突然神志昏迷，不知人事，名曰尸厥之症，但全身血脉皆在搏动。可剃其左角之发约一方寸，烧制为末，以美酒一杯同服。如口噤不能饮者，则灌之。

李时珍说："发为血余。"故发亦名血余。其味苦涩性微温，能治血病，为止血消瘀之良药。功能除血瘀阻塞，通利小便。酒性温热，功能温经散寒，活血通脉，透达表里。所以本方具有通行经络、消瘀行窍、和畅气血等作用。五络通，气血行，阴阳调，则神志清。因血余炭功能止血消瘀，现常用作止血药，治疗吐血、衄血、血淋、崩漏等证。

四、泽泻饮

《素问·病能论篇第四十六》：有病身热解堕，汗出如浴，恶风少气，此为何病？岐伯曰：病名曰酒风。帝曰：治之奈何？岐伯曰：以泽泻、术各十分，麋衔五分，合以三指撮为后饭。

按：酒风，即《风论》所说的漏风病。主要证候是全身发热，身体倦怠无力，大汗如浴，恶风少气。这是因为患者素常嗜酒，积热伤脾，湿热内生所致。湿伤脾气，故身体倦怠，少气无力；湿热郁蒸，则汗出如浴，汗多则胃气虚而恶风。治疗用泽泻、白术各十分，麋衔五分，三药混合研末，每次三指撮，饭前空腹服，温开水送下。

泽泻淡渗，能利水道，清湿热。白术苦温，能燥湿止汗。藁衔有名薇衔、鹿衔，为治风湿病药。本方对湿热内蕴，汗出恶风，身重体倦，有一定的疗效。

五、鸡矢醴

《素问·腹中论篇第十四》：黄帝问曰：有病心腹满，旦食则不能暮食，此为何病？岐伯对曰：名为鼓胀。帝曰：治之奈何？岐伯曰：治之以鸡矢醴，一剂知，二剂已。

按：鸡矢醴用法，将雄鸡矢晒干，焙黄，米酒煎，去滓服。张介宾说："鸡矢之性，能消积下气，通利大小二便，盖攻伐实邪之剂也。……凡鼓胀由于停积及湿热有余者，皆宜用之。若脾肾虚寒发胀及气虚中满等症，最所忌也，误服则死。"此方至今仍在民间流行，多用于食积气滞之腹胀等症。

六、四乌鲗骨一藘茹丸

按：方见第六章第一〇四段。乌鲗骨，为海螵蛸，其性微温而味咸。用四份乌鲗骨，一份藘茹，将二药研末混合，麻雀蛋调匀做丸，服时鲍鱼汤送下。治疗妇女血枯病证。

七、兰草汤

按：方见第六章第一〇〇段。兰草，气味辛平芳香，具有化湿醒脾、清暑辟秽的功用。用兰草一味煎汤频服能治疗脾瘅病证。

八、豕膏

《灵枢·痈疽第八十一》：痈发于嗌中，名曰猛疽。猛疽不治，化为脓，脓不泻，塞咽，半日死。其化为脓者，泻（此后应据《甲乙经》《太素》补"已"字）则合豕膏冷食，三日而已。……发于腋下赤坚者，名曰米疽。治之以砭石，欲细而长，疏砭之，涂以豕膏，六日已，勿裹之。

按：豕膏即猪脂，俗名猪油。嗌在气管的上方，处肺气出入之道。痈发于此，影响呼吸，病势凶猛，故叫猛疽。如发于腋下，坚硬红肿而小的，叫做米疽。按其部位，二者都属于上焦积热，火毒入侵而成，但米疽较猛疽病轻浅。所以在排脓的同时，猛疽用猪脂冷食，以泻上焦积热之气，使热毒下泄而愈，米疽则外涂猪脂以清热解毒。

猪脂味甘微寒无毒，利血脉，散风热，润肺，入膏药主治诸疮。后世用猪脂做膏药，即是从此方变化而来的。

九、蘦蒘饮

《灵枢·痈疽第八十一》：发于胁，名曰败疵，败疵者女子之病也。灸之，其病大痈脓。治之（此二字应据《甲乙经》移下"大如赤小豆"之后），其中乃有生肉，大如赤小豆。剉蘦蒘草、根各一升，以水一斗六升煮之，竭为取三升，则强饮，厚衣坐于釜上，冷汗出至足，已。

按：败疵，亦称胁痈。李东垣说："胁者，肝之部也，妇人多郁怒，故患此疮。"治用剉蘦蒘草、根各一升，水煎三次乘热服，并以蒸气熏之，使通身汗出而愈。

蘦蒘，据《外台》所载为连翘。气味苦微寒，有泻心肝二经实火、清热解毒、消痈散结的作用，为疮家常用药。

十、半夏秫米汤

按：方见第六章第一〇一段。本方由制半夏、秫米二味组成。半夏，辛温通阳，秫米甘凉益阴，二者合用能调和阴阳，治疗阴阳不调之失眠病证。

十一、马膏膏法

《灵枢·经筋第十三》：足阳明之筋……其病足中指支胫转筋，脚跳坚，伏兔转筋，髀前肿，㿉疝，腹筋急，引缺盆及颊，卒口僻。急者目不合，热则筋纵目不开；颊筋有寒则急，引颊移口，有热则筋弛纵，缓不胜收，故僻。治之以马膏，膏其急者；以白酒和桂，以涂其缓者，以桑钩钩之。即以生桑灰（灰，应据《太素》改作"炭"），置之坎中，高下以坐等，以膏熨急颊，且饮美酒，啖美炙肉，不饮酒者，自强也，为之三拊而已。

　　按：经筋分手足三阴三阳，合称十二经筋。这里仅举足阳明之筋感受寒邪后所发生的一系列症状为例。寒则收引，热则纵缓。阳明之经筋受病，或转筋，或急引，或㖞僻，或目不合，都是外邪入侵，经筋收引和纵缓所致，所以表现为一侧拘急，一侧缓纵的㖞僻、目不合等症状。由于经筋不与内在的藏府直接相连，而广布体表，同时寒伤阳，因此，治疗的原则应是补虚祛寒，壮阳抑阴，通络舒筋，调和气血。"急者缓之"，甘以缓急，故用马膏之甘平，以缓其急。"寒者热之"，"虚者补之"，故用马膏热熨急侧，桑炭火烤以祛寒，再食炙肉以补其虚。欲助阳消阴，调和气血，通经络，和肌表，则用白酒调桂末涂敷缓侧，并饮酒、拊摩。同时，用桑钩牵引，以正其㖞僻。

十二、寒痹熨法

　　《灵枢·寿夭刚柔第六》：寒痹之为病也，留而不去，时痛而皮不仁。……用淳酒二十斤，蜀椒一升，干姜一斤，桂心一斤。凡四种皆㕮咀，渍酒中。用棉絮一斤，细白布四丈，并内酒中。置酒马矢煴中，盖封涂勿使泄。五日五夜，出布棉絮，曝干之，干复渍，以尽其汁。每渍必晬其日，乃出干。干，并用滓与绵絮，复布为复巾，长六七尺，为六七巾。则用之生桑炭炙巾，以熨寒痹所刺之处，令热入至于病所。寒，复炙巾以熨之，三十遍而止。汗出以巾拭身，亦三十遍而止。起步内中，无见风。**每刺必熨，如此病已矣。**

按：寒邪侵入经络血脉之中，久留不去，以致血脉不行，凝滞而痛。病情严重的则使营卫运行阻滞，致成麻木不仁的寒痹症。所以导致寒邪的侵袭，乃命门之火不足，心血虚损，肝筋失养的缘故。因此，寒痹的治法，必以补命门真火，益心肝血源，通行经络，调和营卫为原则。本方用绵布浸药酒熨贴以治寒痹，是外治法中较早的一种方法。方中药物，酒性热而悍急，有通行十二经以温肌肤之力；蜀椒赋纯阳之性，为散寒止痛的主药；干姜温胃培土，化生气血；桂心温经通闭，温养肝筋。后三味得酒力及炭火热力之助，装入夹袋中，在针刺前后，熨贴患处，久久施行（三十遍），则营卫通，汗液出，寒痹自能痊愈。此方虽然制作较繁，然其理法，颇有深意。

十三、小金丹

《素问遗篇·刺法论篇第七十二》：小金丹方：辰砂二两，水磨雄黄一两，叶子雌黄一两，紫金半两，同入盒中，外固了，地一尺，筑地实，不用炉，不须药制，用火二十斤煅之也。七日终，候冷，七日取，次日出盒子，埋药地中，七日取出，顺日研之三日，炼白沙蜜为丸，如梧桐子大，每日望东吸日华气一口，冰水下一丸，和气咽之，服十粒，无疫干也。

按：本方的炼制方法，是将辰砂、雄黄、雌黄、紫金（金箔），放入乳钵中研细，侵入瓷罐中，外用盐泥封好，另在空地上挖一个坑，约尺许，将罐置于坑内，封以薄土，筑实。另用桑柴或桑炭，烧其地面，烧七天，至第八日，候冷，把罐取出，将药刮出，入于另一罐，再埋入地下，以消除火热之气，埋七天，再取出，将药倾入钵中，研细，炼蜜为丸，如桐子大。服法：每晨当太阳初出时，面向东方，吸一口气，用冷水和气送下一丸，共服十粒，可以免受疫疠的传染。本方的服法，虽与当时道家的益气养生有关，但方中的四味药物，特别是辰砂、雄黄，是避瘟防疫常用的药物。

现代研究《内经》的资料选录

《黄帝内经》的成书年代和成书地点考

　　《黄帝内经》一书（简称《内经》），一般学者认为它包括现在流传的《素问》和《灵枢经》两部书。为了弄清中医学理论体系形成的背景、我国古代医学史的发展情况，有必要对《内经》的成书年代及其成书地点加以稽考。以前，人们总是说《内经》的成书，不是出于一人一时之手。这种笼统的说法，是没有多大实际意义的。

　　诚然，现存《内经》的内容，不是一个时期的产物，如《灵枢·阴阳系日月》《素问·脉解篇》等就是西汉太初以后的作品，所谓《素问》"运气七篇"的《天元纪大论》《五运行大论》《六微旨大论》《气交变大论》《五常政大论》《六元正纪大论》《至真要大论》等就是东汉建武以后的作品，但在这些内容还未补上去以前，我认为《内经》已经是以一部《黄帝内经》的形式而存在，它一出世就具备了它的基本内容和基本形式，它并不是补充上去了这些内容才成书的，也不是各个不同时代的各个医学小册子被人一天把它合在一起成书的。因此，我们可以根据它的内容来考证它的成书年代和成书地点。

《内经》成书的确凿年代现在是无法考证的。然我们从大量的古代文献中仍然可以找到一些线索查出它成书的大致时间来。

《内经》的成书年代大约在战国后期，成书地点可能在秦国。下面就来对这个问题加以探讨。

一、《内经》成书时间的上限

1.《素问·著至教论篇》说："足以治群僚，不足至（治）侯王。"《素问·疏五过论篇》说："封君败伤，及欲侯王。"考"侯王"一词，亦见于《老子》第三十二章和第三十七章，当是战国期间诸侯王出现以后的事情。清代姚际恒《古今伪书考》说过："此书（指《素问》）有'失侯失王'之语，秦灭六国，汉诸侯王国除，始有失侯王者。"

2.《素问·疏五过论篇》中论述了"脱营"和"失精"之证，记载了"封君败伤"，"暴乐暴苦，始乐后苦"，"故贵脱势"，"始富后贫"等，这是社会急剧变革的一种反映，当和上面"失侯王"之事紧密相联在一起。正因为"失侯王""封君败伤""故贵脱势"，一部分人在经济上就"始富"而"后贫"，因而导致情志上的"始乐"而"后苦"。由于政治地位和经济条件的急剧降落，情志久久怫郁不解，从而发生"脱营""失精"之证。"脱营""失精"之证被总结出来而反映在《内经》里，表明当时不少人患此病证，从而反映了这是社会急剧变革的产物。

3.《素问·上古天真论篇》记载当时的许多人都是"以酒为浆，以妄为常，醉以入房……务快其心，逆于生乐，起居无节"，以至其年"半百而衰"，发生身体早期衰老，甚或缩短寿命而早死。这正是社会变革时期没落阶级悲观失望以享乐自慰的一种思想反映。《史记·魏公子列传》载：信陵君魏公子无忌"自知再以毁废，乃谢病不朝，与宾客为长夜饮，饮醇酒，多近妇人，日夜为乐饮者四岁，竟病酒而卒"，就是其例。

4.《灵枢·九针十二原》说："余子万民，养百姓，而收其租税"。这里以一个国王的语气讲到"收其租税"，显然是新兴地主阶级取得政权，在全国推行封建土地所有制以后才有的事。

5.《内经》认为构成人体的基本物质是"精"，如《素问·金匮真言论篇》说："夫精者，身之本也。"《灵枢·经脉》说："人始生，先成精。"《灵枢·决气》说："两神相搏，合而成形，常先身生，是谓精。"在人的生命活动过程中，精气充足和畅流，则人就轻劲多力；精气消绝，则人就要失去生命活动而死亡。然古代"精气学说"是齐国稷下学宫的宋钘、尹文学派倡导的，它说："凡物之精，比（原作"此"，误，今改）则为生，下生五谷，上为列星……"（见《管子·内业》，据《十批判书》谓此篇乃宋、尹学派作品） 提出了具有流动性质的细微物质的精气，是构成世界万物的根本要素。《中国历代哲学文选·先秦篇》认为："这一派的唯物主义学说，和当时医学的发展有着一定的联系。"

6.《灵枢·玉版》记载："（针）能杀生人不能起死者……余闻之则为不仁，然愿闻其道，弗行于人。"这里"不仁"一词的含义，与后面《灵枢·刺节真邪》中"卫气不行，则为不仁"、《素问·痹论篇》中"皮肤不营，故为不仁"的"肌肤不知寒热痛痒"的"不仁"一词是不同的。这是一种"仁术"思想的反映。这种所谓"仁术"思想，是战国时期孟轲倡导的。孟轲在《孟子·公孙丑上》说过："无恻隐之心，非人也……恻隐之心，仁之端也。"在《孟子·梁惠王上》说过："……是乃仁术也，见牛未见羊也。君子之于禽兽也，见其生不忍见其死，闻其声不忍食其肉，是以君子远庖厨也。"这表明《内经》受到过孟轲"仁术"思想的影响。

7. 阴阳学说和五行学说，是我国古代的朴素辩证法思想。它阐明事物对立统一规律，阐明事物的相互联系和不断运动。它是我国古代两个不同的哲学派别。根据《史记》中"邹衍以阴阳主运显于诸侯"和"邹子之徒论著终始五德之运"的记载，说明齐国稷下学宫的邹衍才把二者合并的。然在《内经》里，阴阳学说和五行学说普遍是被合用的，并且阴阳五行还和精气学说连在一起使用而合成一家了。

8.《灵枢·邪气藏府病形》说："邪气之中人也高。"（原作"高也"，误，今据《太素·邪中》文改）《灵枢·官能》说："邪气之中人也洒淅动形，正邪之中人也微。"《灵枢·大惑论》说："卫气之留于阳也久。"等等，为战国后期的文句。观《墨子研究论文集·墨子要略·墨辩》所载"《经说》上下篇，墨子后学所作……作者时代，以篇中文字学说考之，似在墨子后百有余年……《经说》下篇'下者之人也高，高者之人也下'句，为'之'字倒装句，与《大取篇》'指之人也与首之人也异'句法同，而《大取》一篇……若以其论辩入微言之，或在

《经说》作者之后也"等文，可以借证。

上述 1 ~ 4 点，说明《内经》的成书，正当我国古代社会发生急剧变革，且新兴地主阶级掌握了政权在其国内全面推行封建土地所有制的时候。考我国古代奴隶制发生全面崩溃，新兴的封建制蓬勃兴起的时候，正是我国历史上的战国时代，说明《内经》之书是在战国时代写成的。

战国时代的上限没有固定的标准，我们现在姑以公元前 476 年（春秋时代的结束）为起点，下迄秦始皇统一六国（公元前 221 年）止，共计 255 年。如果我们机械地按年数分为前、中、后三期，则每期为 85 年。《内经》成书于战国时代的那一期，上述第 5 点谈到《内经》与宋、尹学派的关系，第 6 点谈到《内经》与孟轲"仁术思想"的关系，第 7 点谈到《内经》与邹衍思想的关系。考宋、尹学派的宋钘稍长于孟轲，尹文稍晚于孟轲，而孟轲出生于公元前 372 年或 371 年，在公元前 342 ~ 公元前 324 年之间在齐国首都临淄见齐宣王时始倡导这种所谓"仁术"的，上述第 6 点谈到《内经》中有"仁术思想"的反映，它的成书当然就只会在孟轲倡导所谓"仁术"之后的时间了。上述第 7 点谈到《内经》与邹衍思想的关系，《史记·孟子荀卿列传》载邹衍"后孟子"，《盐铁论·论儒》载邹衍"以儒术干世主，不用，即以变化终始之论，卒以显名"，他还在公元前 298 ~ 公元前 251 年之间到赵国见过平原君，并与平原君门客公孙龙进行过辩论，《内经》中阴阳五行合用，则就只能在邹衍创立"五德终始论"，"以阴阳主运显于诸侯"之后的时间里。据上述第 8 点所谈《内经》中的某些文句，则《黄帝内经》的成书当在战国后期。从而表明《内经》成书年代的上限，是在战国后期。

二、《内经》成书时间的下限

1.《内经》中的许多篇章，如《素问·藏气法时论篇》《灵枢·病传》等篇记时均用"夜半""平旦""日出""日入""日中""日昳""下晡""早晡""日西""大晨""早食""晏食""人定""黄昏""台夜"（台，原误为"合"，今改。台，读"始"）及"鸡鸣"等，而不言"子""丑""寅""卯""辰""巳""午""未""申""酉""戌""亥"等"十二地支"。清代姚际恒《古今伪书考》谓"古不以地支名时"，并以此认为《素问》一书"当是秦人作"。

2.《内经》一书中，有几篇都提到了"万民"一词，如《素问·疏五过论篇》说："为万民式"，"为万民副"。《灵枢·营卫生会》说："万民皆卧。"《灵枢·岁露论》说："万民懈惰而皆中于虚风，故万民多病。"然东汉年间的郑玄，在注释《孝经·天子章》和《礼记·内则》中均谓"天子曰兆民，诸侯曰万民"，据此，则《内经》成书当在秦灭六国之前。虽然"万民"一词，后来也沿用，但《灵枢·九针十二原》所载"余子万民，养百姓，而收其租税"之文，把"万民"和"百姓"对举；《灵枢·师传》说"百姓人民，皆欲顺其志也"，把"百姓"和"人民"对举，这就不会是后来的事情。考《尚书·尧典》说："九族既睦，平章百姓。"孔氏传："百姓"，"百官"。《国语·周语》中说："以备百姓兆民之用。"韦昭注："百姓，百官有世功者。"郭沫若在《中国古代社会研究》第二篇第一章第二节中说："庶民和百姓，在当时是有分别的。百姓是贵族，又叫作'君子'。"这里"百姓"一词，与"万民"

一词对举，与"人民"一词对举，它就不是指的一般所谓"普通老百姓"的"百姓"，而是指的"百官"，指的"贵族"了。这当然就是较早的了。

根据上述两点，《内经》成书年代的下限，当在秦始皇统一六国之前，从而说明《内经》的成书年代为战国后期。

三、《内经》的成书地点

上文论述了《内经》的成书年代，下面再来探讨一下《内经》的成书地点问题。这里首先需要寻找《内经》的内容与战国时代的一些国家联系的线索。

1.《灵枢·本神》说："实则喘喝，胸盈仰息。"盈，原作"凭"，后人改作"盈"，《甲乙经》卷一第一、《太素》卷六首篇、《脉经》卷六第七、《备急千金要方》卷十七第一及王冰《素问·调经论篇》注引《针经》文均作"凭"，可证。凭，乃楚地方言，《楚辞·离骚》说"凭不猒乎求索"，一本作"冯不厌乎求索"，王逸注说"凭，满也，楚人名满曰凭"，马茂元注说，"冯，古音旁，满也，作副词用，楚地方言，一本作'凭'"。扬雄《方言》卷二说："冯，怒也。楚曰冯。"怒亦有胸中愤懑之义，故扬雄说"楚人谓怒曰冯"。是"凭"乃"楚地之方言"也。

2.《素问·五藏别论篇》说："余闻方士，或以脑髓为藏，或以肠胃为藏，或以为府……"这里提到了"方士"。方士者流，是为秦始皇而求"不死之药"的，产生于燕、齐一带。

3.《素问·宝命全形论篇》说："黔首共饮（饮，原误为馀，今据《太素·知针石》改）食。"据《史记·六国年表》载，秦用法令规定"名民曰'黔首'"，是在始皇统一中国后的第二年，即始皇二十七年。然所谓"岁在涒滩"的秦始皇八年时成书的《吕氏春秋》，已多次使用了"黔首"一词，如《仲夏纪·大乐》说："故能以一听政者……说黔首。"《孝行览·慎人》说："事利黔首"等，说明在秦始皇没有"更名民曰'黔首'"，也没有在统一中国以前，秦国即已习用"黔首"这一词了。

4.《素问·五藏生成论篇》说："徇蒙招尤……"尤，可假借为"犹"，见于邹《香草续校书·吕氏春秋·本味览》。故这里"徇蒙招尤"的"尤"字，当是"犹"字的假借。所谓"徇蒙招尤"，就是"徇蒙招犹"，而"犹"字乃是"摇"字之误。《礼记·檀弓下》说："咏斯犹。"郑玄注说："犹当为摇，声之误也。摇，谓身动摇也，秦人犹、摇声相近。"《礼记》"摇"，因秦声误为"犹"，《素问》这里则当是"摇"，因秦声误为"犹"而后又假借为"尤"的，所以宋代陈自明《妇人大全良方》卷四第四引用此句即直接改为"徇蒙招摇"。"摇"既因秦声而致误，则《内经》一书的写成，当与秦国有关。

5.《春秋·左成十年传》说："公疾病，求医于秦，秦伯使医缓为之……医至，曰：'疾不可为也，在肓之上、膏之下，攻之不可，达之不及，药不至焉，不可为也。'公曰'良医也'。厚为之礼而归之。"《春秋·左昭元年传》说："晋侯求医于秦，秦使医和视之，曰：'疾不可为也，是谓近女室，疾如蛊，非鬼非食，惑以丧志，良臣将死，天命不祐。'公曰：'女不可近乎？'对曰：'节之……天有六气，降生五味，发为五色，徵为五声，淫生六疾。六气曰阴、阳、风、雨、晦、明也。

分为四时，序为五节，过则为菑，阴淫寒疾，阳淫热疾，风淫末疾，雨淫腹疾，晦淫惑疾，明淫心疾。女，阳物而晦时，淫则生内热惑蛊之疾。今君不节不时，能无及此乎？'……赵孟曰：'良医也。'厚其礼而归之。"《尸子》卷下说："有医𬱃者，秦之良医也，为宣王割痤，为惠王疗痔，皆愈。张子之背肿，命𬱃治之，谓𬱃曰：'背，非吾背也，任子割焉。'治之遂愈。"这里所说的医缓、医和、医𬱃，都是春秋战国时期的秦国良医，不仅对疾病诊断准确，很有临床经验，而且还有一套医学理论，所以《韩非子·林下》有"秦医虽善除"之语，也无怪乎我国素有"秦多良医"的说法。

《内经》是一部集体作品，是各地医疗经验和医学理论的总结。进行这项工作的地点似乎只能在秦国。上述第 1 点虽然为楚地方言，表明《内经》与楚国有关系，但楚国在战国时期，已由春秋时期的争霸中原而转为衰弱了，特别在战国后半期，更是丧地辱国，几经迁都，不可能从事医学整理而写出《内经》来的；上述第 2 点谈到"方士"，表明《内经》与齐国有关，根据《史记》所载，齐国在威、宣之世，由于政治上的改革和军事上的胜利，曾做到了"诸侯东朝于齐"（见《史记·孟子荀卿列传》），并设立了一个"稷门学宫"，以招天下学者会于齐都，而创立精气学说的宋钘、尹文和把阴阳、五行二者合为一家的邹衍，都曾游学于齐之稷门学宫，但齐国在战国后期已是江河日下，似亦不大可能进行《内经》这样巨大的医学整理工作，至于燕、韩、赵等国当时更是没有这种整理的可能；然上述第 3 点谈到"黔首"一词，第 4 点谈到"摇因秦声之误"，表明《内经》与秦国有关，这是值得注意的。第5点谈到"秦医善除""秦多良医"，使秦国具有较好的医学基础。秦国自商鞅"变法修刑"，实行一系列的社会变革以后，"山东之民，无不西者"（见《商子·来民》），东方诸国的人士都到秦国，扁鹊由勃海"过邯郸""过洛阳"而"入咸阳"（见《史记·扁鹊仓公列传》），表明各国医学家也都到秦国，这就使各地医疗经验和医学理论的交流及总结整理具备了充分的条件，因而也就只有在秦国，才有可能写出《内经》这样的医学巨著来。在先秦诸子著作中，只有在秦国写成的《吕氏春秋》一书中记述的医学内容最多，也可以作为《内经》成书于秦国的一个佐证。

总之，《内经》成书于战国后期，是在秦国写成的。

附记：陕西省岐山县，是因其境内有一"岐山"而得名。岐山之"岐"字又作"邧"，亦作"㟪"，乃姬周之发祥地，秦国也曾一度在此建都。

《内经》中"歧伯，之"歧"，乃是"岐"字之借，《黄帝内经太素》《针灸甲乙经》中均作"岐"，可证。

岐伯出自岐山，《广韵·上平声·五支》说："岐……又姓，黄帝时有岐伯。"是岐伯姓"岐"，乃因山得姓，亦犹炎、黄二帝因水得姓也。《国语·晋语四》说："昔少典娶于有蟜氏，生黄帝、炎帝。黄帝以姬水成，炎帝以姜水成。成而异德，故黄帝为姬，炎帝为姜。"《说文·女部》亦谓"黄帝居姬水以为姓"。岐伯乃以岐山为姓则毋庸置疑矣，《云笈七签·轩辕本纪》明谓："……时有仙伯，出于岐山下，号'岐伯'，善说草木之药性味，为大医，帝请主方药。帝乃修神农所尝百草性味以理疾者，作《内外经》。"《广韵》和《云笈七签》

两书虽不是先秦史料，但其记述，当亦有所据。从而进一步证明我的这一观点：《内经》是各国医疗经验在秦国集体总结成书的。

（原载于《河南中医》1981 年第 3 期。

作者：李今庸）

中医学理论体系形成的探讨

《黄帝内经》一书，是我国现存的一部较早的医学古典著作。它以五藏六府为理论中心，以阴阳五行为思想指导，比较详细地论述了中医学有关人体生理、解剖、病理、病因、发病、诊断、治法和预防等方面的知识，有着比较系统而完整的理论体系。这个理论体系，具有着东方的特色，具有着辩证法的思想。现在本文试以历史唯物论的观点，就这个理论体系的形成加以探讨。

医药起原于劳动

按照马克思主义历史唯物论的观点："人和禽兽不同的第一个根本的分界线，就在于劳动，就在于生产。"[1] 因此，"人

1.《社会发展史讲授提纲》第 7 页，艾思奇著，人民出版社 1950 年 10 月版。

类的生产活动是最根本的实践活动，是决定其他一切活动的东西"[1]。我们的祖先自从转化到人类，就有了医疗的活动，而他们的医疗活动，是建立在他们生产活动的基础之上的，是依据他们的生产活动而进行的。

恩格斯说："当我们的祖先的两手，经过长期的改进与练习，而学会了制造石刀和类似极简单的工具的时候，猿转化为人的一个决定性的步骤便完成了。"[2]这说明了人的生活，是从学会制造工具进行劳动生产而开始的。在这个人类社会的太古时期里，人们共同制造和使用着粗石器到精制石器的工具(还有木制、骨制的工具)，以生产物质生活资料为目的进行采集渔猎到畜牧种植的活动。起初由于生产工具的原始，能获得的食物是很少的，经常受到饥饿的威胁，人们在饥不择食的情况下，见到什么吃什么，偶然吃到大黄而泻下，吃到麻黄而汗出，吃到藜芦而呕吐，吃到车前而尿多，并且吃到大黄泻下而腹胀减轻，吃到藜芦呕吐而胸闷消失，这样无意识地经过了若干万年的无数次的实践经验的积累，后来逐渐地意识到了这种现象，并有意识地把它用于医疗以消除人体的不和，这就发明了原始的古代医药。

人们在运用石器工具进行物质生活资料的生产活动中，常无意中被石器撞击身体的某些部位而消失了某些疾病，如撞击到合谷部而齿痛告愈，撞击到列缺部而头痛遂已，在这样的长期生活实践中，经过了若干万次之后，被人们所意识所发现并把它加以利用，就创造了我国古代的"针砭疗法"，所以《说

1.《毛泽东选集》普及版第一卷第271页，人民出版社1957年4月重印本。
2.《社会发展史讲授提纲》第5页，艾思奇著，人民出版社1950年10月版。

文解字·石部》说："砭，以石刺病也。"它并随着生产工具的不断改进，继而又有了骨针、竹针的运用。(到后来又发展到金属针，成了我们现在的"针刺疗法")

恩格斯说："在人类历史的发轫期，发现了如何把机械的运动转成为热：摩擦生火。"[1]古人在发明了火并利用火热取暖和烧烤食物，以及保存火种的过程中，被火烧伤的事情是会常有的。由于人体某一部位的偶然烧伤，竟消除了人体的某一疾病，如烧伤了足三里的部位而腹泻停止，它和"针砭疗法"一样，在经过了若干万次以后，被人们所意识所发现并把它加以利用，这就发明了"温灸疗法"。在发明这个温灸疗法的当时，是直接用火在人体皮肤上进行而不间隔蒜片或姜片的(隔蒜灸、隔姜灸等，都是后来的事情)，也不间隔其他任何东西。这种方法，至今在某种情况下仍然使用着，现在叫它"瘢痕灸"。

另外，人们在与毒蛇猛兽的斗争和部落之间的相互战争中，常常会有许多外伤，因此，用泥土、树叶、口涎等掩敷伤口的外治方法就有可能产生。现在在一些林莽丛生、交通阻塞的大山区里还可以看到这种原始疗法的痕迹。

巫的产生及其和医疗的关系

在上述的这个太古时期里，由于生产力的低下，人们的知识未能发达，对自然斗争软弱无能，因而对人的分娩、疾病、梦魇、死亡等现象，以及对其他的一些复杂的自然现象如风、雷、雨、冻、旱等等一样都无法解释，于是就认为是世界之外

1.《反杜林论》第 117 页，恩格斯著，人民出版社 1956 年 2 月新 1 版。

另有一种"神灵"在发生作用。有了疾病就认为是鬼神在作怪，遂用祈祷的办法企图请求"神灵"护佑和帮助，以消除疾病的折磨。后来由于生产力的提高，社会分工有了可能，便逐渐地产生了专门从事祷祝一类的"巫师"。

根据古代文献记载："开明东，有巫彭、巫抵、巫阳、巫履、巫凡、巫相夹窫窳之尸，皆操不死之药以距之。"[1] "大荒之中，有山名曰丰沮玉门，日月所入，有灵山巫咸、巫即、巫盼、巫彭、巫姑、巫真、巫礼、巫抵、巫谢、巫罗十巫从此升降，百药爰在。"[2] 是巫掌握了一定的民间医药经验，而以能和鬼神相通的姿态用祈祷的形式来给人治病，使原始的医疗活动披上了一层神秘的外衣。到殷商之时，更是被巫教的神学所笼罩。但是，经验医学的本身仍然保留着，并且在和巫祝的激烈斗争中一代一代地于实践中向下传递和向前发展。

我国古代唯物主义哲学思想的产生

我国社会进入到了周秦时代，由于社会生产力的不断发展，使各种自然科学如天文、历法、数学、医学等都取得了相当水平的成就，这就给唯物主义思想体系的形成具备了必要条件和科学根据，产生了朴素的唯物主义哲学，而这个朴素的唯物主义哲学的产生，又推动了当时自然科学的发展。中医学当时就是在这种哲学思想指导下，把以前的医疗实践经验加以总结而发展起来的。

1.《山海经·海内西经第十一》，郭氏传本，商务印书馆据上海涵芬楼借江安付氏双鉴楼藏明成化戊子刊本印四部丛刊本。

2.《山海经·大荒西经第十六》，郭氏传本，商务印书馆据上海涵芬楼借江安付氏双鉴楼藏明成化戊子刊本印四部丛刊本。

众所周知，在周秦时代，我国的一些古代唯物主义哲学家，从唯物主义的立场出发，在探讨天地万物构成本源的过程中，为了打破西周以来的天命鬼神等宗教迷信观念，提出了很多唯物主义的解说。有的用阴阳两种气来解释一切自然现象的生成和变化；有的认为世界万物是水、火、木、金、土等五种元素所构成；有的提出了精气是构成世界万物的基本物质。如：

1. 阴阳说

阴阳学派通过长期的生产实践和社会实践，认为自然界也与人和动物一样，是由两性（阴阳）产生的。它以"近取诸身，远取诸物"[1]的比类方法，从男女两性的差别，论及人类以外的昼夜、寒暑、牝牡、生死等等自然现象和社会现象，并从复杂的自然现象和社会现象中抽象出阴阳两个基本范畴。所谓"阳"，是代表积极、进取、刚强、阳性等特性和具有这些特性的事物；所谓"阴"，是代表消极、退守、柔弱、阴性等特性和具有这些特性的事物，而世界万物就是在两种对抗性的物质势力——阴阳的运动推移之下孳生着、发展着的，所以他们说："男女构精，万物化生。"[2]"凡人物者，阴阳之化也。"[3]"阴阳者，天地之大理也。"[4]

阴阳学派首先肯定了世界是物质的，"盈天地之间者，唯

1.《周易·系辞下第八》，晋·王弼注本，商务印书馆据上海涵芬楼影印宋刊本印四部丛刊本。

2. 同上。

3.《吕氏春秋·恃君览·知分》，秦·吕不韦撰，商务印书馆据上海涵芬楼藏明宋帮义等刊本印四部丛刊本。

4.《管子·四时第四十》，唐·房玄龄注本，商务印书馆据上海涵芬楼借常熟翟氏铁琴铜剑楼藏宋刊本影印本印四部丛刊本。

万物"[1]，继而把千变万化复杂纷纭的事物抽象概括为阴阳一对基本原则。它探索了事物发展的内在原因，阐明世界万物都在对立统一的矛盾之中，受着阴阳总规律的制约。并由于对立统一的矛盾运动的推动，一切事物都在不断地发生变化、向前发展，而且发展到一定程度的时候，即向自己的对立方面进行转化。这种对世界万物生长变化过程的认识，反映了我国古代的唯物论观点和辩证法思想。

2. 五行说

水、火、木、金、土等五行，是人们日常生活中常见的和不可缺少的五种物质形态。五行学派在长期的生产实践中，在当时农牧业、手工业生产技术知识及其对水、火、木、金、土这五种物质性质比较深入观察和了解的基础上，逐渐地形成了"五行"观念。他们从生活生产的实践中认识到，世界上凡是单一的东西都是不能发展变化的，"声一无听，物一无文，味一无果，物一不讲"[2]，因而在反对万物为神所造的那种陈腐观念而又不满足于单一的"水"等新观念，还要对事物更加分析入微，更加具体化一些的情况下，就用这五种为当时人们所常见而又不可缺少的物质形态，来概括客观物质世界的种种复杂现象，提出了水、火、木、金、土这五种最基本的物质是构成世界万物不可缺少的元素，所以他们说："先王以土与金、木、水、火杂，以成百物。"[3]他们阐明了

1.《周易·序卦第十》，晋·王弼注本，商务印书馆据上海涵芬楼影印宋刊本印四部丛刊本。
2.《国语·郑语第十六》，韦氏解本，商务印书馆据上海涵芬楼借杭州叶氏藏明金李刊本景印本印四部丛刊本。
3. 同上。

世界万物都是由于不同的"他"物和合变化而来，都是不同
性质和作用的水、火、木、金、土五种物质所构成，且这五
种物质的不同性质和作用的相互影响也是促成世界万物变化
发展的动力，同时，这种事物的变化发展，又是按着这五种
物质的不同性质和作用的相互关系的规律在向前进行。这种
我国古代的五行学说，与上述的阴阳学说一样，既反映了我
国古代唯物主义的世界观，也反映了我国古代朴素的辩证法
思想。

3. 精气说

精气学派通过长期的生活生产实践的观察，尤其是对当时
医学科学发展的观察，认为世界上一切物质都是"精气"所产
生，从而提出了精气是世界万物生成之本源的唯物主义观点。
他们说："精气之集也，必有入也。集于羽鸟与，为飞扬；集
于走兽与，为流行；集于珠玉与，为精朗（当作'良'）；集
于树木与，为茂长；集于圣人与，为夐明。"[1]

精气学派创造了这个具有流动性质的微小物质的精气为世界
万物生成的本源的学说，比起用某些特殊性质的物质来说明所有
的东西更加前进了一步。这一学说更有利于说明世界万物的物质
性及其统一性。由于这一学说在说明万物起源方面有它优越的地
方，所以后来的许多唯物主义哲学家都继承了这一说法。

我国古代哲学和中医学的关系

从我国的丰富文献记载里，我们可以看到，古代的阴阳学

1.《吕氏春秋·季春纪·尽数》，秦·吕不韦撰，商务印书馆据涵芬楼藏明
宋帮义等刊本印四部丛刊本。

说和五行学说，到后来在邹衍的哲学思想里合家了，而阴阳五行学说和精气学说迨至《吕氏春秋》一书的问世又被统一在一起。我国古代的这种哲学思想，影响着我国古代自然科学的发展。中医学理论体系就是在这种哲学思想影响下形成的。我国古代医学家，为了摆脱巫教神学的束缚，为了与巫教神学进行有力的斗争，为了使长期积累下来的医疗实践经验能够系统化，就在这种哲学思想的指导下，就用这种我国古代唯物论的认识论和我国古代辩证法的方法论，把我国古代散在的零碎的医疗经验知识集中起来，加以总结，加以系统，使之上升到理论阶段，建立了中医学的理论体系，冲破了天命鬼神的宗教迷信观念，写出了一部伟大的医学巨著——《黄帝内经》（以下简称《内经》），给中医学的不断发展奠定了可靠基础。

我们知道，在《内经》里，广泛地存在着这种哲学思想。《内经》用这种哲学作为自己的思想指导，以论述医学上的问题。它提出了"精"是构成人体的基本物质。它说："夫精者，身之本也。"[1]这种"精"，也是生成人体各部组织的本源，而普遍存在于人体的各部组织之中。在人体不断生长发展而人体各部组织不断进行活动的过程中，这种精就不断地被消耗，也同时在不断地摄取饮食水谷之精进行对人体中精气的补充。因为"人之生"，没有精气的存在是不能设想的，而人体各部组织进行活动促成人体生长发展的过程中，又必须有赖于对精气的"用其新，弃其陈"，使其"日新"。这个精气的"弃陈用新"过程，就是人体各部组织的功能活动促

1.《素问·金匮真言论篇第四》，唐·王冰次注本，光绪甲申年孟秋京口文成堂摹刻宋本。

使人体发展的过程，而阴阳五行的运动则贯穿于这个过程的始终。在人体的各部组织中，都存在着阴阳五行的内容。阴阳五行是促进人体发展变化的动力。阴阳五行运动普遍存在于中医学的一切事物之中，并贯穿于中医学一切事物发展过程的始终。

对待中医学必须用辩证唯物主义观点

以上所述，表明了中医学的理论是在和巫教神学天命鬼神的宗教迷信思想作尖锐的斗争之中成长、发展、创造出来的。它具有长期的医疗实践基础，它是唯物的，是用我国古代朴素的辩证法的思想观点在对中医学的内容进行论述。它阐述了中医学领域里的一切事物都是"变动不居"的，都是在不断运动、不断发展、不断变化的，如在临床治疗过程中就是"辨证施治""病万变药亦万变"。因而，在对待中医学的理论上，形而上学者是无法理解的，机械唯物论者也是无法理解的，只有辩证唯物论者才能对它真正理解。所以在继承和发扬中医学遗产的事业上，离开了辩证唯物主义的观点是不行的。且由于中医学产生于我国古代，受着当时历史条件的限制，它的唯物论观点和辩证法思想只是朴素的，原始的，不完全的和不彻底的，甚至还杂有一些不纯的东西，也必须用辩证唯物主义的观点、一分为二的观点来对待它。辩证唯物主义是打开中医学宝库的锐利武器，是打开中医学宝库唯一有效的武器，在继承和发扬中医学遗产的道路上，如果不以这个武器来武装自己的头脑是无法前进一步的。过去的事实已经证明：排斥了辩证唯物主义的立场、观点和方法来整理中医学遗产就吃力不讨好，甚至还走到错误的道路上去了。

（原载于《湖北中医杂志》1979 年第 1 期。

作者：李今庸）

中国古代医学和哲学的关系
——从《黄帝内经》来看中国古代医学的科学成就（节录）

（一）

中国医学确实有极其光辉的成就。几千年来，中国人民的医疗和保健的责任完全负担在中医的肩上。直到今天，半数以上的城市居民和几乎全部的乡村居民仍靠中医治病（据 1954 年 11 月 2 日《人民日报》社论，"全国用中医治病的约占人口百分之八十"）。中医对六亿人口的中国民族立下了不朽的功勋，因而在广大人民中间享有很高的威信。

本文目的在于通过《黄帝内经》（以下简称《内经》）这一部中国古代医学经典著作来说明中国医学的理论基本上是符合唯物主义原则，它也具有丰富的辩证法思想，也还在于说明中医的理论不但指导了中国医学临床治疗方面的发展，也还促进了中国古代唯物主义哲学的发展，从而丰富了中国唯物主义哲学的内容。

中国医学的经典著作极为丰富，这些经典著作都是长期的医疗经验和科学研究的总结。在所有的中国医学经典著作中，以《内经》一书最为重要。中国医学中的其他经典著作都是在《内经》的基础上逐渐丰富和完善的。《内经》在中国医学中所占的不朽地位恰如《孙子兵法》在中国军事学中所占的不朽地位一样。几千年来中国医学在技术方面和临床经验方面虽然不断丰富，但中医的许多带有根本性质的医学观点，基本上没有超出《内经》的范围。因此，从理论上对《内经》作些初步的考查是必要的。

《内经》的价值不仅在于它总结了秦汉以前的医疗经验，并且在于它把医疗和保健的原则提高到古代唯物主义哲学原则的高度，并以自发的辩证法观点向形而上学的医学观点进行了斗争，从而替中国医学奠定了比较坚实可靠的理论基础。

（二）

中国唯物主义哲学，从战国末期到秦汉之际，曾达到先秦时期所没有达到过的高峰。这时的唯物主义哲学根据科学的实践建立了"气"一元论的世界观，从而发展了春秋时代唯物主义哲学的"道"和"阴阳"学说，并且建立了阴阳五行的唯物主义哲学体系。

中国古代唯物主义哲学流派中，有许多流派是注重养生方法的。像老子、杨朱、庄周的哲学中都有这种倾向。把养生的方法和唯物主义的世界观结合起来的观点，可用《管子》和《吕氏春秋》两书作为代表。

古代道家养生学派认为，人类生命的源泉是天地间自然存在的最细微、最精致的流动变化的"精""气"构成的：

"凡人之生也，天出其精，地出其形，合此以为人。""精也者，气之精者也。""精之所舍（作者按：舍，是停留、居住），而知之所生。""精存自生，其外安荣；内藏以为泉源，浩然和平，以为气渊。渊之不涸，四体乃固，泉之不竭，九窍乃通。"（以上见《管子·内业》篇）

《管子·内业》篇中所说的"精"即是气的最精细的部分，它是构成人体生命、产生智慧和认识作用的最后的根源。同样的观点在《吕氏春秋》中也有所阐述：

"精气之集也，必有入也。集于羽鸟，与为飞扬；集于走兽，与为流行；集于珠玉，与为精朗；集于树木，与为茂长；集于圣人，与为敻明。""精气之来也，因轻而扬之，因走而行之，因美而良之，因长而养之，因智而明之。"（《吕氏春秋·尽数》）精气是充满宇宙的流动性的物质实体。它不但是构成个别事物的原始材料，并且是构成整个宇宙的原始材料。中国古代唯物主义哲学都认为"气"是最根本的原始物质。

这一类唯物主义的养生方法也还表现在战国时代其他的进步思想中。像《楚辞·远游》中曾说："餐六气而饮沆瀣兮，漱正阳而含朝霞。保神明之清澄兮，精气入而粗秽除。"

在汉初的《淮南子》中也提出了类似的观点："（元气）清阳者薄靡而为天，重浊者凝滞而为地。""阳气胜则散而为雨露，阴气胜则凝而为霜雪。""毛羽者，飞行之类也，故属于阳；介鳞者，蛰伏之类也，故属于阴。"（以上均见《淮南

子·天文训》)

在以上这些不同的著作中，有着共同的主张，都承认世界上一切事物的产生、变化是阴阳两种对立的气的运动的结果，阴阳二气是万物的最后的物质根源。他们认为："太一出两仪，两仪出阴阳。阴阳变化，一上一下，合而成章。浑浑沌沌，离则复合，合则复离，是谓天常。"（作者按：天常即自然界经常的规律）（《吕氏春秋·大乐》）这里所谓"太一"就是混沌未分的气，两仪阴阳是已分的气。这是中国古代唯物主义哲学对于阴阳二气一般公认的解释。

阴阳五行学说，认为世界上一切事物都是由金、木、水、火、土五种元素相互配合而成的。成分简单的东西，是由一种元素构成的；比较复杂的东西，像生物、人类就是由五种元素在复杂的条件之下互相配合产生的。自然界中，一切东西都不能离开这五种物质元素。这种学说并不玄妙，它是从人民日常生活中所经常接触的五种物质和它的属性中抽象出来的。

阴阳五行学派，在战国末期，由于自然科学的发展，特别是天文学的发展，得到极大的发展。这一派认为，自然界及人类社会现象的一些特点都可以用阴阳五行来表示；这些现象也都是阴阳五行的表现。他们试图用自然界存在的物质的性能说明各种现象在性质上的差异。

阴阳五行学派不但用阴阳五行的范畴去考察自然现象，也用这些范畴去考察人类的感情、意志、身体的机构、器官和其他现象。

上面所说的，唯物主义的阴阳五行学派的主要贡献，就在于它力图从物质世界以内寻找万物发生发展的原因。在医学方面，《内经》就是根据阴阳五行的学说来说明人类生理现象、心理现象、疾病现象的。它是朴素的唯物主义的观点而不是唯心主义的观点。

有人对阴阳五行学说抱着成见，一提到阴阳五行，就认为它是"不科学"的、"神秘"的，认为是邹衍独家经营的货色，这都是不正确的看法。阴阳五行的学说起源很早，在《尚书·洪范》中已经提到五行是人生日用不可缺少的五种物质。一切事物都具有这五种不同的属性。阴阳对立的两种气的作用在《周易》中早有深刻的发挥。阴阳五行学说的普遍流行，是战国末期到秦汉之际的事。秦汉以后阴阳五行学说几千年来一直是中国自然科学的唯物主义世界观的基础。不但本文所要论述的《内经》和中国其他医学著作是以阴阳五行学说为基础的，就是医学以外的其他科学，如天文学、历法、中国古代的化学也都是和唯物主义的阴阳五行的学说密切联系着的。

阴阳五行的学说在战国末期，形成一套完整的朴素的唯物主义世界观的体系。这一学派的出现，标志着中国古代唯物主义哲学和科学进一步的结合，也意味着中国古代唯物主义哲学得到进一步发展和提高。因为在这以前，中国唯物主义哲学重点在于说明宇宙万物的生成和发展的原因。中国古代的唯物主义哲学对于自然界现象的复杂性、多样性的根据涉及的很少。至于有关人类本身的生理现象、心理现象、疾病现象的说明就更加不够了。如果对这些人类切身问题不能给以科学的说明，那就等于把这些问题留给宗教迷信去随便解释。秦汉之际的医学积累了千百年丰富的经验，因而有可能对人类切身问题做出初步的，但是全面的，符合当时科学要求的说明。医学和当时阴阳五行的学说密切结合，向宗教迷信的唯心主义思想展开了进攻。中国古代医学通过科学实践（医疗实践），唯物主义地说明人类的生理现象、心理现象、疾病现象，扩大了科学的领域，也扩大了唯物主义哲学的阵地。过去唯物主义还没有来得及涉及的许多问题，通过秦汉的医学而得到了比较符合事实的结论。我们说秦汉之际阴阳五行学派是先秦唯物主义哲学的进一步发展和提高，并不是过分夸张。但也必须指出，唯物主义哲学的发展和提高和当时医学巨大成就是分不开的。

郭沫若先生在他的《十批判书》中说："这一思想（作者按：即阴阳五行学说）在它初发生的时候，我们宁当说它是反迷信的，更近于科学的。在神权动摇的时代，学者不满足于万物为神所造的那种陈腐的观念，故尔有无神论出现，有太一、阴阳等新观念产生。对这种新的观念犹嫌其笼统，还要更分析入微，还要更具体化一点，于是便有原始原子说的金、木、水、火、土的五行出现。万物的构成，求之于这些实质的五个大元素，这思想应该算是一大进步。"

郭沫若先生的基本论点是符合当时的历史情况的，我们可以毫不夸张地说，古代的阴阳五行的学说是古代唯物主义哲学的原则，也是古代自然科学的原则。

事实上中国古代的自然科学部门，像古代的天文学、化学（包括炼金、制药等）、算学、音乐和医学都是在阴阳五行学说协助之下发展起来的。如果企图理解中国任何一部门的科学史而不注意阴阳五行的学说，也是不可能的。用阴阳五行的学说来解释世界的多样性和它的内在的联系性，显然比用

"道""气"更具有说服力，更能较为深刻地反映事物的矛盾对立和相互关联。

中国古代医学完全接受了阴阳五行的学说，并且通过医学这门科学独特的道路向前发展。《内经》认为阴阳二气是产生一切的根源："阴阳者，血气之男女也；左右者，阴阳之道路也；水火者，阴阳之征兆也；阴阳者，万物之能始也。"（《素问·阴阳应象大论篇》）

《内经》认为世界是物质性的整体，世界本身是阴阳二气相互对立的作用的结果。"故清阳为天，浊阴为地，地气上为云，天气下为雨。""故清阳出上窍，浊阴出下窍。清阳发腠理，浊阴走五藏。清阳实四肢，浊阴归六府。"（以上见《素问·阴阳应象大论篇》）

由于以上的观点，中国医学在治疗方法上也主张必须与自然规律密切结合："治不本四时，不知日月，不审逆从，病形已成，乃欲微针治其外，汤液治其内，粗工凶凶，以为可攻。故（旧的）病未已，新病复起。"（《素问·移精变气论篇》）

《内经》认为，人的身体结构是自然界的一部分。自然界变化发展的一般原则也是人类身体发展变化的一般原则。中国古代医学从来不把病理现象、生理现象从全部自然现象中割裂开来，因而提供了从自然界中寻找病理的唯物主义和辩证观点的医疗理论，《内经》中贯彻了自然规律统一的原则。

中国古代医学的发展，标志着人类向疾病斗争所取得的胜利。它用当时科学原理来解释人类生命的起源、疾病的成因，从而丰富了古代唯物主义哲学。它不但有它本身医学的价值，也还有哲学方面的贡献。

（三）

《内经》的医疗理论和当时阴阳五行唯物主义哲学的世界观是一致的。它认为人类生命变化是按照阴阳的对立、五行相生的原则进行的，自然的变化，生命的变化，精神的作用，都是建立在物质基础上的："夫五运阴阳者，天地之道也，万物之纲纪，变化之父母，生杀之本始，神明之府也。"（《素问·天元纪大论篇》）又说："夫自古通天者，生之本，本于阴阳。天地之间，六合之内，其气九洲九窍，五藏十二节皆通乎天气。"（《素问·生气通天论篇》）

《内经》不但指出人类生命的根源，还指出人类精神活动的物质根源。《内经》对待物质与精神依存关系时，明确地采取了唯物主义观点，认为精神（神明）依托的地方是物质，精神现象是物质的产物。

《内经》还力图把万物、自然现象、人类的生理现象、精神活动，统一于客观的物质世界。这和古代原始宗教迷信宣扬上帝创造世界、上帝决定人类生命的观点是尖锐对立的。

《内经》针对当时宗教迷信的思想，提出疾病是由于自然界外在的某些物质因素的侵害而产生的。实际上打击了古代流行的鬼神使人生病的反科学的观点。《内经》认为："阴阳四时者，万物之终始也，死生之本也。逆之则灾害生，从之则苛疾不起。是谓得道。道者，圣人行之，愚者佩之。从阴阳则生，逆之则死。"（《素问·四气调神大论篇》）只要顺着阴阳四时变化的规律，适应季节的变化，就不会生病，违反了，就会生病。这种规律（道），"圣人"自觉地照着做，愚笨的人不自觉地照着做（佩之）。但无论如何，顺从阴阳四时原则的则可以维持生命，违反了这个原则，就会招致死亡。

《内经》明确指出，自然界中有某种不利于人类身体的极细微的物质（邪气）。这种"邪气"进入人的身体内部，就会使人生病。古代没有认识病菌的可能，但由于中医有丰富的长期积累的科学的实践作为他们考察病源的根据，他们已意识到有某些具有感染性的对人有伤害作用的"邪气"。中医也明确指出，只要身体健康，有充分的抵抗能力（阳气固），就可以避免邪气的侵害。这种观察和认识病源的方法是有科学根据的，是唯物主义的。《内经》教人从自然界本身，从人类身体本身去寻找根源，所以在治疗方式上，一方面要排除"邪气"，另一方面要增强体质，二者并重而不采取片面的治疗。《内经》在这一方面，对生命、疾病和健康的内在联系作出了唯物主义的说明，这也就直接从科学上捍卫了唯物主义哲学。

《内经》从唯物主义的观点去认识病理现象，因而在治疗理论方面也贯彻了唯物主义的，根据疾病具体情况对症下药的原则："病之始起也，可刺而已，其盛，可待衰而已。故因其轻而扬之，因其重而减之，因其衰而彰之。形不足者，温之以气，精不足者，补之以味。其高者因而越之，其下者引而竭之。中满者泻之于内。其中邪者，渍形以为汗；其在皮者，汗而发之；其慓悍者，按而收之；其实者，散而写之。审其阴阳，以别柔刚，阳病治阴，阴病治阳，定其血气，各守其乡。血实者宜决之，气虚者宜掣引之。"（《素问·阴阳应象大论篇》）

中医经常注意，根据不同的情况，有的要补，有的要泄，有的要发汗，有的要休息。我们在这里没有必要一一阐述以上所说的那些具体的治疗过程，但我们可以通过以上所提供的治疗原则，理解中国古代医学是怎样地根据不同的病情来定出不同医疗方案的。

中国古代医学所依据的唯物主义哲学观点，是从它丰富的科学实践中得来的。相传"神农乃始教民尝百草之滋味，当时一日而遇七十毒，由此医方兴焉。"（《淮南子·修身训》）这些古代传说的可靠性固然有它一定的限度，但却有它一定事实的根据。中国医学是通过无数次科学实践，经过若干痛苦、失败的过程，才逐渐积累起来成功的经验。

中国古代医学还发展了古代唯物主义哲学理论。先秦伟大的唯物主义哲学家，像老子、荀子、韩非对自然规律的认识，对辩证法认识论都在不同程度上做出了贡献，并击溃了古代原始宗教迷信的某些宣传，但是对于生命的起源，精神的作用，疾病的产生，还缺少详尽的说明。这样，就必然给古代宗教迷信的宣传家所谓鬼神可以给人带来吉凶祸福疾病灾害的谬说留下了活动的空隙。《内经》恰恰在这一方面用科学事实打击了宗教迷信思想。

《内经》根据当时医学可能达到的科学水平，针对生命、精神和身体的物质统一性做出了说明，指出万物产生的物质根源："在天为气，在地成形。形气相感而化生万物矣。""物生谓之化,物极谓之变,阴阳不测谓之神,神用无方谓之圣。""变化之为用也，在天为玄，在人为道，在地为化。"（《素问·天元纪大论篇》）

《内经》还把生命、变化、精神作用，以及带有超乎常人的"圣人的能力"，都指出来了它的物质基础。并且把道（规律）、气（物质）和心理、精神（神）作用，有机地统一起来。

（四）

中国古代医学以阴阳五行的学说作为理论基础。它一方面贯彻了朴素的唯物主义思想，一方面也体现了自发的辩证法思想。这一派的哲学认为，世界上的一切事物的根源是原始物质的气，事物并不是一成不变的，而是在阴阳二气对抗的矛盾斗争中变化的："是故阴阳者，天地之大理也。四时者，阴阳之大经也。"（《管子·四时》篇）

阴阳二气在人身体内，如果能够维持正常的对立平衡的状态，人的身体就会健康；阴阳二气在身体内如果不能维持正常的对立平衡的状态，人的身体就会生病。所以《内经》中说："阴平阳秘，精神乃治；阴阳离决，精气乃绝。"

人的身体必须在阴阳二气对立平衡的情况下，又经常维持精气和血脉的流通，而不至于壅塞不通，才能够保持健康："流水不腐，户枢不蠹，动也。形气亦然。形不动则精不流，精不流则气郁。"（《吕氏春秋·尽数》篇）"动摇则谷气得销，血脉流通，病不得生。譬如户枢，终不朽也。"（《三国志·华佗传》）

同样的观点，在《内经》中有更充分的阐述："阴不胜其阳，则脉流薄（迫）疾，并乃狂；阳不胜其阴，则五藏气争，九窍不通。是以圣人陈阴阳，筋脉和同，骨髓坚固，气血皆从。"（《素问·生气通天论篇》）又说："重阴必阳，重阳必阴。"（《素问·阴阳应象大论篇》）

中国古代医学认为，人类生理各器官部位是相互影响相互联系的整体。《内经》从阴阳五行学说的观点来解释五藏各器官之间的相互联系。《内经》认为五行是相生相克不可分割的整体，五藏也是相生相克不可分割的整体。如果某一器官发生了疾病，它必然影响到其他器官。如果肝藏发生了阴阳失调的现象，它会影响到眼睛的视力，还会影响到消化系统的不正常，它会使情绪容易激动。其他部门的器官也是这样。所以"头痛医头，足痛医足"，成为中国医学理论对于形而上学观点的绝妙的讽刺。

《内经》认为，生理现象和心理现象是相互联系的，近代的科学实践已经证实了生理现象和心理现象是紧密联系而不可分割的。中国古代医学对于这一点已有了初步认识。《内经》曾说过：肝藏的疾病和人类愤怒的情绪相关联——"怒伤肝；心藏的疾病和人类的喜悦情绪相关联——"喜伤心"；脾藏的疾病和人类的思虑作用相关联——"思伤脾"；肺藏的疾病和人类忧郁的情绪相关联——"忧伤肺"；肾藏的疾病和人类恐惧的情绪相关联——"恐伤肾"。现在我们应当指出，问题倒还不在于论证身体的各个内藏器官和情绪之间是否具有像《内经》所说的那样机械联系。这种说法可能有一定科学根据，但还要继续深入研究，这一点对于我们来说，并不是主要的。在这里应当特别指出的乃是《内经》通过一定的科学实践，在两千多年前就明确地指出了人类生理现象和心理现象的内在联系这一基本观点，在今天看来也是正确的。这样在哲学上就给唯物主义的认识论提供了可靠的理论保证。

《内经》并且指出，人类身体的健康和自然环境是相互关联的，因而在进行治疗时要经常考虑到疾病患者所处的自然环境的具体条件。这种观点在《内经》中也曾反复地申述："喜怒不节，寒暑过度，生乃不固。故重阴必阳，重阳必阴。故曰冬伤于寒，春必温病；春伤于风，夏生飧泄；夏伤于暑，秋必痎疟；秋伤于湿，冬生咳嗽。"（《素问·阴阳应象大论篇》）又说："逆春气，则少阳不生，肝气内变；逆夏气，则太阳不长，心气内洞；逆秋气则太阴不收，肺气焦满；逆冬气则少阴不藏，肾气独沉。"（《素问·四气调神大论篇》）

从以上的观点出发，《内经》始终认为在医疗方面必须充分考虑客观环境："故治，不法天之纪，不用地之理，则灾害至矣。"（《素问·阴阳应象大论篇》）

中国古代医学也还建立了对待疾病和健康的整体观念。中国古代医学从来不把健康和疾病的关系割裂开来，因而能够从比较全面的观点建立治疗的理论，并且恰当地估计医疗作用，而不陷于医学万能论的错误。中国古代医学有极其丰富的医疗经验，但是都能够老老实实地承认医疗对生命的作用是有限的。当扁鹊治好了"暴蹷而死"的虢国太子时，"天下尽以为扁鹊能生死人"。扁鹊说："越人（扁鹊自称）非能生死人也，此自当生者，越人能使之起耳。"（《史记·扁鹊仓公列传》）

由于中国古代医学对疾病和健康的认识是建立在全面的认识基础之上，所以一向把保健放在第一位，把药物治疗放在次要的地位："动作以避寒，阴居以避暑，内无眷慕之累，外无伸宦之形，此恬愉之世，邪不能深入也。"（《素问·移精变气论篇》）

如果不注意平日的卫生，那就会："忧患缘其内，苦形伤其外，又失四时之从，逆寒暑之宜。贼风数至，虚邪朝夕，内

至五藏骨髓，外伤空窍肌肤。所以小病必甚，大病必死。"（《素问·移精变气论篇》）

《内经》从上述的整体观念出发，建立了以预防为主的正确的保健观点。把保健和营养放在首要地位，认为医疗乃是由于不得已的情况下采取的被动的措施。所以《内经》中屡次叮嘱说："是故圣人不治已病治未病，不治已乱治未乱，此之谓也。夫病已成而后药之，乱已成而后治之，譬犹渴而穿井，斗而铸锥，不亦晚乎？"（《素问·四气调神大论篇》）

中国医学认为，即使不得已而治疗时，也要及时早治，不要等到病重再治。中国过去有人称赞高明的医生能"起死回生"，但是一个高明的医生经常是反对这种被动的治疗方法的。所以《内经》说："善治者治皮毛，其次治肌肤，其次治筋脉，其次治六府，其次治五藏，治五藏者半死半生也。"（《素问·阴阳应象大论篇》）唐代著名医学理论家王冰对《内经》中这一段话作了精确的注解，他说："病势已成，可得半愈。然初成者获愈，固久者伐形。故治五藏者，半生半死也。"（《素问·阴阳应象大论篇》注）

总起来看，《内经》一书体现了中国古代哲学丰富的辩证法思想，而且在中医的医疗、营养、保健各方面也都贯彻了辩证法的原则，从来不把某一措施孤立起来对待。这种观点是极可珍贵的，值得吸取的。

辩证观点，并不是那一个人想出来的，而是一切事物本来就在辩证地发展着。古代的科学家通过精密的观察、无数次的实践，把这一客观存在的普遍现象提高到理论原则，并根据这种理论又来推动科学的实践。中国古代的医学就是这样反复实践，反复认识，不断提高，不断丰富起来的。

但是我们也必须承认中国古代的辩证法还不可能发展到十分完善的地步，它也具有一般古代辩证法所共有的历史的弱点。

（五）

中国古代医学的理论表明了科学的发展和唯物主义哲学的发展经常是血肉相连的。科学研究的实践不断丰富和巩固了唯物主义哲学，同时每一个时代的唯物主义哲学思想也经常对科学的发展起着促进作用。

中国古代医学发展的道路又一次证明了科学和唯物主义哲学是唯心主义和宗教思想的敌人。它们是在和当时流行的宗教迷信思想斗争中成长起来的。

中国古代医学中有许多观点和方法不仅在过去有价值，其中有许多内容在今天仍旧有它的价值。因为医学是自然科学，它不是社会的上层建筑，它的发展和成长是建立在科学实践的基础上。

中国古代医学的理论不但捍卫了它自己的科学阵地，同时也给中国古代哲学史上的无神论思想提供了强有力的科学论据。如果没有秦汉之际阴阳五行的唯物主义学说，没有《内经》这部光辉的经典医学著作，后来汉代的伟大无神论者王充思想的出现那是很难设想的。

如何吸取中国古代医学的珍贵遗产，这是当前极为迫切的任务。《内经》一书在中医的经典著作中有着特殊重要的地位，但是目前似乎还没有引起学者们足够的注意。希望全国医学家对这一方面能做进一步深入的研究。这不但对中国文化有益，我们相信这一研究工作会对世界文化有所贡献。

（原载于《历史研究》1956 年第 5 期。作者：任继愈）

论中国医学中古代运气学说

《黄帝内经素问》一书中现在所载的《天元纪大论》《五运行大论》《六微旨大论》《气交变大论》《五常政大论》《六元正纪大论》《至真要大论》等七篇，是专门论述中医学中古代运气学说的，所以人们一般把它叫做"运气七篇"。这是中医学不可分割的一部分。它有着丰富的医学内容和宝贵的辩证法思想，在中医学的长期发展过程中，一直起着积极的促进作用。汉末张仲景根据"运气七篇"和其他几部古典著作的医学思想，总结了当时的医学知识和自己的医疗经验，写出了理、法、方、药全备的《伤寒杂病论》一书，系统论述了辨证施治，这是我国古代医药的一大发展；宋代刘完素对"运气七篇"进行了深入的研究，结合自己的医疗实践，写出了《素问玄机原病式》一书，提出了"六气皆可以化火"的论点，卓然成为我国医学史上的一大家，这就是其中突出的例子。

"运气七篇"的写作年代

宋代林亿等人说过："《素问》第七卷亡已久矣。……观《天元纪大论》《五运行论》《六微旨论》《气交变论》《五常政论》《六元正纪论》《至真要论》七篇，居今《素问》四卷，篇卷浩大，不与《素问》前后篇卷等，又且所载之事与《素问》余篇略不相通，窃疑此七篇乃《阴阳大论》之文，王氏取以补所亡之卷，犹《周宫》（当作《周礼》）亡《冬官》以《考工记》补之之类也。"又说："汉·张仲景《伤寒论·序》云：'撰用《素问》《九卷》《八十一难》《阴阳大论》……'是《素问》与《阴阳大论》两书甚明，乃王氏并《阴阳大论》于《素问》中也。要之《阴阳大论》亦古医经，终非《素问》第七矣。"（均见《黄帝内经素问序》新校正注）据此，则"运气七篇"乃《阴阳大论》一书，而非《黄帝内经素问》之文。然《阴阳大论》之书，现在也别无传本，独《针灸甲乙经》中，有题《阴阳大论》的一篇，但其所载内容，全是《素问·阴阳应象大论篇》之文，而皇甫谧又明谓他的《针灸甲乙经》一书，是根据《素问》《针经》《明堂孔穴针灸治要》等三书编撰而成，没有采用过《阴阳大论》一书。这说明《针灸甲乙经》中的《阴阳大论》这一篇，不是古代的《阴阳大论》之书，而是"阴阳应象大论"脱落了"应象"二字或者是皇甫谧写这一篇题时随意略去了"应象"二字，使之成为"阴阳大论"这样一个篇题的。如果不是这里少了"应象"二字，是《阴阳应象大论》之题多了"应象"二字，而《阴阳应象大论》就是古代《阴阳大论》之书，张仲景是不会在《伤寒论·伤寒杂病论集》中说他所写的《伤寒杂病论》是既撰用《素问》又撰用《阴阳大论》的。因此，林亿等所谓"运气七篇"即古代《阴阳大论》之说，是可以取采的。

《阴阳大论》一书，东汉初年班固撰写的《汉书·艺文志》

不载，表明它不是东汉建武以前的作品；而且它用了干支纪年，如它说："天气始于甲，地气始于子，子甲相合，曰命岁立"和"甲子之岁""乙丑岁""丙寅岁""丁卯岁""戊辰岁"（见《六微旨大论》），以及"甲己之岁""乙庚之岁""丙辛之岁""丁壬之岁""戊癸之岁""子午之岁""丑未之岁""寅申之岁""卯酉之岁""辰戌之岁""己亥之岁"（见《天元纪大论》）等等，更表明它不是西汉以前的作品。我们知道，在古代，干支只用于纪日，西汉以前，是不以干支纪年的。用干支纪年，只是从东汉初期光武帝刘秀建武年间才开始的。因此，《阴阳大论》成书年代的上限，不会早于东汉初年建武以前，而只能在这以后。

《阴阳大论》这一书名，首见于《伤寒论·伤寒杂病论集》。云："撰用《素问》《九卷》《八十一难》《阴阳大论》《胎胪》《药录》，并平脉辨证，为《伤寒杂病论》合十六卷。"张仲景写《伤寒杂病论》的时候，就已经把《阴阳大论》一书作为他的重要参考书籍，表明《阴阳大论》一书早于张仲景的《伤寒杂病论》而存在。张仲景为东汉末年灵、献时代人，因而，《阴阳大论》成书年代的下限，不会晚于东汉末年灵、献时代以后，而只能在这以前。

从以上所述，我们可以看出，《阴阳大论》即《素问》"运气七篇"的成书年代，是在东汉初期刘秀建武至东汉末期灵、献时代之间。

《素问》中运气学说的辩证法思想

《素问》运气七篇中运气学说（以下简称"《素问》中运

气学说"），总结了我国古代劳动人民在长期生活生产实践中逐渐产生和发展起来的辩证法思想，论述了辩证法则在中医学中的应用。

中医学早在《内经》成书的战国时代，就已经认识到：自然界一切事物都不是孤立的，人体各部组织是相互联系相互制约的，自然界各种事物也是相互影响的，人体各部组织是一个统一的整体，而人与自然界也是息息相关的。在当时已经发展起来的阴阳五行学说这种古代朴素辩证法思想指导下，古代医学家用取象比类的方法，阐明了这个医学世界的统一性；并且还指出了自然界一切事物内部都有阴阳对立的两个方面，这两个方面是互相联系、互相为用的（"阴在内，阳之守也；阳在外，阴之使也"），又是相互斗争的（"阴胜则阳病，阳胜则阴病"）。二者总是反映出"阴阳交争""阴阳相薄"来，而"交争""相薄"的结果，还在一定条件下各向自己的对立方面发生转化。所谓"重阴必阳，重阳必阴"、"寒极生热，热极生寒"即是。事物阴阳对立的矛盾运动，推动着事物的不断变化和发展，促使事物进行"生长壮老已"的过程。"阴阳者，万物之能（能即'台'字，读为'胎'）始也。"阴阳对立统一运动，普遍存在于世界万物之中，是世界万物生长发展进行"生长壮老已"的根本动力。所以《素问·阴阳应象大论篇》说："阴阳者，天地之道也，万物之纲纪，变化之父母，生杀之本始，神明之府也。"

《素问》中运气学说，继承了这份宝贵的思想遗产，并在医学的具体应用上有了发展。它在前人思想成就的基础上提出了"阴阳""刚柔""天地""升降""出入""上下""内外""先后""寒暑""盛衰""盈虚""气形""邪正（真）""本标""逆顺""迟速""动静""胜负""缓急""深浅""厚薄""补泻""散收"等等相对概念。这一切以阴阳学说为总纲，受阴阳学说的统辖，是阴阳学说在各方面的具体应用。而阴阳学说则是事物内部运动的基本形式，是事物普遍存在的运动规律。

《素问》中运气学说在论述这些相对概念的同时，明确指出了事物对立的两个方面，不是绝对分离、互不相干的，而是"阳中有阴，阴中有阳"（见《天元纪大论》），"上下交互"在一起，并且还"上胜则天气降而下"，天气转化为地气，"下胜则地气迁而上"，地气又转化为天气（见《六元正纪大论》），阴阳对立的双方在一定条件下是要向自己对立的方面进行转化的，所以《素问·六元正纪大论篇》说："动复则静，阳极反阴。"《素问·天元纪大论篇》说："动静相召，上下相临，阴阳相错，而变由生也"。这表明对立双方的斗争促进事物的变化。

"君火之右，退行一步，相火治之；复行一步，土气治之；复行一步，金气治之，复行一步，木气治之；复行一步，君火治之"（见《六微旨大论》），自然界一切事物都是"变动不居"的，从而《素问》中运气学说明确地提出了一个"动而不已"（见《六微旨大论》）的辩证新观点，论述了世界万物都是处在不断运动、不断变化过程中。事物内部阴阳的不断运动，使事物得到不断的发展和变化，"曰阴曰阳，曰柔曰刚，幽显既位，寒暑弛张，生生化化，品物咸彰"（见《天元纪大论》），事物都进行着正常的"生长壮老已"或"生长化收藏"的发展过程，自然界呈现出一片蓬蓬勃勃的繁荣景象。阴阳的对立统一如被破坏，发生"阴阳离决"，失去运动，"出入废则神机化灭，升降息则气立孤危"，事物也就完结，生命也就终止了。所以世界上一切事物，都是"非出入则无以生长壮老已，非升降则无以生长化收藏"（见《六微旨大论》）的。

谁都知道，任何运动规律都是依赖于物质的存在而存在，阴阳运动也不例外。没有物质就没有运动。《素问》中运气学说根据《周易·系辞上》所谓"形乃谓之器"，提出了"器"这个有形质的物体作为阴阳运动、万物生化的物质基础。它说："器者，生化之宇。器散则分之，生化息矣。"（见《六微旨大论》）这就表明《素问》运气学说认为有形质的物体，是阴阳运动的基础，是事物生长发展的根本，没有物体就没有阴阳运动的存在，也就没有事物的生长和发展。从而又表明了运气学说古代朴素的唯物论观点。

阴阳对立统一的矛盾运动，普遍存在于一切物体中，"是以升降出入，无器不有"（见《六微旨大论》），因而任何物体的运动，都是"无不出入，无不升降"（见《六微旨大论》）的。

《素问》中运气学说还认为，一切事物的发展都不是绝对平衡的，世界上等同的事物是不存在的。论中所说的"气用有多少，化治有盛衰"，"病形有微甚，生死有早晏"（均见《六元正纪大论》），"气味有厚薄，性用有躁静"，以及"治有缓急，方有大小"，"证有中外，治有轻重"（均见《至真要大论》）等等，就是表达了这种观点。

《素问》中运气学说对中国医学的贡献

《素问》中运气学说在古代朴素的辩证法思想指导下，以干支立年为工具，论述了"肝""心""脾""肺""肾"等五藏和"风""寒""暑""湿""燥""火"等六气错综复杂变化为病的规律以及其相应的治疗原则，系统地总结了我国东汉以前的医疗经验，发展了《黄帝内经》的医学思想，为中医学的进一步发展作出了贡献。

《素问》中运气学说在人体与自然环境是一个统一整体的思想指导下，在《黄帝内经》医学理论的基础上，把"在天为气"的自然界风寒暑湿燥火等所谓"六气"与人体三阴三阳经脉紧密联系在一起，把"在地成形"的自然界木火土金水等所谓"五行"与人体五藏紧密联系在一起，运用司天在泉、客主加临、淫郁胜复、太过不及等理论，论述了风寒暑湿燥火等六气伤人及其风寒暑湿燥火相兼而导致的人体藏府经脉病变的规律，论述了人体藏府和经脉的复杂病证，这就发展了《黄帝内经》在这方面的医学理论，使之能更有效地指导医疗实践。记述了包括内科、外科、妇科、眼科、口腔和耳鼻咽喉科等各科共四百多个病证，丰富和发展了《内经》所载病证的内容，表示了对医学世界认识的进一步深化。它还由博返约，把这些病证作了归纳，找出了六气为患导致人体发生病变的基本规律，提出了"厥阴所至为里急"，"为支痛"，"为软戾"，"为胁痛呕泄"；"少阴所至为疡疹身热"，"为惊惑恶寒战慄谵妄"，"为悲妄衄蔑"，"为语笑"；"太阴所至为积饮否隔"，"为稸满"，"为

中满霍乱吐下"，"为重胕肿"；少阳所至为嚏呕，为疮疡"，
"为惊躁瞀昧暴病"，"为喉痹耳鸣呕涌"，"为暴注䀮瘛暴死"；
"阳明所至为浮虚"，"为尻阴股膝髀腨胻足病"（疑此句文
字有误），为皴揭"，"为鼽嚏"；"太阳所至为屈伸不利"，"为
腰痛"，"为寝汗，痉"，"为流泄禁止"（见《六元正纪大论》）。
特别是提出了"诸风掉眩，皆属于肝；诸寒收引，皆属于肾；
诸气愤郁，皆属于肺；诸湿肿满，皆属于脾；诸热瞀瘛，皆属
于火；诸痛痒疮，皆属于心；诸厥固泄，诸属于下；诸痿喘呕，
皆属于上；诸禁鼓慄，如丧神守，皆属于火；诸痉项强，皆属
于湿；诸逆冲上，皆属于火；诸胀腹大，皆属于热；诸躁狂越，
皆属于火；诸暴强直，皆属于风；诸病有声，鼓之如鼓，皆属
于热；诸病府肿，疼酸惊骇，皆属于火；诸转反戾，水液浑浊，
皆属于热；诸病水液，澄澈清冷，皆属于寒；诸呕吐酸，暴注
下迫，皆属于热"（见《至真要大论》），即所谓"病机十九
条"（实际上，当还有燥邪为病之文，今脱落），约两千年来
一直脍炙人口，对中医学的发展起了重要作用。

　　《素问》中运气学说根据运用司天在泉、客主加临、淫郁
胜复、太过不及等理论所阐明的疾病规律，还相应地规定了治
疗这些疾病的原则，如《至真要大论》提出的"风淫于内，治
以辛凉，佐以苦，以甘缓之，以辛散之"，"木位之主，其写
以酸，其补以辛"等论述。它还根据疾病的一般规律，提出了
"寒者热之，热者寒之，微者逆之，甚者从之，坚者削之，客
者除之，劳者温之，结者散之，留者攻之，燥者濡之，急者缓
之，散者收之，损者温之，逸者行之，惊者平之"等治疗的普
遍法则和"大毒治病，十去其六；常毒治病，十去其七；小毒

治病，十去其八；无毒治病，十去其九；谷肉果菜，食尽养之，无使过之"，以及"大积大聚，衰其大半过乃止"的给药原则。所有这些，至今在临床上仍不失其指导意义。

写在后面

东汉时期的唯物主义者王充在他所写的《论衡·明雩篇》中说过："夫天之运气，时当自然。"《素问》中"运气七篇"的运气学说，是根据人们在长期的生活实践和医疗实践中观察自然界气候变化及其影响人体发生疾病所获得的丰富经验，运用阴阳对立统一规律总结出来的，是唯物的。它以"五运回薄""六气往复"的"变动不居"，阐述了自然界气候的不断变化，而影响人体发生的疾病也在不断发展，这与汉儒董仲舒倡导的"天不变，道亦不变"的形而上学观是背道而驰的。它在论述了风寒暑湿燥火等"六气"变化导致人体发病的规律的同时，提出了相应的治疗这些疾病的法则，表达了疾病规律可以认识、疾病可以治疗的正确观点，实际上反对了"死生有命"的"宿命论"思想。它以干支立年为工具，讨论自然界气候变化及其导致人体发病的规律，似乎是有六十岁一周的循环论倾向，但它明确指出了气候是"应常不应卒"（见《气交变大论》），自然界是"时有常位，而气无必"（见《至真要大论》），不是用甲子推算其时至其气亦必至的，它注重参验，讲究效用，在《气交变大论》中提出了"善言天者，必应于人；善言古者，必验于今；善言气者，必彰于物"，强调理论必须紧密联系于实际，理论只有符合于实际才是有用的，主张在医疗实践中正确地运用这个理论。这就说明它以实践为基础，把理论牢靠地放在实践的基础之上，就使这个理论自然而然地具有了朴素唯物主义的实质。它在《内经》的基础上，发展了我国古代医学，又促进了后世医学的发展。由于它受到当时社会历史条件的限制，不可避免地存在某些错误的东西，但它与后来带上了严重的唯心主义色彩的运气学说是有着本质区别的。在宋代，由于程朱理学思想的影响，受程朱理学思想统治的运气学家，抛弃了《素问》中运气学说丰富的医学实际内容和宝贵的辩证法思想，把干支立年这个运气学说的外壳拿来加以固定化，以干支立年为基础，机械地推算出某年为某气司天必发生某病而当用某药，给人们规定了一个万古不变的"模式"，这就脱离了事物发展的客观实际，陷入了唯心主义的泥坑。这种宋儒运气学说阉割了《素问》中运气学说的灵魂，与《素问》中运气学说名同而实异，所以沈括在《梦溪笔谈·象数一》中说："医家有五运六气之术，大则候天地之变，寒暑风雨，水旱螟蝗，率皆有法；小则人之众疾，亦随气运盛衰。今人不知所用，而胶于定法，故其术皆不验。"然而现在有些人对《素问》中运气学说和带着严重宋儒色彩的运气学说不加区别，混为一谈，或者统加赞扬，或者均加否定，这都是因为没有考察中医学运气学说的变化史，没有深究名同而实异的两个运气学说的实质，缺乏对运气学说的真正认识，因而总是人云亦云，甚至信口雌黄，妄加评说，这是不对的。

（原载于《新医药通讯》1977 年第 2 期。作者：李今庸）

《内经》中的心身医学思想初探

心身医学（Psychosomatic Medicine）是近几十年形成的一门新兴科学，它运用医学、心理学和社会学等学科的理论，研究人们的心理因素与生理活动之间的关系，研究人们所处的社会环境对心理、生理的影响，探求人格特征、体质等因素在疾病过程中的作用，以冀达到对人体的健康和疾病提供整体性、综合性理论的目的。心身医学的崛起，突破了西方医学界长期忽视心身的整体关系和仅注重疾病的局部细胞病理改变的桎梏，受到了人们的普遍重视，成为现代医学中一个不可缺少的新部门。然而，心身医学思想早在我国古代就已萌芽了。

现存最早的医学典籍《内经》中，对心身医学的有关问题就有许多精辟论述，很值得我们用现代科学理论予以研究。这对中医现代化和中西医结合都是十分有意义的。本文试就此作一粗浅探讨。

情绪、心理社会因素与人体疾病

情绪是人们的一种心理活动。正常的情绪是有益的，但急剧的或持续过久的情绪波动却可导致疾病。《内经》用了很多篇幅阐明情绪对人体健康的影响。《素问·调经论篇》说：

"夫邪之生也，或生于阴，或生于阳。其生阳者，得之风雨寒暑；其生于阴者，得之饮食居处，阴阳喜怒。"所谓"喜怒"，实际包括各种情绪活动。高士宗注曰："言喜怒而七情可该。"这就明确说明情绪因素与外感六淫等因素一样是产生疾病的原因。

关于情绪的致病机理，《内经》从朴素唯物主义出发，认识到心理活动与生理活动是相互影响的。《灵枢·本神》说："所以任物者谓之心。"《素问·阴阳应象大论篇》说："人有五藏化五气，以生喜怒悲忧恐。"说明心能接受外界环境事物的刺激，在各藏府共同配合下产生各种情绪。然而情绪活动的产生又可反作用于生理活动，甚至影响心在体内的统一主导作用，引起藏府经络功能紊乱、气血运行失常和阴阳平衡破坏等一系列变化，从而使人体发病。如《灵枢·口问》说："心者，五藏六府之主也……故悲哀愁忧则心动，心动则五藏六府皆摇。""大惊卒恐，则血气分离，阴阳破败，经络厥绝，脉道不通。"形象地描述了情绪对生理活动的影响及其致病作用。

心身医学在情绪致病方面进行了大量实验研究，在本世纪20年代，美国 Cannon 就指出，情绪可刺激植物神经系统，以致引起病理性功能紊乱。近年来研究表明，情绪与脑的边缘系统密切有关，而边缘系统又为重要植物神经整合中枢，故情绪活动必伴有植物神经功能的改变，交感和副交感神经之间对立统一状态的破坏，使各内藏活动随之变化；同时由于边缘系统之下丘脑对脑垂体的影响，体内激素平衡也失调。这些情绪的生理反应延续过长，就可造成躯体疾患。有人统计，临床病人有 50% 是情绪紧张而患病的，只因习以为常而不自觉罢了。

　　《内经》还观察到因情绪变化的不同，生理反应和病理改变也不一样。《素问·举痛论篇》说："怒则气上""喜则气缓""悲则气消""恐则气下""惊则气乱""思则气结"。《素问·阴阳应象大论篇》说："怒伤肝""喜伤心""思伤脾""忧伤肺""恐伤肾"。这主要是运用五行学说解释不同的情绪因素对人体的不同影响，以及各种情绪的特点和规律。临床上虽不尽如此机械，但因发怒而眩晕、中风，因思虑过度而胸闷纳呆，因恐惧引起遗尿、阳痿等，也颇为多见。美国学者 Wolff 对胃造瘘伴胃黏膜疝的病人观察发现，不同情绪状态对胃壁运动、血管充盈和黏膜分泌有明显影响。在愤怒、焦虑状态下，胃酸分泌增加，胃黏膜充血而抵抗力降低，易导致溃疡病；在悲痛、恐惧时，胃酸减少，胃黏膜变白，引起慢性消化不良。可见在不同情绪状态下确有各种各样的生理反应。探索什么样的精神因素将导致机体患什么样的疾病，是现代心身医学面临的一个重要课题，而《内经》在两千年前就有了认识，是很了不起的。

　　《内经》特别强调情绪对"气"的影响，认为情绪对"气"的破坏作用是致病的重要环节。如《灵枢·寿夭刚柔》说："忧恐忿怒伤气，气伤藏，乃病藏。"中医学认为，"气"是流通在体内以维持生命活动的精微物质，并具有调控经络、藏府活动的机能。"气"功能的失常，必然导致机体的病理改变。在对"气"本质的研究中，加拿大 L.Y.Wei 博士认为，辐射场影摄中被摄生物四周的辉光为中医"内气"的指标，而辉光的颜色、亮度和宽度取决于生物的生理和心理状况。科学家做了个有趣的实验，让两个被摄者同时想着将遇害，其辉光从正常蓝白色变为红色。再请一个人思索去刺死另一个人，他的辉光变成红色旋光，而预感受害者的辉光呈橘红色一团。这些实验说明，"气"的确随心理活动而变化。目前虽不能揭示辉光的真实实质，但相信对中医"气"本质的研究，定会有助于心身医学向纵深发展，对心身关系的认识来一个飞跃。

《内经》认为情绪因素除可直接致病外，还可结合其他致病因素引起疾患。《素问·本病论篇》指出："人忧愁思虑即伤心，又或遇少阴司天，天数不及，太阴作接间至，即谓天虚也，此即人气天气同虚也。又遇惊而夺精，汗出于心，因而三虚，神明失守……令人暴亡。""一切邪犯者，皆是神失守位故也。"说明一些严重的外感病，固然因有非时之气的存在而引起发病，但情绪也起一定作用。"正气存内，邪不可干"，情绪可造成正气虚弱，使外邪易于侵袭。心理因素使人体免疫力下降，结合其他因素致癌已被证实。美国人梅森还发现，一些流感病往往与情绪有关，当情绪遭到打击时，血、尿中某些激素含量发生变化，而流感病人总是先有这些变化。

关于心理社会因素对人体健康的影响，《素问·疏五过论篇》作了重点讨论，认为人们社会地位和生活条件的变迁，男女亲人间的生死离合等情况的发生，都可影响情志变化而引起疾病。反复强调医生不仅要注意患者的疾病本身，更要注意患者周围的社会环境。指出："（诊病）必问尝贵后贱，虽不中邪，病从内生，名曰脱营，尝富后贫，名曰失精。""必问饮食居处，暴乐暴苦，始乐后苦，皆伤精气。""（还要）当合男女，离绝菀结，忧恐喜怒，五藏空虚，血气离守。"如不掌握这些情况，"诊之而疑，不知病名"，"皆受术不通，人事不明也"。因此造成失治误治，就属医生的过错。现代心身医学也看到了这些现象。美国人 Holmes 研究发现，人们经历了大量生活变动后，几乎所有躯体疾病都有较高的发病率，他认为，婚姻、职务升降、居处改变等情况均可造成人们对疾病的易感状态。哈佛大学医学院 HeneKens 的一项调查表明，退休者比未退休者冠心病死亡率高 80%。我国不少人认为，由于十年动乱，人们长期处于心理矛盾和消极的情绪状态中，所以心血管病、癌症等明显增加。由此可见，《内经》对心理、社会因素致病作用的认识是完全正确的。

人格特点、体质因素与人体疾病

人格特点亦属心理学范畴。一般来说，人们对外界环境刺激，各有其巩固的、习惯的反应和行为表现，体现出各自的人格特点。体质则是个体在先后天因素作用下形成的，在解剖形态、机能代谢等方面不同于他人的特性。《内经》发现对同样的情绪和心理社会因素的刺激，有的人不发病，有些人则发病，发病的部位和症状表现也各异。对此，《内经》认为，人格特点、体质因素在其中起着重要作用。如勇和怯是不同人格特点的表现，《灵枢·论勇》篇指出："勇士者……怒则气盛而胸胀，肝举而胆横，眦裂而目扬，毛起而面苍……怯士者……虽方大怒，气不能满其胸，肝肺虽举，气衰复下，故不能久怒。"说明同一情绪作用在不同人格特点人的身上，对生理功能的影响就不一样。《内经》进一步分析指出，人格特点不同的人，对一些疾病的易感性就差异很大。如《素问·经脉别论篇》说："有所惊恐，喘出于肺……当是之时，勇者气行则已，怯者着而为病也。"《内经》还指出，体质是一些疾病的发病基础。

《灵枢·五变》篇说："人之善病消瘅者何以候之……五藏皆柔弱者，善病消瘅……夫柔弱者，必有刚强，刚强多怒，柔者易伤也。"解释了消瘅病的形成是体质、人格特征、心理因素相互作用的结果。

心身医学研究显示，人格特点和体质往往决定疾病的易罹患性、发病后的证型和转归。有人对一千多名医科学生做了前瞻性研究，发现事后患癌的人大多有孤独、压抑和内蕴的性格。Friedman 等研究认为，雄心勃勃、难以驾驭、急躁、不易满足的人易患冠心病。有人提出，内胚型的人（胖人），应激时易产生胃肠症状。这些研究证明，《内经》的有关论述是有其科学道理的。

人格特点和体质因素在疾病过程中起着重要作用，因而掌握它们的分型特点，对诊断和防治疾病颇有意义。《内经》在这方面也进行了探讨。《灵枢·通天》篇根据人体阴阳之气的多寡，把人分为太阴、少阴、太阳、少阳、阴阳和平等五种人，指出这五种人体质互不一样："凡五人者，其态不同，其筋骨气血各不等。"并对这五种人的人格特征分别作了描述。如"太阴之人……好内而恶出，心和而不发，不务于时，动而后之"，"太阳之人……志发于四野，举措不顾是非，为事如常自用，事虽败而常无悔"，"阴阳和平之人，居处安静，无为惧惧，无为欣欣，婉然从物，或与不争，与时变化"。这是说太阴型的人，因阴气盛，故性格内倾而温和喜静；太阳型的人，因阳气旺，故性格外倾而暴躁喜动；阴阳和平之人则平衡适中，介于二者之间。《灵枢·阴阳二十五人》篇还把人分为木形、火形、土形、金形、水形等五种人，各有其肤色、体型、人格特征和易感性。如"木形之人……其为人苍色，小头，长面，大肩，背直，身小，手足好，有才，劳心，少力，多忧，劳于事，能春夏不能秋冬，感而病生"。对其他类型也各有描述。当然，限于历史条件，其分型和论述较粗糙，但这些认识是值得深入研究的。过去对《灵枢》按体内阴阳之气的多少划分人格类型的问题，一直未予重视，甚至认为是唯心的和不科学的糟粕，而新近的实验结果与《内经》的这些认识颇相吻合。美国亚特兰大精神保健所的专家们，对二十多人的脑脊液检查表明，急躁易激动者含去甲肾上腺素相对增高，血清素含量则降低，而脾气温顺的人恰相反。他们认为，去甲肾上腺素和血清素是影响人精神冲动的微量化学"元素"，因它们在体内含量不均衡，故导致个性不一。可见人的性格虽受社会因素的熏陶，但它与人的生理体质确实有关，而血清素与去甲肾上腺素似相当于中医学的阴阳一对关系。

中医学在诊疗中十分注意患者的人格特征和体质，强调辨性情、辨体质，"因人制宜而施治"。《灵枢·通天》篇说："古之善用针艾者，视人五态乃治之。"《素问·征四失论篇》说："不别人之勇怯，不知比类，足以自乱，不足以自明。"《素问·方盛衰论篇》更强调指出："诊可十全，不失人情。"明·张景岳在《类经》中解释说："不失人情，为医学最难一事……阳藏者偏宜于凉，阴藏者偏宜于热，耐毒者缓之无功，不耐毒者峻之为害，此藏气之有不同也。有好恶之情者，不惟饮食有憎爱，抑且举动皆关心，性好吉者危言见非，意多忧者慰安云伪，未信者忠告难行，善疑者深言则忌……有参术入唇，惧补心先痞塞，硝黄沾口，畏攻神即飘扬……凡此皆病人之情，不可可察也。"可见，所谓"人情"，即是患者的性格和体质，"不失人情"是要医生细心体察病人千差万别的个性和体质，在用药治疗时不与之相违背，否则得不到病人的配合，是不会有满意疗效的。目前，心身医学大力研究咨询联络精神病学，医生可通过医院设立的咨询机构，了解病人的行为特征，借以指导治疗。当患者固执己见不执行医嘱时，应避免冲突，根据其个性拟定完善的治疗方案。

心身疾病及其防治

心身医学把以心理因素为主要病因的一类躯体疾患称心身疾病。它们多发生在心血管、胃肠道、呼吸道、生殖和内分泌等系统。《内经》中对此类疾病有详细记述。以下仅以常见几个心身疾病为例。《素问·举痛论篇》说："悲则心系急，肺布叶举，而上焦不通，荣卫不散。"心系急即心系痉挛疼痛（文中急字有挛急疼痛之意，如同篇所说"小络急引故痛"），颇似情绪因素引起的心绞痛、心肌梗死等心身疾病。又说："怒则气逆，甚则呕血及飧泄。"《素问·六元正纪大论篇》指出，木郁之发，民病胃脘当心而痛。这些症状与胃溃疡、情绪结肠症等心身疾病近同。《素问·经脉别论篇》说："有所惊恐，喘出于肺。"即心身医学所指由心理因素引起的支气管哮喘。《素问·阴阳别论篇》说："二阳之病发心脾，有不得隐曲（指情绪不遂），女子不月。"《灵枢·本神》篇说："肝悲哀动中则伤魂……当人阴缩而挛筋。"月经不调、阴道痉挛、阳痿、性感缺乏多属心身疾病。《灵枢·五变》篇说："怒则气上逆，胸中蓄积，血气逆留……转而为热，热则消肌肤，故为消瘅。"

消瘅病还有"消谷、令人悬心善饥"等症状，与属心身疾病的糖尿病、甲亢很相似。这些例子说明，《内经》对情绪所致疾病的范围及其临床表现，已有相当深刻的认识。

防病于未然是中医治疗疾病的最高原则，《内经》对心身疾病的研究，尤其突出地反映出这一思想。《素问·上古天真论篇》说："外不劳形于事，内无思想之患，以恬愉为务，以自得为功，形体不敝，精神不散，亦可以百数。"即告诫人们不作妄想，使心境安定，情绪乐观，避免不良社会因素的刺激，预防疾病，延年益寿。《内经》还根据"人与天地相应"的整体观，指出在不同的时节，调摄精神的方法应有所不同。《素问·四气调神大论篇》说："春三月……夜卧早起，广步于庭，被发缓形，以使志生……夏三月……夜卧早起，无厌于日，使志无怒……秋三月……早卧早起，与鸡俱兴，使志安定……冬三月……早卧晚起，必待日光，使志若伏若匿……"就是说，人们应该按照时序的阴阳消长进行精神调摄，养生却病。虽未见到国外心身医学有关这方面的报道，但一些研究为探讨这一理论提供了线索。如有人发现，精神疾患与季节变化有密切关系，抑郁症从春天到初夏增加，躁狂症等病夏天增加，气温日内差太大可影响人们的情绪，每在这种时节自杀者较多。由此看来，《内经》把调养情志与季节时序联系起来，是颇含深意的，有深入研究的价值。

对于心身疾病的治疗方法，《内经》十分重视心理治疗的作用。用心身医学的话说，就是要看到心理因素既可致病又能治病的双向效应。《素问·汤液醪醴论篇》指出，用针药治疗情志疾病不见功效，是因"精神不进，志意不治，故病不可愈"。意思是说，如不考虑病人的心理状态，就不能取得好的疗效。

《内经》中的心理疗法归纳起来主要有三个方面。一是劝慰和启发自知力。如《灵枢·师传》篇所说："告之以其败，语之以其善，导之以其所便，开之以其所苦。"二是让病人诉述，解除病人的精神负担。如《素问·移精变气论篇》所说："闭户塞牖，系之病者，数问其情，以从其意。"即选择一个安谧的环境，与病人取得亲密联系，详细询问病人，让其倾诉隐讳之情，给予耐心引导，以解除其心理矛盾和痛苦。病人诉述是现代心理疗法的主要方法，病人在理解和同情他的医生面前倾吐感受，觉得从情绪重压下解放出来，对许多患者有充分治疗作用。三是以情胜情，即《素问·阴阳应象大论篇》说的"悲胜怒""恐胜喜""怒胜思""喜胜忧""思胜恐"。业已证明，边缘系统存在调节对立情绪的区域，它们互相联系和转化，使情绪协调平衡。《内经》这种方法，似是利用了这一机理，平衡过亢的情绪。

　　《内经》还强调用气功防治情志疾病，《素问·上古天真论篇》说："恬淡虚无，真气从之，精神内守，病安从来。""呼吸精气，独立守神，肌肉若一，故能寿敝天地，无有终时。"《灵枢·本藏》篇说："志意者，所以御精神，收魂魄，适寒温，和喜怒者也。"说明当时已认识到锻炼气功，用意志来调整体内生理活动，抵御情绪因素的干扰。近年来，国内外运用气功治疗各种心身疾病，疗效显著，现在几乎形成了一股热潮。

　　通过以上粗略讨论，可见《内经》中有非常丰富的心身医学思想，我们的任务就是运用现代科学理论和技术，将其整理、提高和发展，更好地造福于人类。

（原载于《辽宁中医杂志》1981 年第 10 期。作者：张志宏）

中医学中的时辰生物学

　　包括人体在内的生物，都有着一些节律现象，即生物的一些生理功能可以随着时间而产生有规律的节律变化，似乎在生物体内有一只感知时间的"生物钟"。对于这种生物节律的观察与研究，在国外大约有 150 年历史，而系统地研究其机理并加以应用则只有 15 年光景。但这门科学发展很快，已由研究一般生物节律现象的"时辰生物学"分化成"时辰生理学""时辰医学""时辰药理学"等。它的提出，进一步证实了中医学的科学性，推动了我国医药学理论研究工作的深入发展。

　　事实上，对生物和人体的这种节律现象，在中医学中早就有所认识，并以此运用于防治疾病，增强体质，起到了很好的效果。其历史当然比起西方要悠久得多。现就中医学中与时辰生物学有关联的内容作一片面、初步的叙述。

　　在基础理论方面，近代时辰生物学研究认为，人的节律性受太阳、地球、月球等宇宙节律影响。对此，《灵枢·岁露》篇早就有"人与天地相参也，与日月相应也"的论述。正确地指出了地球以及离我们最近的两个天体——太阳、月球的运行是和人体有着密切关系的。既然它们的运行和对地球的辐射、引力、电磁效应等变化有着一定的节律，因此人体的生理功能显然也随之而有节律变化。

一年之中，地球绕太阳公转时，不同区域所受的辐射影响有着一定的规律，这就造成一年中不同的季节、气候。地球上的生物界在漫长的进化岁月中，形成了符合这个季节变化的生理节奏。人当然也不例外。《素问·五运行大论篇》指出，由于大地与其他天体间相对运行造成了四时万物的变化。《素问·金匮真言论篇》认为，在不同的季节，各种疾病的发病率也不同，"长夏善病洞泄寒中，秋善病风疟"。《素问·四气调神大论篇》则对一年四季中大自然和人体生理机能的变化有明确的叙述，并指出如何在不同季节采取不同办法防治疾病，增强体质。中医学将人体与生物在四季中的变化规律概括为春生、夏长、长夏化、秋收、冬藏。认为春夏阳气发泄，气血容易趋向于表；秋冬阳气收藏，气血容易趋向于里。人体也随之以不同的生理功能与之相适应，如《灵枢·五癃津液别》篇曰："天暑衣厚则腠理开，故汗出……天寒则腠理闭，气湿不行，水下流于膀胱，则为溺。"四时气血的变化，表现在脉象上：春夏脉多浮大，秋冬脉多沉小。

中医学对一日24小时中人体机能的变化也有正确的描述。《素问·生气通天论篇》说："故阳气者，一日而主外，平旦人气生，日中而阳气隆，日西而阳气已虚，气门乃闭。"《灵枢·顺气一日分为四时》篇说："以一日分为四时，朝则为春，日中为夏，日入为秋，夜半为冬。"又说："夫百病者，多以旦慧昼安，夕加夜甚。朝则人气始生，病气衰，故旦慧；日中人气长，长则胜邪，故安；夕则人气始衰，邪气始生，故加；

夜半人气入藏，邪气独居于身，故甚也。"以上概括了人体一日中生理、病理的变化，并指出疾病一般在白天较轻，到傍晚和夜里就加重。根据近代时辰生理学研究结果，人脑活动在白天上午为高峰；肾藏对机体代谢产物和毒素的排泄率以上午和中午最高；血液中部分白细胞、蛋白质（包括抗体）含量也以白天为高；白天的循环、呼吸、精力及各器官功能也显著地比夜晚高，因此机体对疾病的抵抗力白天较强，这样就造成了古人所说的"旦慧昼安，夕加夜甚"的现象。

由于中医学认识到人体的生理、病理情况往往随时间不同而不同，所以在诊断治疗上也强调"因时制宜"。在切脉方面，《素问·脉要精微论篇》说："春日浮，如鱼之游在波；夏日在肤，泛泛乎万物有余；秋日下肤，蛰虫将去；冬日在骨，蛰虫固密，君子居室。"即春季脉稍弦，夏季脉稍洪，秋季脉稍浮，冬季脉稍沉。《素问·脉要精微论篇》又说："诊法常以平旦，阴气未动，阳气未散，饮食未进，经脉未盛，络脉调匀，气血未乱，故乃可诊有过之脉。"认为一日之中，早晨诊脉最好，如在其他时间应考虑到气血变化对脉象的影响。在治疗用药方面，重视季节特点，如夏天人体肌腠疏泄，冬天腠理致密。同是风寒外感，夏天就不宜过用辛温，冬天则可重用辛温解表药。

在针灸治疗方面，中医学更特别重视不同时间采用不同方法。对针刺的深浅，认为春夏阳气在上，人体之气行于浅表，刺宜较浅；秋冬阳气在下，人体之气潜伏于里，刺宜较深。

特别值得提出的是"子午流注"，它是一种针灸按时配穴的学说。由于人体的气血受日月星辰、四时八节的影响，因此它在十二经脉的流注有一定的规律，如同潮水一样，表现出周期性的盛衰开阖。以天干地支照一定的方法推算出气血在什么时候走到什么经穴，如此选穴便可取得较好的治疗效果。可见这种按日、月、地球运行规律推算血气的思想是很科学的。

中医学认为，"子"为阳之始，"午"为阴之始。在一年中，"子月"是十一月（农历），因十一月冬至后太阳对北半球的辐射等能量影响渐渐增加，使人体的生理功能也渐渐增强，到次年夏至的"午月"（农历五月）为顶点，夏至后太阳对北半球辐射等能量渐渐减少，人体生理功能也就自然减弱（当然，在南半球相反）。在一天中子时（半夜23点~1点）人体神经活动、代谢、体温等是在最低点，之后渐渐增强，至次日午时（中午11~13点）到达高峰，午时后又渐渐减弱。这些节律性的生理活动的变化早已为实验所证实。至于一月中的人体节律变化，目前尚发现不多（如按月经周期的内分泌变化，某些病按月复发，不过时间上尚有误差）。但对其他生物的研究，也说明了按月推算的重要性。如有一种称为"招潮蟹"的海蟹，能按月亮变化精确地确定其吃食等活动时间（不管它是否见到月亮）。

由于在不同时间里机体的生理现象不同，因此对外界的针刺、药物等刺激的反应也是不同的。近年来，对一系列药物进行时辰药理学研究，发现在相同的条件下，不同时间给药，其药理作用也不一样。同样剂量的某药在某时用，则因机体感受性低而不起作用；而在另一时间用，则感受性高，反应强烈。如治疗癌症的环磷酰胺，在细胞分裂快的时间给药，效果最好，毒性最低。针刺也是如此。

时辰生物学认为，机体生理功能的节律变化受激素、酶等活性物质支配，而这些物质的产生、分泌，以及在体液中的浓度随时间变化而变化，这些物质在体内的分布也不均匀，随着时间的变化，在某些部位较多，在某些部位则较少或没有。经络的电位也会随时间而变化。这就自然地联想到气血在某时流到某经、某穴等子午流注的解释。当然，目前这些研究还不够深入，不能简单、机械地乱套，但也说明了这种气血流注规律确是有物质基础的。

子午流注的推算方法是中医学理论的组成部分，在千百年的临床实践中证明是有效的。至于其方法是否绝对精确，有待以后深入研究。然而这种按不同时辰来认识人体变化的思想是与现代的时辰生物学一致的，它比国外要早两千多年！

（原载于《河南中医》1981 年第 5 期。作者：孙水平）

《内经》在环境医学上的成就初探

环境医学又称为医学地理学、疾病地理学，主要研究人体健康状况和疾病现象与具体所处地理环境的内在联系，藉以分析诸如原生性或次生性、自然的或人为的、理化的或生物的之类环境因素对人体可能发生的种种影响，并就已探明的各种地下热水与矿泉的医疗作用予以评价。故其研究范畴十分广阔，不仅与医学、地理学有关，且正向生物学、化学、土壤学、地质学、水文学和气象学等领域不断地渗透，逐渐趋向成为一门分科的综合性边缘学科。迄今的研究已清楚地表明，它既能促进卫生保健事业的发展，又能为国防建设提供重要的资料。因此，受到世界各国的普遍关注。随着环境保护问题的日益突出，深入开展环境医学的研究，势必成为当前世界上科学技术发展的主要趋势之一。

追溯环境医学的发展，实始于19世纪后叶，延至本世纪30年代后期巴夫斯基提出自然疫源地学说，才形成比较系统的理论。然而，在我国两千年前成书的《内经》中，对于环境医学所涉及的若干问题，作了大量阐述，并提出了一些独创性见解。因此，整理和提高《内经》有关这方面的研究成就，对于扩大和丰富环境医学的内容，颇有一定的现实意义。为此，笔者特作一初步探讨。

一、机体与环境的同步关系

目前已倾向性地认为，《内经》是出自于从战国到东汉数代医家之手的集体著作。不论远溯战国或近延东汉，在当时都无法采取物理的或化学的等实验手段，直接观察和了解人体的生理活动和病理变化，而只能将人体的一切现象纳入整个自然界一并加以讨论，于是就形成了"人与天地相应"的整体观。按照整体观的认识，机体内部必须维持动态平衡，而机体与外界环境更是休戚相关，息息相应。正如《素问·保命全形论篇》指出："人与天地之气生，四时之法成。"《灵枢·岁梦》篇则说："人与天地相参也，与日月相应也。"这就是说：机体当与外界环境相适应，遂使机体与环境之间确立了同步关系，即《素问·上古天真论篇》所倡导的"法则天地，象似日月"，

"处天地之和，从八风之理"，"和于阴阳，调于四时"。通览《内经》有关机体与环境同步关系的论述，大致可概括为以下两个方面：

（一）机体与时序性环境变化的同步关系

1. 机体与时序性昼夜交替的同步关系

《内经》在反复分析自然界可随时间推移在一日内出现阴阳消长昼夜节律的基础上，提出了机体需与此取同步变化。《灵枢·卫气行》篇谓："阳主昼，阴主夜。"《灵枢·顺气一日分为四时》篇则引申为："以一日分为四时，朝则为春，日中为夏，日入为秋，夜半为冬。"《素问·金匮真言论篇》又进一步加以诠注，认为："阴中有阴，阳中有阳。平旦至日中，天之阳，阳中之阳也；日中至黄昏，天之阳，阳中之阴也。合夜至鸡鸣，天之阴，阴中之阴也；鸡鸣至平旦，天之阴，阴中之阳也。"最后强调："故人亦应之。"以上这些纯朴的观点，曾被现代医学一度视为糟粕。由于近年来时间生物学的迅速发展，几乎所有激素的分泌都被证明可在"生物钟"的控制下呈现周日节律性的改变，且若持续性延长光照时间，则可使其节律消失。由此可见，《内经》所持机体应与时序性昼夜交替建立同步关系的观点是符合客观规律的。

2. 机体与时序性季节推移的同步关系

《内经》以较多的篇幅阐明四季推移中阴阳消长节律后，即主张"春夏养阳，秋冬养阴，以从其根"，使人体"与万物沉浮于生长之门"。因而在《素问·四气调神大论篇》中又进一步讨论了机体应如何适应季节变化的具体方法。以春季为例，认为："春三月，此谓发陈，天地俱生，万物以荣。夜卧早起，广步于庭，被发缓形，以使志生，生而勿杀，予而勿夺，赏而勿罚，此春气之应，养生之道也。"虽然其中某些方法颇有商榷的必要，但主张机体应与时序性季节推移同步无疑是正确的。近年来研究发现，人体钙、磷代谢有明显的季节性改变，而男性胆固醇值常呈冬增夏降的变化倾向，尿中 17- 甾酮类排泄量又有秋冬高春夏低的特点，这就更加说明机体必须适应季节变化而变化。

3. 机体与时序性岁气变更的同步关系

《内经》在论述随年岁变更的运气学说时，提出机体与不同岁年的气候变化有着不可分割的关系，两者当予同步。故《素问·六元正纪大论篇》谆谆告诫人们，"先立其年，以明其气，金木水火土运行之数，寒暑燥湿风火临御之化，则天道可见，民气可调，阴阳卷舒，近而勿惑，数之可数者"也。当然，我们绝不能拘泥于运气的机械循坏，但对于如何适应因岁年迁徙致使气候等环境变异的看法是可取的。

（二）机体与地域性环境变化的同步关系

《素问·阴阳应象大论篇》与《素问·五运行大论篇》两篇中所谓"东方生风""南方生热""中央生湿""西方生燥""北方生寒"，意即不同的地域具有不同的环境特征。为了使机体能在不同的生活地域适应不同的环境变化，循五行生克制化规律，从精神、饮食等方面提出一系列具体措施，譬如东方之人勿过怒，宜食酸等。尽管某些措施颇有牵强之嫌，但其基本精神乃在于强调机体与地域性环境变化的同步关系。

二、健康状况的空间差异

人类赖以生存的地理圈在不同的空间有着不同的组合形

式，在地球公转与自转的过程中使其差异更趋明显。即使在同一景观类型中，不同的空间也处于不同的生态、理化动态平衡状态。因此，世代定居于不同空间的人群将在个体发育、体质、寿命等方面，藉遗传、变异等因素造成一定的差异。《内经》就这一问题，也进行了讨论。

（一）地理环境对体质的影响

《素问·异法方宜论篇》就曾对长期生活在不同地域的我国古代广大人民群众的体质状况加以分析。如"故东方之域，天地之所始生也……故其民皆黑色疏理"；"西方者，金石之域，沙石之处，天地之所收引也，其民陵居而多风，水土刚强，其民不衣而褐荐，其民华食而脂肥，故邪不能伤其形体……"可以说，这段精彩的描述，对我国人民的体质状况的地域性差异所作评估，迄今仍有现实意义。尤其值得指出的是，当时《内经》已经认识到之所以出现这种差异，乃"地势使然也"。

（二）地理环境对寿命的影响

在衰老起因的当前研究中，已有多种学说同时崛起。其中美国人海佛利克认为，一切生物寿命的长短都取决于细胞分裂的固有次数，不同的生物有不同的寿命界限。故有的学者据此推断，藉环境降温之类手段延长细胞分裂的间隔时间等方式或可延年益寿。有趣的是，《内经》对于寿夭原因的分析与此竟颇相吻合。如《素问·五常政大论篇》中说："天不足西北，左寒而右凉，地不满东南，右热而左温，其故何也"，"阴阳之气，高下之理，太少之异也"，"是以地有高下，气有温凉，高者气寒，下者气热"。"东南方，阳也，阳者，其精降于下"，"阳精所降，其人夭"。"西北方，阴也，阴者，其精奉于上"，

"阴精所奉，其人寿"。紧步其后，又进一步阐明了"一州之气，生化寿夭不同"的原因，乃"高下之理，地势使然也，崇高则阴气治之，污下则阳气治之，阳胜者先天，阴胜者后天，此地理之常，生化之道也"，"高者其气寿，下者其气夭，地之小大异也，小者小异，大者大异"。简而言之，人群平均寿命不论在大小地域范围内都存在着一定的空间差异，这是因为在具体生活的特定环境中，以地势、气温等因素导致不同的环境差别对人体施加长期影响的结果。

三、疾病发生的空间分布

鉴于在不同的地理环境中，分布着不同的病原体，不同的传播病原媒介昆虫，不同的病原中间宿主，以及对人体各有利弊的多种不同的微量元素，使流行病、传染病、地方病和其他一些疾病呈现出有程度不同的特异性空间分布。伴随而来，也就形成了典型病区、特异病区、新发和高发病区、职业病发生的人工环境。兹就《内经》在这方面所作的阐发，归纳如下。

（一）地域性致病因素

《素问·阴阳应象大论篇》指出："天有八纪，地有五里"，"天不足西北"，"地不满东南"，"此天地阴阳所不能全也，故邪居之"。言简意赅，寥寥数语，已经点明了因地异邪的道理。《素问·金匮真言论篇》《素问·阴阳应象大论篇》及《素问·五运行大论篇》又反复对不同的具体地域有不同的主要致病邪气进行了具体的分析。仍以东方为例，加以说明。即所谓东方者"在天为风，在地为木"，"在味为酸"，"在志为怒"，风、酸"伤筋"，风、怒"伤肝"，病"在筋"，"发惊骇"。

《内经》论述东方时，既含地域性概念，又常赋予春日绚丽、气候温和的征象。东方、春季、天暖三者结合恰好勾画出了我国东方海滨地区的主要环境特征，余皆类推。由此可见，以此作为地域性致病因素的分析，是有一定道理的，也是比较符合实标的。

（二）地域性多发病

《素问·五常政大论篇》根据我国东南部地势低下，气候温热，西北部地势高峻，气候寒凉的特点，得出了"温热者疮""寒凉者胀"的结论，说明不同的地域有不同的多发病。《素问·异法方宜论篇》进一步阐发为：东方者"鱼盐之地，海滨傍水，其民食鱼而嗜咸"，"鱼者使人热中，盐者胜血……其病皆为痈疡"；西方者"其病生于内"；北方者"其地高陵居，风寒冰冽……藏寒生满病"；南方者"其地下，水土弱，雾露之所聚也……其病挛痹"；中央者"其地平以湿……故其病多痿厥寒热"。众所周知，我国当前南方流行血吸虫病与华枝睾吸虫病，北方流行克山病，中原地区曾流行黑热病，就《内经》的分析而言，不可否认的是非常简单而粗糙，但与上述疾病的实际情况相比较，从某种意义上来说，也确有相似之处。

四、环境因素在治疗上的意义

在整体观念指导下的辨证论治，不论立法处方或遣药，都十分重视因地制宜，而这一观点正是渊源于《内经》。从《内经》来看，主要从两方面强调环境因素在治疗上的意义。

（一）因地辨证立法

《素问·五常政大论篇》对于如何根据地理环境的不同灵

活辨证立法的问题，作了非常精辟的论述。基于东南之地"气温气热"，阳气常易外泄，极易生内寒，故通常应"收而温之"，"治以温热，强其内守"。但是在温热多湿的环境中又易患疮疡，疮疡已起，当"汗之则疮已"。同样，西北之地"气寒气凉"，受外寒易从热化，通常应"散而寒之"，"治以寒凉，行水渍之"。同时又指出，"假者反之"，也就是说，临床立法仍须通权达变，不可拘泥其法。总之，"治病者，必明天道地理，阴阳更胜，气之先后"，在参合地理环境因素的基础上，更应全面分析，通盘考虑，以防顾此而失彼。临床实践以大量的事实揭示，必须因地辨证立法。譬如同一流行性乙型脑炎，头年在石家庄按"暑温"证，予以白虎汤，取得了良好的疗效；次年在北京却又辨证为"湿温"，须选用苍术白虎汤加减始获良效。又如某一哮喘病人，定居北方时予小青龙汤每多效如桴鼓，而公旅南方时仍以原方治其发作之哮喘，非但无效，反而喘甚。究其原因，细审脉证，此时已属气虚为主，改投补中益气汤旋即喘平。由此足以说明，地理环境的变化在辨证立法上具有重要的意义。

（二）因地选用治疗措施

　　《素问·异法方宜论篇》通过分析不同的地域在不同的地理环境与不同生活习惯影响下可致不同的疾病，进一步论及不同的地域性疾病可以分别采取不同的治疗措施。东方之域，"其病皆为痈疡，其治宜砭石"；西方之域，"其病生于内，其治宜毒药"；北方之域，"藏寒生满病，其治宜灸焫"；南方之域"其病挛痹，其治宜微针"；中央之域，"其病多痿厥寒热，其治宜导引按𫏋"。但是，这并不意味着一种病只能用一种方法治疗，相反的应根据具体情况具体分析，全面综合，随机应变，做到“杂合以治，备得其所宜”。

综上所述，《内经》在环境医学的研究上确有较高的成就，尤其在“人与天地相应”整体观指导下，提出了机体应与环境建立同步关系，并强调在辨证论治过程中应考虑地理环境因素，确实属独创性的见解。因此，深入研究《内经》中环境医学的学术思想，势必将为发展我国环境医学作出新的贡献！

（原载于《辽宁中医杂志》1981年第1期。作者：张笑平等）

《黄帝内经》在东方医学科学中的重要地位

《黄帝内经》（以下简称《内经》），是我国现世流传时间最早、篇幅最大、内容最丰富的一部医学科学著作，是我国社会发展到春秋战国时期“诸子蜂起，百家争鸣”的一部划时代文献，是我国先民通过长期医疗实践、生活实践和解剖实践的经验总结。它以阴阳五行、藏府经络、营卫血气、精神、津液、五官九窍、皮肉筋骨等奠定了具有辩证思维的中医药学的理论体系，体现了我国古代“天人合一”的“整体论”思想，与以“还原论”为哲学基础的西方医学有着质的差别，标志着世界东方文化的特征。它规定了我国中医药学的发展方向，并为中医药学尔后的发展奠定了牢固基础。几千年来，《黄帝内经》建立起来的中医药学理论体系和丰富多彩的医疗方法，在保证中华民族繁衍昌盛过程中，不断地受到了临床实践的严格检验，同时也不断地丰富和发展了中医药学理论体系。历代医家在中医药学领域里的创新成就，就其医学理论体系而言，无一不是在继承《内经》学术基础上结合其当代的实践经验而总结产生的。东汉末年张仲景撰写的《伤寒杂病论》就是一个明显的例证。再如华佗、皇甫谧、徐之才、陶弘景、巢元方、甄权、孙思邈、王焘、王冰、苏敬、庞安常、僧智缘、钱乙、陈自明、成无己、张元素、刘完素、张子和、王好古、李杲、朱彦修、赵养葵、张介宾、马莳、王肯堂、杨继州、李时珍、傅仁宇、万密斋、赵以德、吴谦、张志聪、吴鞠通、叶香岩、徐大椿、陈念祖等等，都是以《内经》为其理论渊源和学术基础，在中医药学领域里作出了自己的贡献，而成为了各个医学历史时期的卓然一大家！这就表明《内经》一书的经典性，从而成为我国医学第一部"经典著作"。所谓"经典"者，经，常也；典，手持册也。经典就是业医者经常要阅读研修这部典册提高医学知识以指导临床医疗之用也。它对中医药学的临床医疗实践，既赋予了辩证思维和理论指导，又提供了具体方法和可靠经验，其历数千年之久而不衰，并经受住了西方近现代科学技术的强烈冲击，却仍然屹立在世界东方！

根据《内经》的观点，人是一"小天地"，与自然环境和社会环境都是一个统一的整体。人有食、色的天性，保证着人的生存和延续，人以五藏六府为中心而禀赋的五行之秀，产生着人体内在的"六气"以与客观外在的风寒暑湿燥火六气息息相关；产生着人体内在的喜怒忧思悲恐惊"七情"，以适应客观外界的变化。然而这些风、寒、暑、湿、燥、火、喜、怒、忧、思、悲、恐、惊以及欲食、男女等各自一旦失常，就都可能转化为人体致病因素而致人于病。

《素问·宝命全形论篇》说："人生有形，不离阴阳。"《素问·调经论篇》说："人之所有者，血与气耳。"而"血气不和，百病乃变化而生"。人体一切疾病的发生，从总的来说，都是在一定的致病因素作用下，人体的阴阳气血平衡状态被破坏，导致人体阴阳气血失去正常的协调与和谐而发病，治疗则当调整人体机能，使之达到恢复人体阴阳气血的平衡协调状态。而不搞你死我活的对抗疗法。这种调整人体机能而愈病的治疗思想，对于查不清病原体或虽查清了病原体而一时尚无治疗方法的疾病，可以根据"有诸内必形诸外"的事物规律和不同病原体及病原体为病的不同过程所显现出来的不同证候，给以辨证施治，调整人体机能，改善人体内环境，使之不利于病原体生存而愈病。2003年上半年北京地区发生的"非典型传染性肺炎"，其死亡率达百分之十点几居高不下，就是中医药学介入而使其死亡率迅速降了下来，凸显了中医药学的治疗优势！

《内经》提出了"无病先防，有病防变""治未病"的预防医学思想，认为人生活在大自然中，自当与大自然和谐统一，尊重大自然规律，对大自然有所敬畏，不杀夭麛，不漉陂池，保持自然生态，法于阴阳，和于术数，食饮有节，起居有常，不妄作劳，心不惑于淫邪，目不劳于嗜欲，不慕于外物，不溺于声色，恬淡静寞，精神内守，呼吸精气，吐纳导引，内养真气，外慎邪风，神与形俱，气血周流，则体魄健全而却病，尽终其天年，度百岁乃去。《灵枢·本神》说："故智者之养生也，必顺四时而适寒暑，和喜怒而安居处，节阴阳而调刚柔，如是则邪僻不生，长生久视。"此所谓"未病先防"者也。

《内经》认为，医学世界是一个"变动不居"的过程，人身生病，总是要传变，要发展变化的。疾病的发生发展可由轻变重，应当早期治疗，"上工救其萌芽"，以防止其传变而趋重，对病人造成严重伤害。在《内经》提供的"汤液""方药""必齐""醪醴""药酒""药熨""针刺""砭疗""灸焫""按摩""放血""膏疗""导引""行气""紮指"和"手术"切除等等，以及其思想体系指导而发展起来的各种治法中，选择最适合其实际病情的治疗方法，给以辨证施治。所谓"已病防变"者也。

《内经》不仅给我们留下了一个比较完备的中医药学理论体系，还给我们留下了不可多得的可靠的宝贵治疗经验，如《素问·针解篇》说："刺实须其虚者，留针阴气隆至，（针下寒）乃去针也；刺虚须其实者，（留针）阳气隆至，针下热乃去针也。"《灵枢·终始》说："刺热厥者，留针反为寒，刺寒厥者，留针反为热。刺热厥者，二阴一阳，刺寒厥者，二阳一阴。所谓二阴者，二刺阴也，一阳者，一刺阳也；所谓二阳者，二刺阳也，一阴者，一刺阴也，久痛者，邪气入深，刺此病者，深内而久留之。间日而复刺之，必先调其左右，去其血脉。"用针刺手法使人体产生凉感以退热，或以针刺手法使人体产生热感以祛寒。《素问·缪刺论篇》说："齿龋，刺手阳明，不已，刺其脉入齿中，立已。"此治下齿痛，配以刺两手合谷穴，留针 20 分钟，如治上齿痛，配以刺两足内庭穴，留针 20 分钟，疗效更确切，更稳定。数十年前，余曾治一壮年男子阴缩证，突发前阴茎垂上缩，疼痛难忍，叫呼不已，余以"前阴为宗筋之所聚"而"阳明主闰宗筋",为之针刺足阳明经之归来二穴,留针 10 分钟,其病即刻若失,数十年来未复发。至于方药,包括"马膏桑引"在内,虽只有 13 方,而且"小金丹"一方还是宋人补上去的,但它创造了"复方"治病,促进了"方剂"的形成和药物治病的发展。且半夏汤治失眠,鸡矢醴治鼓胀,四乌鲗骨一藘茹丸治血枯,生铁落饮治怒狂,兰治脾瘅等等,皆为后世历代医家所习用。其中半夏汤一方,促进《千金要方》创制了"温胆汤"之方,而《外台秘要》载《集验》则创制了"千里流水汤"之方。

《素问·阴阳应象大论篇》说:"人有五藏化五气,以生喜怒悲忧恐。"人体七情的产生,是对客观外界的一种适应性变化,在正常范围内有益于人体健康,过节则转化为致病因素而致人于病。不同的情志,引起人体真气不同的改变,怒则气上,喜则气缓,悲则气消,恐则气下,惊则气乱,思则气结。情志为病的不同病机,反映出不同症状,给以不同的治疗。这种辨证施治思想,避免了"镇静剂"所带来的不良反应,显现出了中医药学的治疗优势。案例一:患者某男,40 岁,住湖北省枣阳市某区镇,干部。1975 年 4 月某日就诊。患高血压病已多年,忽于 2 周前发生时而无故微笑,自己心里明白而不能控制,形体胖,头部昏闷,口干,舌苔厚腻而黑,脉象弦数。乃痰涎沃心,神明失守,治宜化痰涎,泻心火,拟导痰汤加味:胆南星 10 克,炒枳实 10 克,茯苓 10 克,法半夏 10 克,炙甘草 6 克,陈皮 10 克,大贝母 10 克,石菖蒲 10 克,黄芩 10 克,黄连 10 克,玄参 10 克。上 11 味,以适量水煎药,汤成去渣取汁温服,日 2 次。按:《灵枢·九针论》说:"心藏神。"《素问·调经论篇》说："神有余则笑不休。"心邪盛，则见时而无故发笑而不能自控。形体肥胖多属痰盛体质。痰浊郁结，清阳不升，津液不布，则头部昏闷，舌苔厚腻而口干，脉弦。痰浊化火，火极似水，故脉兼数象而舌苔兼黑色。《灵枢·癫狂》说："狂者多食，善见鬼神，善笑而不发于外者，得之有所大喜。"喜而气缓，津聚为痰，痰涎沃心，发为狂证善笑。导痰汤方加味，用导痰汤化痰行气，加大贝母、石菖蒲用量开郁通窍，黄连、黄芩泻心火，以平心神之有余。《素问·藏气法时论篇》说："心欲软，急食咸以软之。"加玄参咸软，以遂心欲而滋水以制火。药服7剂，痰消火退，善笑遂已。案例二：患者某女，55岁，住湖北省襄樊市，家庭妇女。1972年5月某日就诊。儿子溺死，又家中失火被焚，3天前发病，神识不聪，烦躁欲走，多言语，善悲哭，舌苔白，脉虚。某医院诊断为"精神分裂症"。乃心神虚馁，痰浊扰心，治宜补心神而化痰浊，拟涤痰汤：法半夏10克，炒枳实12克，竹茹15克，胆南星10克，石菖蒲10克，陈皮10克，远志肉10克，炙甘草8克，党参10克，茯苓10克。上10味，以适量水煎药，汤成去渣取汁温服，日2次。按：忧思过甚则气结聚液为痰，故其发病则善悲哭而脉见虚象。《难经·三十四难》说："心色赤……其声言。"神明失聪，则精神恍惚而烦躁欲走，且多言语。涤痰汤方，用半夏、胆南星、竹茹、陈皮燥湿化痰，且陈皮同枳实行气以佐之，茯苓、甘草渗湿和中，以绝其生痰之源，党参、远志、石菖蒲补心安神，通窍益智。药服6剂，家中亦得到适当安慰而病遂愈。前者本之于《素问·调经论篇》"神有余则笑不休"，后者本之于《素问》同篇"神不足则悲"。案例三：患者某男，20岁。

数年前曾发狂证多日，1966 年 11 月其病复发，狂走妄行，善怒，甚至欲持刀行凶。同年 12 月 5 日就诊于余。见其哭笑无常，时发痴呆，伴头昏、耳鸣、失眠、多梦、心悸、两鬓有掣动感，两手振颤，淅然畏寒，四肢冷，面部热，口渴喜饮，大便秘结。唇红，苔白，脉弦细数。治以柴胡加龙骨牡蛎汤去铅丹：柴胡 12 克，黄芩 10 克，法半夏 10 克，党参 10 克，生姜 10 克，大枣 3 枚（擘），桂枝 10 克，茯苓 10 克，龙骨 12 克，牡蛎 12 克，大黄 8 克。上 11 味，以适量水煎药，汤成去渣取汁温服，日 2 次。服药 4 剂，狂止症退，改以温胆汤加味：竹茹 15 克，茯苓 10 克，炒炽实 10 克，陈皮 10 克，龙骨 12 克，法半夏 10 克（打），牡蛎 12 克，炒枣仁 10 克，石菖蒲 8 克，龟甲 10 克，炙甘草 8 克。上 11 味，以适量水煎药，汤成去渣取汁温服，日 2 次。服药数剂，其病痊愈，至今未复发。按：《素问·灵兰秘典论篇》说："胆者，中正之官，决断出焉。"《灵枢·九针论》说："胆为怒。"胆实痰郁，失其中正之用，无以正常决断，则善怒，甚则欲持刀行凶。胆主筋，司运动，其脉行于头面两侧，绕耳前后，故其狂走妄行，两手振颤，两鬓有掣动感而头昏、耳鸣。肝藏魂，胆为肝之府而为肝用，故失眠多梦。胆气通于心，心神失宁，故其哭笑无常，时发呆痴而心悸。胆气郁而不伸，其阳郁结于内，则面部热、口渴、大便结、唇红、脉弦细数。其阳不达于外，则四肢冷而淅然畏寒。柴胡加龙骨牡蛎汤升发胆气、化痰定神明。服药后怒止症退，再以温胆汤加龙骨、牡蛎、石菖蒲利窍化痰安神而收功。此例本之于《素问·藏气法时论篇》"胆为怒"，亦见于《灵枢·九针论》。由此可见，《内经》理论对指导临床医疗的重要意义。

《内经》的教育思想也很值得我们今天重视开发利用。它的教育观，是以教育对象即学者为本，教者随着学者转，全书162篇，皆是学者提问，教者解答的方式在传道授业，这就做到了教学的有的放矢，生动活泼，虽"学，然后知不足，教，然后知困"（《礼记·学记》语），然学者进取，教者敬业，不断提出问题，不断解答问题，从而达到"教学相长"，并在医疗实践中"则而行之"，"使百姓无病，上下和亲，德泽下流，子孙无忧，传于后世，无有终时"，把医疗经验和医学知识永远传承下去，而所传承的内容，必须是真知，是真正经验。《素问·金匮真言论篇》特别要求："非其真勿授。"何谓"真"？《灵枢·官能》提出："法于往者，验于来今。"而《素问·八正神明论篇》对此释之曰："法往古者，先知《针经》也；验于来今者，先知日之寒温，月之虚盛，以候气之浮沉，而调之于身，观其立有验也。"学习古代《针经》的理论知识和前人经验，结合现时的时令气候和人体气血阴阳的变化调治人体以验证之，而"观其立有验也"。

　　《灵枢·病传》说："或有导引、行气、乔摩、灸熨、熨、刺、饮药之一者，可独守耶？将尽行之乎？岐伯曰：诸方者，众人之方也，非一人之所尽行也。"由于各人天资不同，性格各异，一人很难尽行诸方而臻于至精，必须根据各人特长而"因人施教"，如《灵枢·官能》所说："明目者，可使视色；聪耳者，可使听声；捷疾辞语者，可使传论；语徐而安静，手巧而心审谛者，可使行针艾；理血气而调诸逆顺，察阴阳而兼诸方；缓节柔筋，而心和调者，可使导引行气；疾毒言语轻人者，可使唾痈咒病；爪苦手毒，为事善伤者，可使按积抑痹。各得其能，方乃可行，其名乃彰，不得其人，其功不成，其师无名。"是以《素问·金匮真言论篇》说"非其人勿教"也。《史记·仓公列传》载：菑川公孙光与公乘阳庆相善，知阳庆善为方，尝欲受之，而阳庆以公孙光受学"非其人也"，不许。公孙光后书介淳于意与阳庆，谓其好术数，"其人圣儒"，淳于意事阳庆甚谨，阳庆授其《脉书上下经》《五色诊》《奇咳术》《揆度阴阳外变》《药论》《石神》《接阴阳禁书》等，而意尽得其传。这种因材施教、授徒择能的教育观，正体现了《内经》"非其人勿言，得其人乃传"（见《灵枢·官能》）的教育思想。此教育思想对我们今天的研究生教育很有借鉴意义！

根据以上很不完全的论述，已足以表明《内经》在东方医学科学中的重要地位，具有经典性，是每个研习中医者的必读之书（不是说只研习《内经》）。但由于它成书于两千多年以前，随着社会的发展，文字变得古奥，亥豕鲁鱼也在所难免，其博大精深的理论知识，如不利用打开这座宝库大门的钥匙，只在宫墙外望，是不能窥见其堂奥之美的。故而有人认为学习经典是一种"悲哀"，而民族虚无主义者，否定中医也是拼命攻击《内经》，这就不足为奇了。但是，经典著作具有内容的深刻性，历史的传承性，价值的恒定性，读者的广泛性等特点，要想轻而易举地把它击垮，也是不可能的。

（原载于《天津中医药大学学报》2008年第3期。作者：李今庸）